Florian Schenter

Chronischer Krankheit neu begegnen

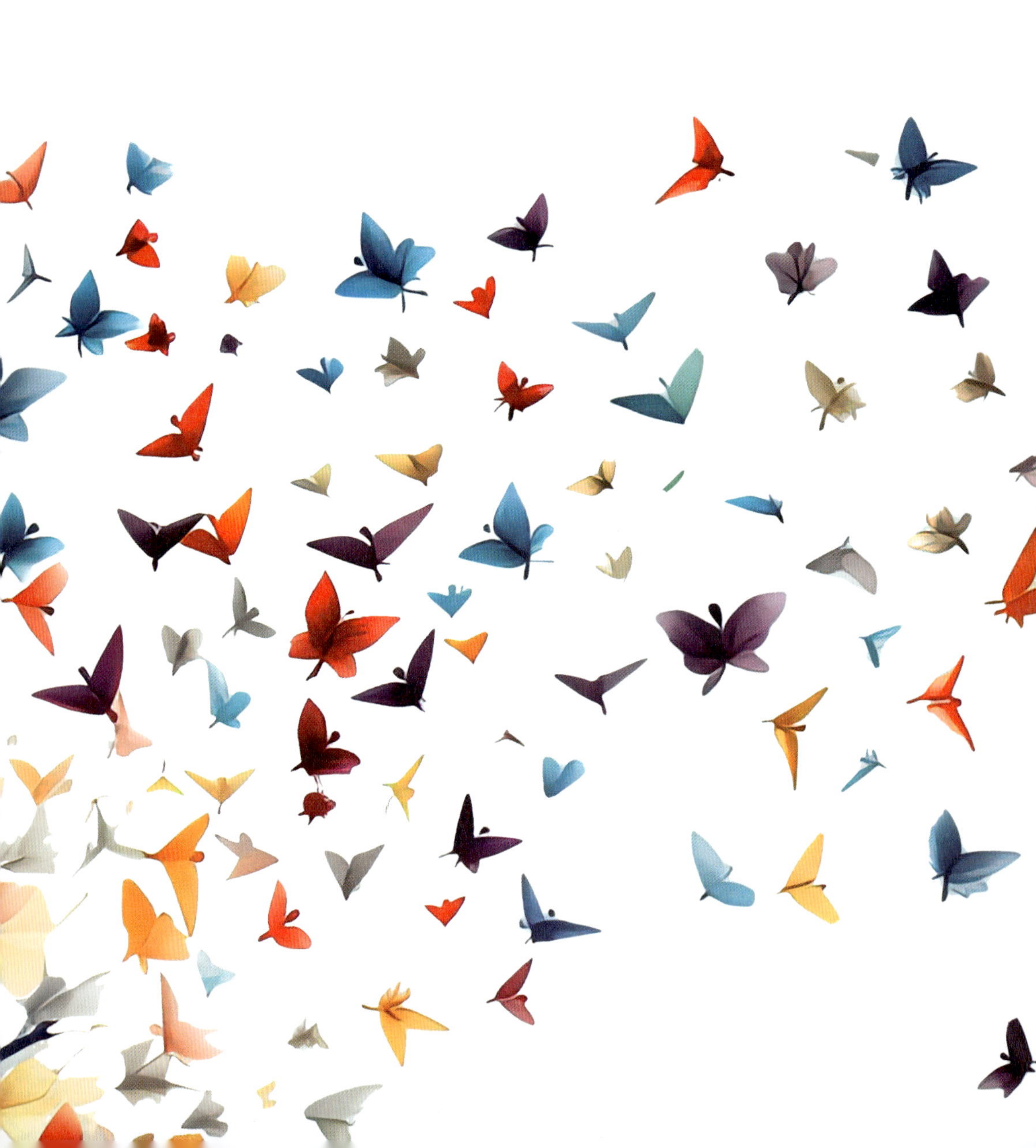

FLORIAN SCHENTER

Chronischer Krankheit neu begegnen

Bewusst die eigene Balance finden

mit Hilfe der Humantherapie

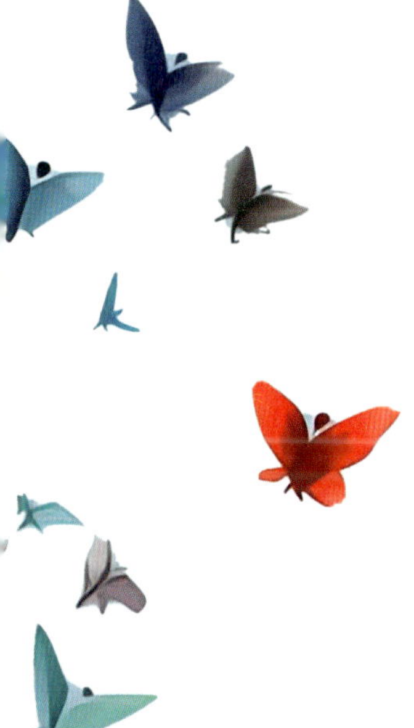

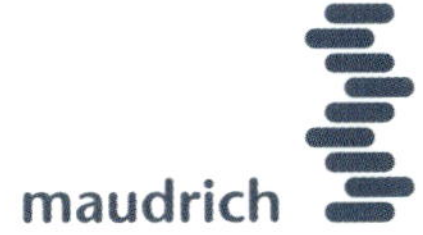

Wichtiger Hinweis

Dieser Ratgeber soll interessierten Patienten, die mehr über ihre Symptome und Krankheiten erfahren wollen, zusätzliche Informationen bieten. Er kann jedoch nicht den persönlichen Kontakt mit Ihrem Arzt ersetzen. Bevor Sie eine Therapie beginnen, beenden oder in irgendeiner Form verändern, konsultieren Sie unbedingt Ihren Arzt! Die Empfehlungen in diesem Buch wurden nach bestem Wissen und Gewissen sorgfältig ausgearbeitet. Alle Angaben erfolgen ohne Gewähr. Der Autor und der Verlag übernehmen keine Haftung für Schäden oder Beschwerden, die direkt oder indirekt durch genannte Behandlungen entstehen.

Wegen stilistischer Klarheit und leichterer Lesbarkeit wurde im Text auf die sprachliche Verwendung weiblicher Formen verzichtet. Ausdrücklich sei hier festgehalten, dass die Verwendung der männlichen Form inhaltlich für alle Geschlechter gilt und keinesfalls einen sexistischen Sprachgebrauch darstellt.

Bibliografische Information der Deutschen Nationalbibliothek
Die Deutsche Nationalbibliothek verzeichnet diese Publikation in der Deutschen Nationalbibliografie; detaillierte bibliografische Daten sind im Internet über http://dnb.d-nb.de abrufbar.

Umschlagbild, S. 2–3, 5, 10, 29–30, 54, 121–123, 189–191: Natalia, AdobeStock
Lektorat: Mag. Katharina Schindl, Wien
Umschlaggestaltung, Typografie und Satz: Florian Spielauer, Wien
Druck: Finidr, Tschechien
ISBN 978-3-99002-175-0 (Print)
ISBN 978-3-99111-905-0 (E-Pub)

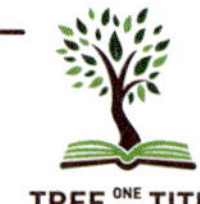

Mit der Erscheinung dieses Buches haben wir **zusammen mit der Druckerei FINIDR** einen neuen Baum gepflanzt.

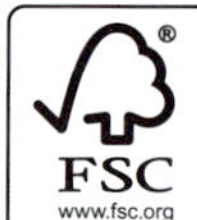

MIX
Papier aus verantwortungsvollen Quellen
FSC® C014138

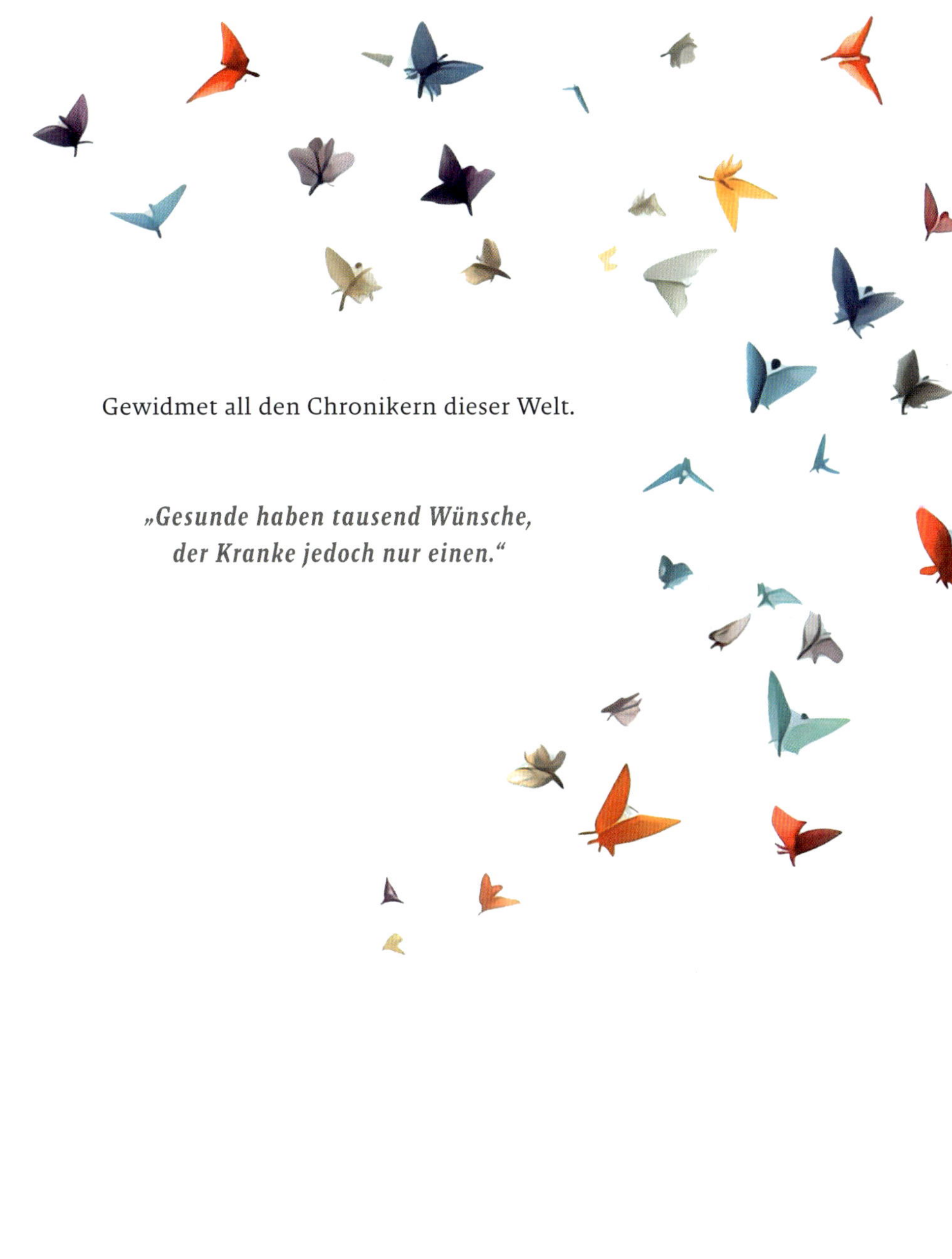

Gewidmet all den Chronikern dieser Welt.

„Gesunde haben tausend Wünsche,
der Kranke jedoch nur einen."

Vorwort

Haben Sie sich schon einmal gefragt, warum manche Menschen immerzu gesund und robust sind, während andere sich jeden Bazillus einzufangen scheinen und schließlich, oft viel zu früh, schwer erkranken?

Warum wird der eine krank und der andere nicht? Diese Frage stellt man sich oft erst dann, wenn man selbst oder jemand aus dem nahen Umfeld schwer erkrankt oder gar sterben muss. „Das ist halt Schicksal!", lautet eine beliebte Erklärung. Oder: „Alles ist genetisch vorbestimmt." Derartige Vereinfachungen dienen dazu, nicht über komplexe Verstrickungen nachdenken zu müssen. Das funktioniert in der Regel auch recht gut – schnell lässt man von dieser quälenden, mit Verunsicherung verbundenen Frage ab.

Bei vielen Erkrankten und ihren Angehörigen kehrt die Frage nach dem Warum jedoch immer wieder zurück. Sie löst eine Spirale des Grübelns aus und wirft neue Fragen auf: Habe ich etwas falsch gemacht? Wie konnte es so weit kommen? Was geschieht jetzt mit mir? Gefühle wie Angst, Schuld, Zorn, Verbitterung und Schmerz können lähmend wirken.

Ist Ihnen schon einmal der Gedanke gekommen, dass es noch andere Antworten auf die Frage nach der Ursache schicksalsumwobener Erkrankungen gibt? Wie sehen Sie die Sache? Ich darf an dieser Stelle meine Antwort vorwegnehmen: Wir haben unser Schicksal wesentlich mehr in der Hand, als viele von uns vielleicht vermuten.

Die Entstehung von Gesundheit und Krankheit ist hochkomplex und keineswegs vom Zufall gesteuert. Man sollte sich aber von dieser Komplexität nicht einschüchtern lassen. Die Scheuklappen abzunehmen und mehr Möglichkeiten der Einflussnahme zu entdecken ist Sinn dieses Buches. Es soll Betroffenen wieder Hoffnung machen und Entlastung bieten. Wir suchen nicht nach Schuldigen, sondern nach Ursachen. Genau dieses Hinsehen ist der Schlüssel, um das Zepter selbst in die Hand nehmen zu können.

Ich demonstriere die Entstehung sowie Möglichkeiten der Regulierung chronischer Krankheiten in diesem Buch anhand meiner persönlichen Geschichte und zeige auf, welche Einflüsse einen chronischen Krankheitsverlauf prägen. Auch ich gelangte in eine Negativspirale, die lange Zeit unbemerkt blieb. Unbewusst habe ich mir selbst Steine in den Weg gelegt und Sabotage an mir verübt. Doch ich habe dazugelernt, viele Dinge erkannt und geändert – freilich ohne allwissend zu sein.

Nach Tiefschlägen und Krisen begann ich, meinen persönlichen Weg so bewusst wie möglich zu gehen. In diesem Buch teile ich die Erkenntnisse, die mein Leben drastisch verbessert haben. Ich zeige, wie man aus der Teufelsspirale aussteigen kann. Eine neue Richtung einzuschlagen, einen neuen Weg zu beschreiten – anfänglich ungewiss und mit Angst verbunden – lässt einen schließlich mit Zufriedenheit und Stolz zurückblicken.

In diesem Buch werden Sie auch Fallbeispiele von Menschen lesen, die ich in den letzten zwanzig Jahren als Therapeut oder Freund begleiten durfte. Anhand dieser Geschichten werden Sie einen roten Faden erkennen, welcher sich in der Entwicklung schwerer Krankheiten zeigt. Die Entstehung von Gesundheit und Krankheit ist ein Zusammenspiel vieler Faktoren, die ich für Sie auf den kommenden Seiten hoffentlich verständlich machen kann. Es ist mir ein Anliegen, für Betroffene und Angehörige mehr Licht ins Dunkel zu bringen.

In den vergangenen Jahrzehnten wurde der menschliche Körper von der Medizin als eine Art Maschine betrachtet. Diese Sicht ist trotz ihrer Einseitigkeit und Unvollständigkeit noch immer weit verbreitet. Bandscheiben werden „fitgespritzt“, der Blutdruck wird mit Tabletten auf einen „guten“ Wert gedrückt. Und wenn gar nichts mehr hilft, kann man ja immer noch operieren. Ganz nach dem Motto: Eine Arthroskopie hat noch niemandem geschadet. Was man dabei nicht vergessen sollte, ist das mehrseitige Aufklärungsblatt, das man vor jeder Operation unterschreiben muss, welches auf Komplikationen hinweist. Es kann sein, dass ein Eingriff ein Problem lösen kann, es kann aber auch passieren, dass es den Patienten nach der Operation viel schlechter geht als davor. Liebe Leser, bitte beachten Sie, dass die Berufsgruppe der Ärzte wesentlich seltener operiert wird als medizinische Laien. Glauben Sie mir, sie wissen, warum! Mediziner sind sich der Risiken und Nebenwirkungen sowie der Überflüssigkeit etlicher operativer Eingriffe bewusst.

Viele Menschen quälen sich mit chronischen Leiden durchs Leben und haben jegliche Zuversicht verloren. Angst und Zweifel prägen ihr Handeln und führen immer tiefer in eine Negativspirale, aus der kaum ein Ausweg möglich scheint. Dass dem nicht so ist, wird dieses Buch deutlich machen. Ich möchte hiermit klar vermitteln, dass es nie zu spät ist, an das Steuer seines eigenen Schiffes zu gehen, um das Ruder herumzureißen und wieder Kapitän anstatt Passagier zu sein.

Mit Ehrlichkeit und Offenheit möchte ich darstellen, dass wir immer eine Chance haben, etwas zu verbessern und den positiven Schneeballeffekt der Heilung ins Rollen zu bringen. Lassen Sie sich bitte von niemandem einreden, dass es keine Hoffnung gäbe! Und sabotieren Sie sich nicht selbst durch Glaubenssätze, die tief in Ihnen schlummern und Ihr Leben bestimmen. Denken Sie immer daran: Gott würfelt nicht!

Bei chronischen Erkrankungen gibt es keine Fahrkarte zur einfachen Heilung, die für alle Menschen gültig ist. Doch es gibt einen individuellen Zugang zu Heilung – für Sie und für mich und für alle anderen. Dieses Buch soll Ihnen helfen, Ihren eigenen Weg zu finden. Es ist ein Plädoyer für eine personalisierte Humantherapie, wie ich sie verstehe und befürworte. Ich möchte Sie ermutigen, neugierig zu sein, und Sie in der Überzeugung bestärken, dass wir mehr tun können, als uns einem vermeintlichen Schicksal zu ergeben. Der Glaube an uns und unsere Möglichkeiten ist dabei von grundlegender Bedeutung für alle, die gesund werden möchten.

Wien, im Mai 2024 — Florian Schenter

Inhalt

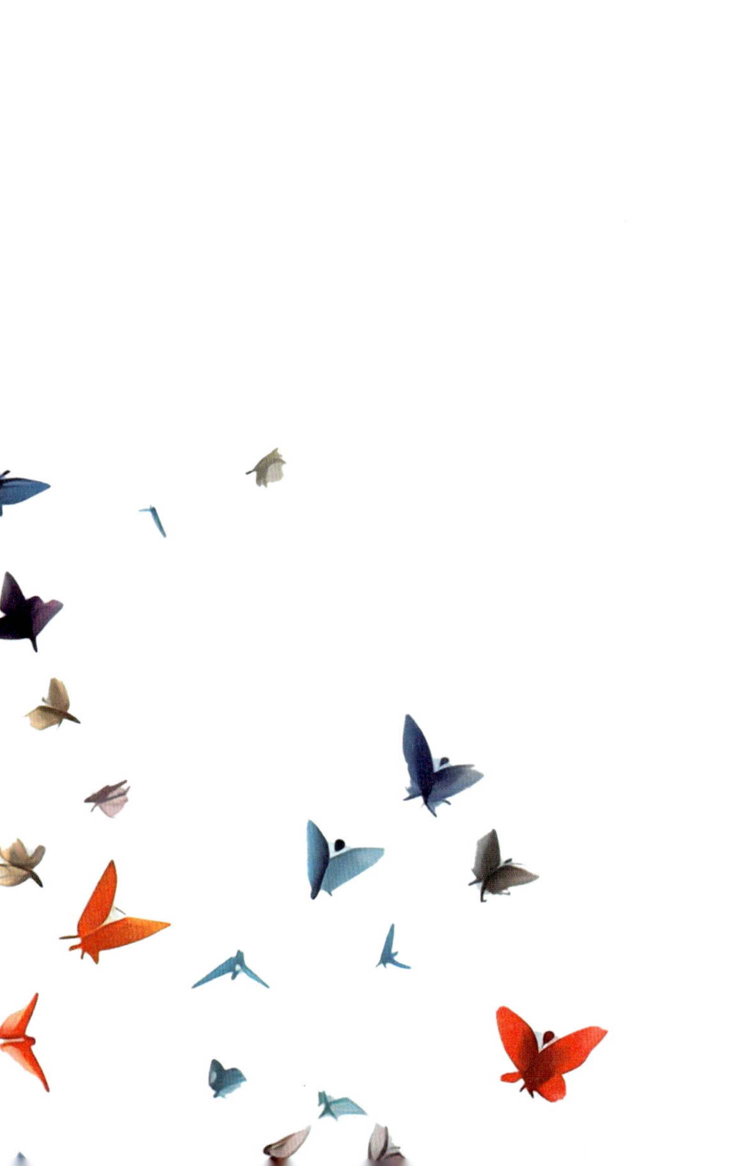

1

Wenn ein Feuer ausbricht

In diesem Kapitel schildert der Autor die Erfahrungen mit seiner Morbus-Crohn-Erkrankung.

Als meine Krankengeschichte begann, war ich 23 Jahre alt. Ich war voller Lebensenergie und wollte die ganze Welt erobern. Ich hatte meine Ausbildung zum Physiotherapeuten abgeschlossen und genoss meinen Berufseinstieg als Therapeut mit viel Elan und Aufbruchsstimmung. Meine Ansprüche an mich selbst und die Welt waren eingebettet in einen für dieses Alter typischen endlosen Zeithorizont.

Meine jugendliche Unsicherheit wurde von Naivität und Selbstüberschätzung übertönt. Voller Erwartungen an das Leben machte ich mir wenig Sorgen. Am Wochenende war ich viel unterwegs und besuchte gerne mit Freunden Cocktailbars. Wir interessierten uns für Autos und Urlaube und genossen die Freiheit und Leichtigkeit des Lebens.

Seit vielen Jahren trainierte ich in einem Fitnesscenter. Ich war muskulös und hatte Freude an meinem Körper. Gleichzeitig war dieser in meinen Augen nie so perfekt, wie ich ihn mir wünschte. Als Jugendlicher betrieb ich einen wahren Körperkult. Damals war ich überzeugt, dass man als Kraftsportler zum Aufbau von Muskulatur Nahrungsergänzungsmittel braucht. Daher schluckte ich viele Jahre lang täglich mehrere Kapseln verschiedener Supplemente. Die regelmäßige Einnahme von Proteinshakes, Aminosäuren, Kreatin, Mineralstoff- und Vitaminpräparaten, gepaart mit einem strengen Trainingsplan, war Ausdruck meines Drangs nach Selbstoptimierung. Ich wollte mich stark fühlen und gut aussehen. Dass ich damit in Wahrheit versuchte, meine Selbstsicherheit zu erarbeiten, war mir damals nicht wirklich bewusst. Über die Hintergründe meines Körperkults machte ich mir keine vertiefenden Gedanken.

Ich war sehr zufrieden mit meinem Leben, als ich zum ersten Mal Probleme mit meiner Verdauung bekam. Zuerst waren es Blähungen und Durchfälle. Als es nach einigen Tagen nicht besser wurde, nahm ich an, dass ich irgendetwas nicht vertragen würde. Das kannte ich schon – als Kraftsportler experimentierte ich immer wieder mit meiner Ernährung, kurzfristige Umstellungsreaktionen waren mir also nicht fremd. Außerdem liebte ich gutes Essen, besonders die Wiener Küche meiner Großmutter. Da wurde viel gebacken und gebraten, am besten mit Butter. Gerne ging ich auch abends mit Freunden essen, als Ausgleich zum anstrengenden Arbeitstag.

Als meine Verdauungsprobleme nicht besser wurden, machte ich eine mehrwöchige Nahrungskarenz. Ich nahm kaum Fett und Zucker zu mir und verzichtete auf sämtliche Nahrungsergänzungsmittel. Als sich meine Beschwerden trotz allem nicht besserten, war ich beunruhigt und beschloss, einen Arzt aufzusuchen. Blut- und Stuhluntersuchungen deuteten auf eine massive Entzündung im Darm hin, die Laborwerte waren um ein Vielfaches erhöht.

Der Arzt verabreichte mir hochdosiertes Kortison. Zu diesem Zeitpunkt quälten mich bereits mehr als ein Dutzend Stuhlgänge am Tag, verbunden mit schmerzhaften Bauchkrämpfen und starker Erschöpfung. Dann begann das Kortison zu wirken und ich war überrascht, wie schnell es mir besser ging. Ich dachte: Wunderbar, alles hat sich wieder beruhigt! Ich war voller Hoffnung, dass dies nur ein kurzzeitiger Einbruch meiner Gesundheit gewesen wäre. Nicht im Entferntesten ahnte ich damals, dass es der Beginn einer langen Krankheitsgeschichte mit viel Leid und Verzweiflung war.

Die Diagnose: Morbus Crohn

Eine Untersuchung stand noch aus – meine erste Darmspiegelung. Alle Leser, die so etwas noch nie erlebt haben, kann ich beruhigen: Die Untersuchung bekommen Sie gar nicht mit, weil Sie sie aufgrund einer Sedierung „verschlafen". Wenn Sie wieder erwachen, ist alles schon gelaufen. Anstrengend ist allerdings der Tag davor, da man nichts essen darf und Abführmittel trinken muss, um den gesamten Darm zu entleeren.

Wenige Tage nach der Untersuchung teilte mir der Facharzt für Innere Medizin die Diagnose mit: Morbus Crohn! Der sehr sachliche Stil des Arztes wirkte beruhigend auf mich. Morbus Crohn ist eine chronisch entzündliche Darmerkrankung. Durch meine physiotherapeutische Ausbildung kannte ich die Erkrankung aus dem Medizinbuch. Ich konnte jedoch nicht verstehen, was die Diagnose tatsächlich bedeutete. Nach dem Gespräch fuhr ich nach Hause. Auf der Fahrt schwirrten mir viele Begriffe durch den Kopf: Morbus Crohn – Entzündung – Autoimmunreaktion – weitere Medikamente. Meine Gedanken: Gut, dass die Krankheit erkannt wurde, jetzt weiß man, was zu tun ist, damit mein Alltag wieder funktioniert. Der Arzt meinte, dass es sich gut behandeln ließe. Es würde schon nicht so schlimm werden. Alles in Wahrheit kein großes Problem, ich würde das in den Griff bekommen.

Zu Hause angekommen, erzählte ich meiner Freundin, was der Arzt gesagt hatte. Ich konnte in ihrem Gesicht Fassungslosigkeit erkennen, nur konnte ich nicht einschätzen, ob sie mehr dem Inhalt meiner Mitteilung oder der rationalen Art galt, wie ich darüber sprach. Ihre emotionale Reaktion irritierte mich. Ich wusste mit ihrer Anteilnahme nichts anzufangen, ich fand sie lächerlich. Eher ärgerte es mich, dass so ein Zirkus gemacht wurde. Für mich war es eine neu eröffnete Baustelle, die nun abgearbeitet werden musste. Es ging ausschließlich um das Funktionieren. Ich war noch betäubt, emotional nicht zugänglich, konnte gar nicht begreifen, was die Diagnose für mich bedeutete.

In der Nacht konnte ich nicht schlafen, weil mein Bauch krampfte und es in meinem Kopf ratterte. Also setzte ich mich an den Computer und begann, im Internet zu recherchieren. Dabei fand ich eine Menge Informationen zu Morbus Crohn. Demnach handelt es sich um eine chronische Erkrankung, bei der das Immunsystem den eigenen Darm attackiert – der Körper greift sich also selbst an. Eine Heilung sei nicht möglich, die Ursachen seien unklar, die Therapie orientiert sich an den Symptomen. Häufig verläuft die Krankheit in Schüben – so war es anfänglich auch bei mir. *Heilung ist nicht möglich*, las ich immer wieder – also eine unheilbare Krankheit! Ein Schauer überkam mich und ich spürte eine Schwere, die langsam aus meinem Kopf in Richtung Bauch abstieg. Erschöpft und frustriert ging ich zu Bett.

Ich empfand meine Diagnose damals als Schwäche, die ich gerne vor mir und anderen versteckte. Ich dachte, meine unnahbare Haltung würde mich tapfer und männlich machen. Fast heroisch ging ich mit meinem Schicksal um und spielte lange Zeit den Unverwundbaren. Diese Krankheit würde mich nicht besiegen, sondern umgekehrt: Ich würde mich von ihr nicht aufhalten lassen. Das war mein bestmöglicher Umgang mit diesem Problem zu dieser Zeit. Egal was kam, ich wollte mich von meinen Zielen und Plänen nicht abhalten lassen. Es war ein verzweifelter Versuch, tiefsitzende Ängste zu kaschieren.

Kortison - Segen und Fluch zugleich

Zuerst bekam ich entzündungshemmende Einläufe und Tabletten. Ich nahm meine Medikamente mit der Überzeugung, dass sie mir helfen würden. Anfänglich hoffte ich, dass ich Kortison nur so lange brauchen würde, bis die Ursache der Erkrankung gefunden und behandelt werden konnte. Damals wusste ich noch nicht, dass ich lange Zeit auf Kortison angewiesen sein würde, um halbwegs normal leben zu können.

Kortison ist ein Hormon, das vom Körper in stressigen Situationen ausgeschüttet wird. Es zählt mit Adrenalin und Noradrenalin zu den sogenannten Stresshormonen, die in der Nebenniere produziert werden. Es wirkt auf die Regulation des Stoffwechsels, die Immunfunktion und vor allem stark entzündungshemmend. Daher wird es gerne als Medikament bei bestimmten Erkrankungen eingesetzt. Es zählt jedoch zu den katabolen, also abbauenden Hormonen und hat daher einige Nebenwirkungen. Bei langfristiger Einnahme entzieht es den Knochen Kalzium, mit der Zeit werden diese spröde, Osteoporose ist die Folge. Weitere Nebenwirkungen können Bluthochdruck, Gewichtszunahme und eine Fehlfunktion des Hormonhaushalts sein. Die langfristige Einnahme kortisonhaltiger Präparate wirkt zerstörerisch und wird daher möglichst vermieden.

Zu Beginn meiner Behandlung war ich von Kortison begeistert, denn die Beschwerden besserten sich und verschwanden schließlich. Frustrierend war allerdings, dass die beschwerdefreien Phasen zwischen den Schüben mit den

Jahren immer kürzer wurden und die Einnahmedauer des Kortisons während eines Schubes immer länger. Schlaflose Nächte, durchgeschwitzte T-Shirts, hoher Puls und Blutdruck waren die ersten Nebenwirkungen. Ich bekam ein Mondgesicht durch die Wassereinlagerungen. Für mich war dieses Medikament Segen und Fluch zugleich.

Bei mir half Kortison anfänglich, die akuten Phasen zu beruhigen. Diese waren ohne Medikament kaum zu ertragen. Zum Glück gab es immer wieder schubfreie Phasen, in denen es mir gut ging und ich auch ohne Kortison symptomfrei war, solange ich gewisse Nahrungsmittel mied. Als ich meinen Arzt fragte, was ich nicht essen sollte, riet er mir, dass ich experimentieren solle, was möglich sei. Die Verträglichkeit von Nahrungsmitteln ist in akuten und in symptomfreien Phasen unterschiedlich. Während der Schübe waren die meisten Lebensmittel, vor allem sehr fettige und zuckerhaltige Produkte, problematisch, aber auch Rohkost wie Salate und Obst waren tabu, ebenso wie Vollkornbrot und Hülsenfrüchte. Paradoxerweise war ein Cheeseburger kein Problem. In schubfreien Zeiten war wesentlich mehr normale, alltägliche Kost möglich. Das Einzige, was immer wieder Probleme machte, waren Kaffee, Alkohol und Zigaretten. All dies konsumierte ich in meinen Zwanzigern gerne, vor allem wenn ich mich am Abend mit Freunden ablenken wollte, oder als Belohnung nach einem harten Tag. Das führte immer wieder zu Schüben. Frustrierenderweise traten die Schübe aber auch dann auf, wenn ich darauf verzichtete. Also gab es noch einen Faktor, der starken Einfluss auf meine Krankheit hatte und den ich lange Zeit nicht auf den Schirm bekam: Stress!

Belastende Jahre

Der vermehrte und akut einsetzende Stuhldrang führte immer mehr zu einem sozialen Rückzug. Auswärts fragte ich mich ständig, wo in der Nähe eine Toilette war. Zunehmend verkroch ich mich in mein Schneckenhaus, mied die Gesellschaft anderer und litt unter meiner Abgeschiedenheit. Nachts war ich oft schlaflos, morgens erwachte ich müde und gerädert. Es fiel mir zunehmend schwer, aufzustehen und in den Tag zu starten. Meine Arbeit als Therapeut, die mich stets erfüllte, wurde zu einer Belastung. Ich konnte nicht gut für andere da sein, solange ich selbst so hilfsbedürftig war. Oft schleppte ich mich mit Bauchkrämpfen in das Ambulatorium, in dem ich damals arbeitete. Dort verstanden die Kollegen meine Lage nicht. Das große Problem an Erkrankungen wie Morbus Crohn ist, dass sie für die Außenwelt nicht sichtbar sind. Daher wirkte meine Ermattung für viele irritierend, obwohl ich unter den Kollegen meine Diagnose offenlegte. Die meisten rieten mir, ich solle in den Krankenstand gehen, was für mich auf Dauer aber keine Lösung war. Ich wollte ja als Therapeut tätig sein, um anderen zu helfen, ich liebte meine Arbeit.

Mit der Zeit fühlte ich aber keine Freude mehr. Stattdessen beherrschte eine innere Leere und Hilflosigkeit mein Gemüt. Eine umfassende körperliche und mentale Erschöpfung nistete sich in mir ein. Sie war gekommen, um zu bleiben. So vergingen die ersten Jahre mit Morbus Crohn.

Nach außen hin versuchte ich nach wie vor, die Erkrankung so gut wie möglich zu verbergen. Es war mir unangenehm, wenn mich Freunde oder Verwandte darauf ansprachen. Die Konfrontation mit meinem kranken Darm löste Scham in mir aus und hinterließ ein Gefühl der Verzweiflung. Dies alles wollte ich am liebsten vor der Außenwelt verstecken. Schnell hatte ich mir Phrasen zurechtgelegt, um das Thema rasch zu beenden: „Danke, alles bestens!“ oder „Derzeit mühsam, brauche Ruhe, ist halt so.“.

Mitgefühl konnte ich nach wie vor nicht annehmen. Zu sehr brachte es den Schmerz und die Verzweiflung empor, die ich tief in mir empfand. Ich entschied mich daher, so wenig wie möglich über die Krankheit zu sprechen. Das war zwar für den Augenblick hilfreich, erschwerte den Umgang mit der Problematik allerdings enorm. Ich entfremdete mich immer mehr von meinen eigenen Gefühlen. Alles auszuhalten und so zu tun, als ob es mich emotional nicht belastete, führte über die Jahre zu einer zunehmenden Verbitterung. Ich wurde immer launischer, immer öfter prägte Zynismus meinen Alltag. Eine tiefe Traurigkeit fing an sich in mir auszubreiten. Ständig versuchte ich, dagegen anzukämpfen, indem ich versuchte, sie zu verdrängen. Es gelang nicht. Zunehmend wurde sie ein fixer Anteil meiner Grundstimmung. Mein Anspruch, dennoch zu funktionieren und meine Belastungen zu verbergen, führte mich in die totale Abstumpfung. Ich fühlte mich einfach nur leer. Ich konnte nicht mehr. Frust machte sich breit. Immer wieder stellte ich mir die zermürbende Frage: *Warum musste ausgerechnet mir so etwas passieren?* Wie ungerecht das Leben doch war! Die anderen hatten es so gut. Sie wussten nicht, wie hart es ist, wenn man so ein Schicksal wie das meine erdulden muss. Wenn die Schmerzen besonders groß waren, hatte ich keine Energie mehr, meine Fassade aufrechtzuerhalten. Die Überforderung kam an die Oberfläche und ich verhielt mich aggressiv und gereizt. Vor allem jene Menschen, die mir am nächsten waren, bekamen viel ab.

Morbus Crohn kann eine Partnerschaft stark belasten. So war es auch bei mir. Intime Momente waren nicht mehr angenehm und locker. Verunsicherung machte sich breit; sich aufeinander einzulassen wurde zunehmend schwieriger. Die Folgen der Erkrankung führten zu einer Lustlosigkeit. Immer häufiger zog ich mich zurück. Mein Bezug zum eigenen Körper veränderte sich auch dadurch, dass ich meinem Drang nach Sport nicht mehr nachgehen konnte. So verlor ich die Freude an Bewegung.

Mein Gedankenkarussell nahm weiter an Fahrt auf, das Gehirn hörte nicht mehr auf zu arbeiten. Die Vorstellung, dass mir niemand helfen konnte und es keine Heilung gab, führte immer wieder zu Selbstzweifeln. Meine Gedanken wurden düsterer und färbten auf meine Gefühle ab. Frust, Aggression und Angst zeigten sich. Interessanterweise waren mir diese Gefühle keineswegs fremd. Vielmehr waren sie Wiederkehrer aus Kinder- und Jugendtagen. Lange waren sie verschwunden gewesen, jetzt konnte ich sie nicht mehr unterdrücken.

Mit Mitte zwanzig kam mein Darm nicht mehr zur Ruhe. Schon kurz nach Beendigung einer Kortisonkur flammte die Entzündung binnen weniger Tage wieder auf. Ich konnte in den Mittagspausen nicht mehr mit den Kollegen essen gehen, so stark waren die Bauchkrämpfe. Stattdessen kauerte ich mich in Embryohaltung auf die Therapieliege meiner Patienten und versuchte eine Stellung zu finden, in der die Krämpfe weniger stark waren. Die Bauchmuskulatur war wegen des aufgeblähten Darms ständig verkrampft. Meine gebückte Schonhaltung wirkte sich mittlerweile auf meine Wirbelsäule aus und ich bekam Rückenbeschwerden. Meine Sitzhaltung war zunehmend „eingerollt", um keine Spannung am Bauch zu erzeugen.

Hoffnung und Enttäuschung

Inzwischen startete ich verschiedene Therapieversuche und wandte mich hoffnungsvoll an alle möglichen Heiler und Gurus. Auch im Internet fand ich ein großes Angebot an unterschiedlichen Heilverfahren. Osteopathie, Akupunktur, chinesische Medizin und Homöopathie wurden im Laufe der Jahre zu regelmäßigen Anlaufstellen. Alle Behandler versprachen Linderung, welche manchmal für kurze Zeit auch eintrat; zu einem nachhaltigen Abklingen der Beschwerden kam es allerdings nicht. Was umso frustrierender war, weil in Österreich solche Behandlungen nicht von den Krankenkassen übernommen werden. Über die Jahre hinweg floss ein kleines Vermögen in all die Therapien, die ich über mich ergehen ließ.

Zum Glück hatte ich ein vertrauensvolles Verhältnis zu meinem Internisten, der meine Verzweiflung immer wieder beruhigen konnte. Wir gingen dazu über, die Therapie zu ändern. Bisher hatten wir mit kortisonhaltigen Präparaten, Einläufen und entzündungshemmenden Zäpfchen gearbeitet. Der neue Plan war, das Immunsystem systematisch zu unterdrücken. Bei Morbus Crohn kommt es zu einem Angriff des Immunsystems auf den eigenen Körper. Fährt man das Immunsystem in seiner Wirkung hinunter, wird die Erkrankung besser. Es funktionierte! Nach wenigen Wochen war ich durch die neue Behandlung beschwerdefrei und konnte sogar die kortisonhaltigen Medikamente weglassen. Eine unglaubliche Entlastung! Die Immunsuppressoren, also die Medikamente, die das Immunsystem drosseln, wirkten fantastisch. Nach langer Phase der Einschränkung konnte ich nun unbeschwert und aktiv mein Leben gestalten. Ich spürte eine große Erleichterung. Ich konnte wieder Sport machen, ohne mich danach wie von einem Lastwagen überrollt zu fühlen. Endlich war ich wieder in der Lage, Essen zu genießen, sogar Alkohol konnte ich wieder trinken und Zigaretten genießen. Auch meine belastenden Gedanken nahmen ab und ich konnte wieder gut schlafen. Mein Immunsystem war reguliert und Hoffnung tat sich in mir auf. Die kleine Spritze, welche ich mir selbst alle drei Wochen unter die Haut in den Bauch injizierte, tat ihre Wirkung. Eine symptomatische Behandlung mit großartigem therapeutischem Effekt. Ich war sehr zuversichtlich, dass ab jetzt alles wieder in geregelten Bahnen verlaufen und die Krankheit endgültig besiegt sein würde. Ruhe trat wieder in mein Leben. Zumindest eine Zeit lang.

Denn in den folgenden Jahren offenbarte sich schleichend der Preis dieser Therapie. Meine Infektanfälligkeit hatte deutlich zugenommen. Mein Internist warnte mich: Ich dürfe nicht in die Nähe von infektiös Erkrankten kommen, da ich ein erhöhtes Risiko für eine Ansteckung hatte. Jedes Jahr litt ich an mehreren Nasennebenhöhleninfekten. Die Verläufe der Infekte waren immer lang und mussten oft mit Antibiotika reguliert werden. Zwar sind die meisten Infekte der Nebenhöhlen virenbedingt – Antibiotika wirken nur bei Bakterien –, aber durch die lange Dauer verschleppten sie sich zu sogenannten Superinfektionen. Das bedeutet, dass sich auf die angeschlagene Schleimhaut auch noch eine bakterielle Infektion dazugesellte. Es gab ein Jahr, da bekam ich vier Antibiotikakuren verordnet – und habe sie auch angewendet.

Meine Muttermale veränderten sich, gefühlt täglich kamen neue dazu. Mein Immunsystem, das Schutzschild, das den Körper vor Krankheitserregern schützt, war medikamentös heruntergefahren. Daher stellte ich mir Fragen zur Sinnhaftigkeit meiner Therapie: Wie sehr würde ich der Entwicklung anderer Krankheiten standhalten? Was bedeutete diese Therapie auf lange Sicht gesehen für meine Gesundheit und mein Leben?

Das Immunsystem schützt uns täglich vor Entartungen und Entgleisungen von Körperzellen, welche für uns bedrohlich sein können. Ohne seinen Schutz können Krebszellen entstehen, die sich in Folge unkontrolliert vermehren. Der unmittelbare Effekt der Symptomlosigkeit durch immunsupprimierende Medikamente war ausschlaggebend, dass ich diese besorgniserregenden Gedanken immer wieder verdrängen konnte. Vor allem aber gab es keine Alternativen. Ich hatte die Wahl zwischen Pest oder Cholera. Als ich nach vier Jahren zum ersten Mal den Versuch startete, die Therapie zu unterbrechen, kehrten Entzündungen und Durchfälle nach kurzer Zeit zurück. Sofort begann ich wieder mit den Medikamenten, jedoch blieb dieses Mal ein stabilisierender Effekt aus, mein Körper reagierte nicht mehr auf den Wirkstoff. Ich musste auf ein alternatives Immunsuppressivum mit anderem Wirkkreis wechseln. Glücklicherweise half es mir wie erhofft und ich konnte meinen Darm noch einmal regulieren.

Mittlerweile litt ich seit mehr als zehn Jahren an Morbus Crohn. Ich fühlte mich machtlos und abhängig von den Medikamenten. Gefühle der Schwere und Belastung kehrten wieder und insgesamt kostete die Erkrankung viel Kraft, die mir bei alltäglichen Herausforderungen fehlte. Zunehmend wurde meine Haltung wieder von Sarkasmus und Ironie geprägt. Lange klammerte ich mich an den Strohhalm der Hoffnung, dass ich meine Erkrankung und die damit verbundene Last ertragen, ja aushalten könne. Ich erkannte nicht, dass all meine Lösungsstrategien und Abwehrmöglichkeiten aufgebraucht waren. Negativität und Skepsis übernahmen das Ruder. Verbissen kämpfte ich weiter gegen die Krankheit an, wollte mich ihr nicht ergeben. Was ich freilich nicht bemerkte, waren die Akte der Selbstsabotage. Ich ging nicht auf die Klagen meines Körpers ein, sondern versuchte, sie durch Medikamente zu unterdrücken. Noch immer hielt ich an dem Glauben fest, mein Leben, meine Ansprüche und Erwartungen nicht ändern zu müssen. Meine

Selbstentfremdung war an einem Höhepunkt, weil ich mein Leid noch immer vor allen zu verbergen versuchte und nur meine Ziele verfolgte, ohne dabei Gefühle und Bedürfnisse zu berücksichtigen. Meine Scheuklappen verhinderten, dass ich wertschätzend und würdevoll mit mir umgehen konnte. Vielmehr behandelte ich mich wie eine Maschine. Mein Vertrauen zu mir und meiner Umwelt schwand und ich hatte das Gefühl, einsam und auf mich allein gestellt zu sein. Durch das ständige Abblenden meines Innersten fühlte ich mich immer mehr unverstanden und überfordert. Ich konnte auch mich selbst nur schwer verstehen. Die Starre meines Denkens glich einem Tunnelblick, ich konnte keinen Ausweg mehr erkennen. Dauernd machte ich mir Sorgen, nein, es waren Ängste. Die Angst, meine Träume aufgeben zu müssen. Die Angst, als Kranker nichts mehr wert zu sein. Die Angst, eine Belastung zu sein und nicht mehr in die Rolle des starken Mannes zu passen. Ich schämte mich zuzugeben, dass ich bedürftig war nach Unterstützung, Anerkennung und Trost. Eine Annahme meiner selbst war zu diesem Zeitpunkt nicht möglich.

Diese Negativität erreichte einen Höhepunkt, als ich eines Tages nach einem eigentlich belanglosen Familienstreit nach Hause kam. Dieser Auslöser brachte das Fass endgültig zum Überlaufen. Ich war am Ende. Allein in meiner Wohnung, sackte ich auf dem Boden zusammen, zog mein Hemd über den Kopf und fing bitterlich zu weinen an. Es war das erste Weinen seit Jahren! Zuvor war es einfach unmöglich gewesen, dies zuzulassen. Die Tränen rannen über mein Gesicht und der ganze Schmerz sowie mein aufgestautes Leid ergossen sich in den Raum. Ich ließ los und gab mich dem Moment hin. Ich hatte keine Kontrolle, auch keine Durchhalteparolen mehr im Kopf, die diesen Gefühlsausbruch zu stoppen vermochten. Danach kauerte ich erschöpft auf dem Boden und spürte, wie mein Körper zitterte. Als das Zittern abflachte, stieg eine innere Ruhe in mir auf. Nach langer Zeit konnte ich endlich wieder einen Moment spüren, in dem sich die Anspannung löste. So viel hatte sich angestaut und wollte nun aus dem Leib gelassen werden. Zu meiner Überraschung ging es mir deutlich besser. Ich fühlte mich angenehm erschöpft und gleichzeitig erleichtert. Ganz anders als ich es erwartet hatte. Zuvor glaubte ich noch, Weinen bringt nichts und sei ein Ausdruck meiner Schwäche.

Dies war der Punkt, an dem ich verstand, dass ich Hilfe brauchte. Ich wollte mich jemandem anvertrauen. Einer Person, die mich nicht kannte und professionell war. Ich begann eine Psychotherapie. Die Anregungen der Therapeutin regten in mir neue Überlegungen und Erkenntnisse an. Plötzlich begann ich, Zusammenhänge zu verstehen, und lernte, über den Tellerrand der Körperlichkeit hinauszuschauen. Endlich begann ich selbstständig nach den Ursachen meiner Erkrankung zu forschen und legte mein Schicksal nicht mehr nur in die Hände von Ärzten und Körpertherapeuten. Ich erkannte, dass die Entwicklungen in meinem Leben kein gutes Ende nehmen würden, wenn ich nicht anfangen würde, einen neuen, eigenen Weg zu wählen. Ich ortete in mir ein Gefühl der Sinnlosigkeit und Unzufriedenheit. Zum ersten Mal wurde mir bewusst, dass sich dieser Frust nicht nach außen, sondern gegen mich selbst richtete. Neue Fragen wurden aufgeworfen: Warum konnte ich mich nicht in meiner Verletzlichkeit und Bedürftigkeit zeigen? Viel zu lange hatte ich mir etwas vorgemacht.

Mein Dasein fühlte sich durch die Erkrankung wie ein schleichender Sterbeprozess an, schicksalshaft angenommen voller Leid und Durchhalteparolen. Meine innere Rastlosigkeit konnte die Ratlosigkeit nicht länger überdecken. Ich konnte mir nichts mehr vormachen. Die Oberfläche pseudoheroischer Standhaftigkeit zerfiel und wich einer Erkenntnis, einer bitteren Pille, welche schwer zu schlucken war. Lange hatte ich eine Art Selbsttäuschung betrieben, da ich mich nicht mit mir selbst beschäftigen wollte und die Ursachen meines Befindens im Äußeren gesucht hatte. Jetzt war es an der Zeit, die Selbsttäuschung zu beenden. Ich wollte und konnte mir und meinem Umfeld nicht länger etwas vormachen. Ich wollte wieder Verantwortung für meine Gesundheit übernehmen und sie nicht anderen überlassen. Dieses Bewusstsein war der erste Schritt zu einer heilsamen Wende.

Drang zur selbstbestimmten Veränderung

Eines Morgens wachte ich wieder einmal mit einer ausgetrockneten, geschwollenen Nase und mit Gliederschmerzen auf. Es war bereits der dritte Atemwegsinfekt in diesem Jahr. Diesmal war jedoch etwas anders, ich ärgerte mich interessanterweise nicht, sondern verspürte einen deutlichen Drang, etwas zu ändern und mein Leben selbst in die Hand zu nehmen. In mir vollzog sich eine Wandlung. Ich wollte mich nicht länger ausschließlich auf andere verlassen, sondern selbst das Steuer übernehmen und mitbestimmen, wie es mir ging. Ich hatte mittlerweile auch die vielen Termine und Ratschläge von Ärzten und Gurus satt. Ich hatte im wörtlichen Sinn die Nase voll. Ich erkannte, dass ich all die Jahre über kaum etwas aktiv für meine Gesundheit getan, sondern diese in fremde Hände gegeben hatte. Ich hatte die Verantwortung an andere abgegeben. Jetzt aber fühlte ich, dass ich selbst viel mehr bewirken konnte, als ich mir bisher zugestanden hatte. Ich erkannte, dass mir ohne mein Zutun keine Behandlung der Welt helfen würde. Mithilfe der Psychotherapie gelang es mir, meine Handlungsmöglichkeiten neu zu definieren. Das Vorhaben, selbst tätig zu werden und die Veränderung selbst einzuleiten, gab mir neuen Mut. Ich machte mich zu meinem Projekt! In der Psychotherapie erarbeitete ich mir neue Perspektiven und erlangte eine Erkenntnis, die enorm wichtig für mich war: *Ich selbst war der Motor meines eigenen Ringelspiels, der den Teufelskreis aufrechthielt und dadurch meinen eigenen Krankheitszustand festigte.* Diese Erkenntnis sollte mein gesamtes Denken und Handeln ändern.

Ich erkannte auch die Grenzen der Schulmedizin an und beschloss, selbst zu erforschen, was mir guttat und was hilfreich in meinem Leben war. Zuversicht und Tatendrang wuchsen immer mehr. Ich wurde neugierig, wollte alles wissen über die Krankheit, ihre Ursachen und die möglichen Zusammenhänge mit mir als Person. Weiterbildungen folgten und ich startete den Versuch, die Puzzleteile zu erkennen, welche meinen Körper krank gemacht hatten und in Summe das Gesamtbild Morbus Crohn ergaben.

Zuwendung zur Psyche

Letztlich fühlte ich mich motiviert, selbst eine psychotherapeutische Ausbildung in integrativer Therapie zu beginnen. Diese Therapie betont die ganzheitliche Betrachtung des Menschen und den Zusammenhang zwischen Körper, Geist und Seele. Sie basiert auf der Erkenntnis, dass körperliche, psychische, soziale und ökologische Aspekte miteinander Synergien bilden, die sowohl Gesundheit als auch Krankheit hervorbringen können. Die Therapie zielt darauf ab, die Ursachen von Beschwerden vielschichtig zu erkennen und zu bearbeiten.

Eine Bewusstseinserweiterung kann einen Perspektivenwechsel ermöglichen. Genau diesen Perspektivenwechsel brauchen wir Betroffenen. Wichtig ist es aber, dass er nicht wie ein guter Ratschlag aus der Fremde auf uns einprasselt. Ein Perspektivenwechsel soll aus dem tiefsten Inneren heraus vollzogen werden. Anregungen und Hilfestellungen erfolgen durch therapeutische Interventionen. Neue Überzeugungen eröffnen neue Wege und Möglichkeiten, wie wir mit uns und unserer Krankheit umgehen können. Durch die Aktivierung innerer und äußerer Ressourcen sowie die Reduktion negativer Einflüsse und die Minimierung von Risikofaktoren lässt sich ein positiver Entwicklungsprozess anregen. Die Auswirkungen unseres Denkens und Fühlens haben nicht nur Konsequenzen in unserer Haltung und unserem Verhalten. Sie sind auch die Eintrittspforte zu einem heilsamen Umgang mit jeder chronischen Erkrankung. In diesen Prozess legte ich meine Hoffnung, mein Krankheitsgeschehen besser zu begreifen.

Als ich meine psychotherapeutische Ausbildung begann, beschäftigte ich mich intensiv mit der Psychosomatik – einem Fachgebiet angesiedelt zwischen Soziologie, Medizin und Psychologie. Obwohl dieses Fach relativ jung ist, gab es enorm viel Literatur zu durchforsten. Auch hier führte mich auf meinem Heilungsweg das eine zum Nächsten. Plötzlich fand ich mich wieder zwischen Neurobiologie, Psychoneuroimmunologie, Ernährungsmedizin, Genetik und Epigenetik, Soziologie und Psychologie. Es war wie ein

Fass ohne Boden. Ich staunte und war zuerst überfordert von der hohen Komplexität, welche mir hier entgegenkam. Um dieses Wissen zu sortieren und später auch nutzbar zu machen, half mir das integrative Verfahren meiner Ausbildung sehr.

Heilung ist kein Punkt, sondern ein Weg

Mein Ausbildungsprozess zum Psychotherapeuten war geprägt von tiefgehender Selbsterfahrung. Sieben Jahre intensiver Auseinandersetzung mit mir und meinem Umfeld führten dazu, dass ich wieder sensibel wurde und mich zuerst neu kennen- und dann auch achten und annehmen lernte. Letzteres war zugleich das Schwierigste und das Allerwichtigste für mich. Ich fand wieder zu Kräften und konnte mein Leben neu ausrichten, gewann wieder Sinn und Freude. Ich verstehe nun mich und die Welt anders, konnte meine Resilienz (Widerstandsfähigkeit) stärken und mich stabilisieren.

Bitte verstehen Sie mich nicht falsch. Ich bin immer noch auf dem Weg und werde es hoffentlich mein ganzes Leben lang bleiben. Ich habe mit nichts abgeschlossen, vielmehr habe ich angefangen, mich zu öffnen. Mein Leben fühlt sich heute wesentlich besser an als früher und meine innere Balance ist nachhaltiger. Dies habe ich vor allem mir selbst zu verdanken, und darauf bin ich stolz. Dennoch soll an dieser Stelle betont sein, dass ich viel Unterstützung auf meinem Weg hatte und glücklicherweise in der Lage war, diese auch anzunehmen. Ohne meine Lehrtherapeuten, Freunde und Familie wäre ich nie so weit gekommen. Es braucht die Fähigkeit, Hilfe durch andere anzunehmen und die daraus erworbenen Erkenntnisse in sein persönliches Leben zu integrieren – und offen und neugierig zu bleiben.

Gesundheit ist kein Punkt, den man erreicht, sondern ein dauerhafter Prozess, um den man sich bemühen muss. Es gilt, Erreichtes zu bewahren und Gesundheit immer wieder neu zu erobern. Heute lebe ich weitgehend beschwerdefrei und empfinde Zufriedenheit. Im Laufe der Jahre erkannte ich, dass ich selbst viel dazu beitragen kann, ob es mir gut oder schlecht geht.

Heute weiß ich, dass es nötig ist, neben der Schulmedizin seinen eigenen Weg zu gehen und Verantwortung für sich selbst zu übernehmen. Das erfordert Mut, Engagement und Geduld. Aber dieser Weg ist notwendig, um schweren Erkrankungen nicht nur symptomatisch mit Medikamenten zu begegnen, sondern mit dem nötigen Selbstvertrauen.

Man muss seinen Weg selbst gehen, aber keineswegs ist man dabei allein. Andere können einen dabei unterstützen, die Schritte muss man allerdings selbst setzen. Meine Geschichte dient hier nur als Anhaltspunkt für alle, die ähnliches Leid zu bewältigen haben. Hiermit möchte ich Ihnen meine Solidarität aussprechen und meine Erfahrungen mit Ihnen teilen, in der Überzeugung, dass Sie davon profitieren können. Mein Weg der Erkenntnis war ein langer und ich lerne immer noch dazu. Je mehr Informationen ich sammle, desto demütiger werde ich. Auch mein Bewusstsein hat sich gewandelt. Je mehr ich erfassen kann, desto mehr kann ich mir erklären und verstehen. Manches kann ich alleine verstehen, für vieles braucht es einen konstruktiven Austausch mit anderen.

Mir ist klar, dass es viele Schicksale gibt, und keines ist mit anderen ident. Es ist unbedingt nötig, sich seiner eigenen Geschichte gewahr zu werden. Die Zukunft gehört der personalisierten Therapie. Das bedeutet, dass der Mensch individualisiert im Mittelpunkt der Betrachtung steht. Dies betrifft aber nicht nur die Untersuchung der Gene und das Finden von individuell wirksamen Medikamenten, es ist viel mehr als das. Wir als Individuen müssen hervortreten mit unserer einzigartigen Geschichte, die uns zu dem gemacht hat, was wir heute sind. Um Heilung zu erfahren, ist es erforderlich, unsere eigene Geschichte genau zu kennen, sie zu verarbeiten und daran zu wachsen. Gemeinsam mit gegenseitiger Unterstützung werden wir Erfolg haben.

Hilfestellung für Ihren eigenen Weg

Ich möchte in diesem Buch zeigen, dass, wer gesund werden will, an vielen Schrauben zu drehen hat. So mancher Leser wird sich vielleicht fragen, wie man die nötigen Veränderungen in einer schweren Lage überhaupt umsetzen kann. Die anhaltenden Leiden und wiederholten Enttäuschungen können uns in einen Nebel der Ohnmacht hüllen, der die Vorstellung eines Neubeginns kaum noch zulässt. Resignation und Abgabe der Verantwortung an andere scheinen verlockend. Zweiteres ist auch nötig, bis man wieder Boden unter den Füßen spürt. Wenn man krank ist, benötigt man jegliche Unterstützung, die möglich ist! Dazu ist eine solidarische Gemeinschaft da, dafür zahlen wir alle unsere Beiträge – es ist die Pflicht des Systems, aber auch unseres direkten Umfelds. Die Gegenleistung des Kranken besteht darin, alles Nötige zu tun, um zu heilen. Im Falle der Nicht-Heilung kann er der Gesellschaft dennoch einen Dienst erweisen: sein Leben nach Möglichkeit fürsorglich und achtsam gestalten, um eine Verschlechterung seines Zustands zu verhindern. Er kann anderen Betroffenen durch seinen Umgang als Vorbild dienen.

Dieses Buch ist kein klassischer Ratgeber. Vielmehr soll es als Anregung, Impuls und Begleitung für Ihren eigenen Weg dienen. Entdecken Sie neue Perspektiven und probieren Sie Verschiedenes aus. Es gilt, sich selbst näherzukommen und ein selbstbestimmtes, zufriedenes Leben trotz chronischer Erkrankung zu führen. Es gilt, eine Perspektive einzunehmen, aus der sich neue Hoffnung schöpfen lässt. Wenn es Ihnen gelingt, nach dem Lesen dieses Buches wieder Licht am Ende des Tunnels zu erahnen, und Sie eine Motivation spüren, in sich zu kehren, Ihre Potenziale zu erforschen und dadurch sich selbst näherzukommen, um Ihren Heilungsprozess anzustoßen und zu gestalten, so ist das Ziel erreicht.

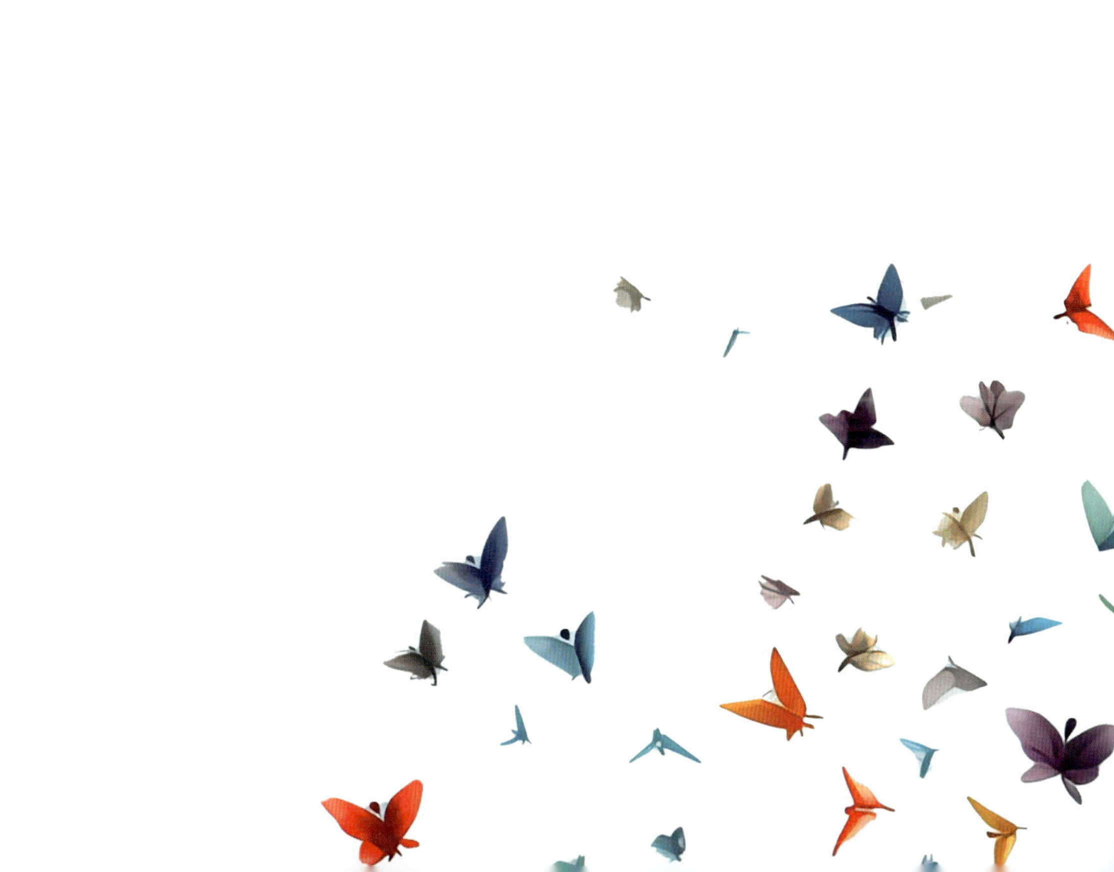

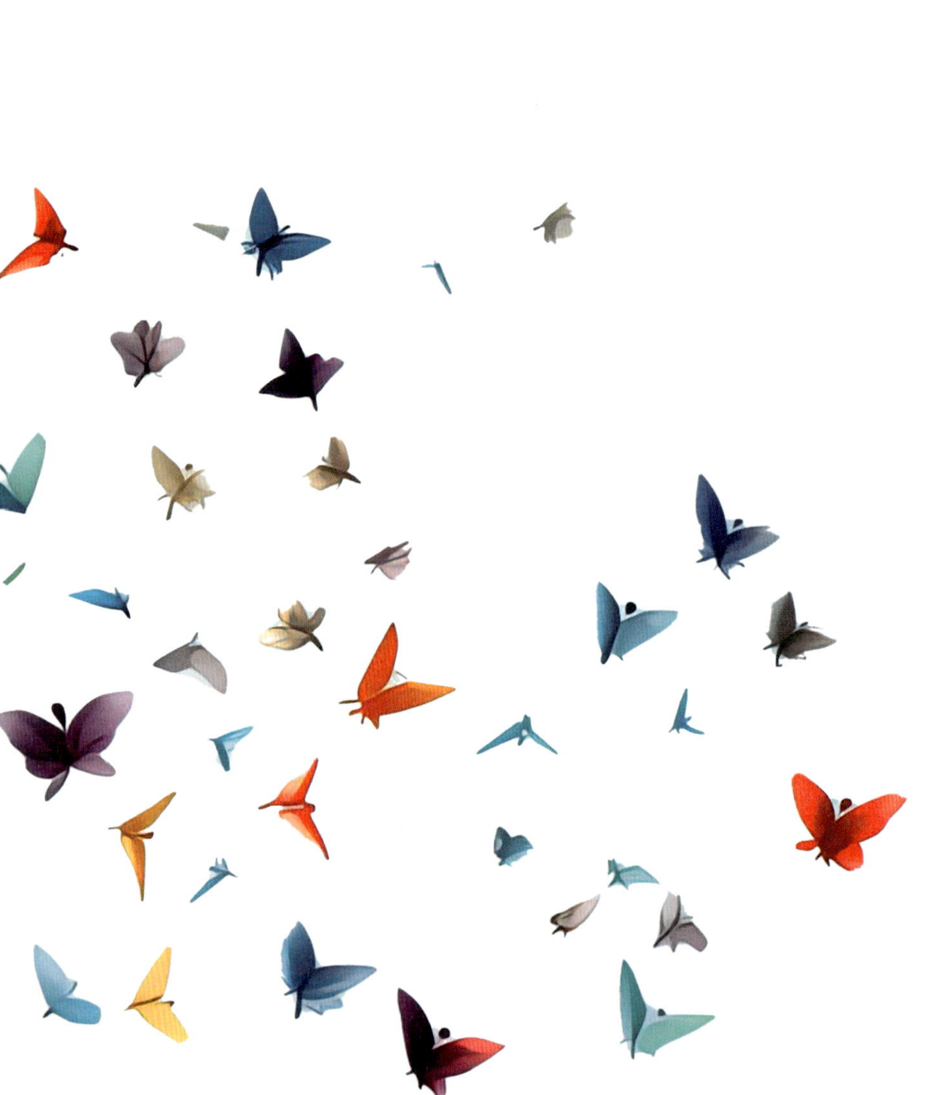

2

Sonnenuntergang

Der Schock der Diagnose

Nach der ersten Konfrontation mit einer Diagnose fühlen sich viele Menschen überfordert. Die Tragik, dass man von einer Krankheit betroffen ist, ist schwer zu begreifen. Manchmal lässt sich die Problematik durch die Einnahme eines Medikaments eine Zeit lang ausblenden. Dies geschieht beispielsweise selten bei Bluthochdruck oder Diabetes. Die Erkrankung wird an den Rand des Bewusstseins geschoben, damit man weiterhin funktionieren kann. Wenn die Symptomatik allerdings bestehen bleibt oder eine medikamentöse Therapie frustrierende Ergebnisse bringt, bleibt eine Auseinandersetzung mit der Erkrankung unumgänglich. Oft wird eine zweite Meinung durch einen anderen Spezialisten eingeholt.

Der Umgang mit einer chronischen Erkrankung kann vielfältig sein. Folgende Überlegungen sollen sowohl Angehörige als auch Betroffene auf destruktive Verhaltensweisen hinweisen. Krankheiten zu „katastrophisieren" ist genauso problematisch wie sie zu bagatellisieren. Weder der Status des Opfers noch der des Helden ist hilfreich. Auch die Ausblendung der Problematik, indem sie verleugnet wird, ist dauerhaft nicht gut.

Manche Betroffenen entziehen sich jeglicher Verantwortung. Sie vermeiden aus Selbstschutz die Auseinandersetzung mit der Krankheit, indem sie vorgeben, erst noch wichtigere Dinge erledigen zu müssen. Und wieder andere nehmen die Rolle des Felsens in der Brandung ein, welcher unumstößlich ist und seine Liebsten und sich selbst vor einer scheinbar unzumutbaren Wahrheit verschont. Sie tragen ihre Bürde alleine. Symptome werden heruntergespielt; was bleibt, ist die Verkleidung des starken Mannes, der immer noch lächelt, obgleich er innerlich weinen möchte. Es ist das Versteckspiel der eigenen Gebrechlichkeit in einer Welt geprägt von Leistung und Herausforderungen. Es ist die Ausblendung der eigenen Begrenztheit in einer Welt von Wachstum, Verbesserung und Optimierung. Die eigenen Gefühle wie Scham und Schuld lassen in einer solchen Welt keinen Platz für eine Annahme des Problems.

Tatsächlich braucht es seine Zeit, bis Betroffene beginnen, über mögliche Konsequenzen nachzudenken. Bedenken werden zu Ängsten, die Verunsicherung veranlasst dazu, Wissen zusammenzutragen, um Kontrolle über die Situation zu bekommen. Fachbücher werden gelesen, das Internet wird durchforstet und Vorträge werden besucht. Durch die zunehmende Beschäftigung mit dem Problem beginnen die Patienten bestenfalls, ihre Situation immer mehr anzuerkennen und zu akzeptieren. Dies erhöht die Bereitschaft, sich aktiv mit einer Therapie auseinanderzusetzen. Wie lange es dauert, bis Betroffene an diesen Punkt gelangen, ist sehr unterschiedlich. Manche schaffen es nie und bleiben ihrem Problem gegenüber verschlossen; sie begeben sich ganz in die Hände der Ärzte und Behandler und lehnen jegliche Eigenverantwortung ab.

Nicht selten ist das Leben schon belastend und überfordernd, bevor eine Krankheit ausbricht. Das Gefühl der Ohnmacht macht es schwer, sich der scheinbar erdrückenden Realität zu stellen. Ein Fluchtweg findet sich darin, nicht zu hinterfragen, wie es so weit kommen konnte und was diese Symptomatik mit einem selbst und dem bisherigen Lebensstil zu tun haben könnte. Dies geschieht vor allem dort, wo die Auswirkungen der Erkrankung noch nicht drastisch in den Alltag eingreifen, wie bei Bluthochdruck, Adipositas oder beginnendem Diabetes. Zudem sind viele zum Zeitpunkt eines Krankheitsausbruchs in einer Schockphase. Selbst wenn danach eine teilweise Reflexion stattfinden kann, bleiben häufig die daraus gewonnenen Schlussfolgerungen unvollendet und können nicht integriert werden.

Anfänglich ist es hilfreich, sich auf die Schulmedizin zu verlassen. Natürlich fällt es leichter, einen medikamentösen Weg zu gehen, als seine Verhaltensweisen zu ändern. Im weiteren Verlauf aber wäre es ein folgenschwerer Fehler, sich nur auf die Unterdrückung der spürbaren Symptome zu verlassen. Die Abgabe unserer Eigenverantwortung leitet den langfristigen Weg in die Chronifizierung ein. Dies soll kein Vorwurf sein. Die meisten Verhaltensweisen sind biografisch geprägt, erlernt und als Automatismen längst im Unbewussten gespeichert. Der Mensch ist ein Gewohnheitswesen. Nur zu gerne lässt er sich auf Verschleierungen und Vereinfachungen ein. Eine Tablette zu nehmen ist einfacher, als das eigene Mindset zu ändern, um beispielsweise weniger zu arbeiten, regelmäßig Bewegung zu machen oder die Essgewohnheiten zu verändern.

Wir tragen bereits alles in uns, was es für einen dringend nötigen Veränderungsprozess braucht. Entscheidend dabei ist es, seine persönlichen Potenziale zu erkennen und nutzbar zu machen. In manchen Lebenslagen scheint dieser Erkenntnisprozess vorerst unmöglich und man zweifelt daran, selbst positive gesundheitliche Veränderungen herbeiführen zu können. Sicherlich gibt es auch viele Gründe, welche uns skeptisch stimmen und eine Verbesserung unserer Situation unwahrscheinlich, ja vielleicht sogar unmöglich scheinen lassen. Vielleicht haben wir bereits eine lange Leidensgeschichte hinter uns und kennen die Abwärtsspirale und das Gefühl absoluter Abhängigkeit und Machtlosigkeit. Mein Rat: Machen Sie sich bitte keine Sorgen, im Laufe dieses Buches werden wir gemeinsam einen Weg finden, den auch Sie beschreiten können. Für den ersten Schritt braucht es Offenheit und Vertrauen.

Sich die eigene Situation eingestehen

Der einzige Mensch, mit dem Sie bis zum letzten Atemzug zusammen sein werden, sind Sie selbst. Daher ist es wichtig, Achtsamkeit und Zeit für sich selbst aufzuwenden. Fangen Sie am besten sofort damit an, indem Sie ehrlich und ohne zu beschönigen oder zu dramatisieren genau hinsehen, wo Sie heute stehen. Akzeptanz entsteht wertfrei. Sie ist das Fundament, auf dem jegliche Heilung gründet. Nehmen Sie sich und Ihre Situation in der Gegenwart wahr, ohne zu urteilen und zu analysieren. Nur so gelingt auch eine Annahme. Sie können und dürfen Ihre momentane Situation durchwegs bedauern und betrauern. Wichtig ist, dass Sie die Realität anerkennen – dies betrifft auch Ihr momentanes Innenleben!

Wenn es um die Aussichten auf Besserung geht, erleben Betroffene immer wieder Momente voller Skepsis und Zweifel – die großen Störenfriede –, welche manchmal viel Platz einfordern. Auch Gefühle müssen anerkannt werden. Und falls Sie bei genaueren Hineinfühlen auch eine Verbitterung und einen inneren Schmerz wahrnehmen, so lassen Sie sich davon einen Moment lang ergreifen. Vergraben Sie sie nicht gleich wieder unter der Oberfläche. Es ist völlig normal, dass der Schmerz und die Enttäuschung Ausdruck fordern, um Erleichterung zu erfahren. Bei jeder Unterdrückung werden sie wiederkehren, auch uneingeladen. Wenn Sie diese Gefühle langfristig zur Seite schieben und verdrängen, werden sie sich getarnt wieder an Sie heranschleichen. Sie ahnen bereits, in welchem Kostüm sie sich zeigen werden? Es sind die vielen Maskeraden der Beschwerden und Symptome. Die der Darmkrämpfe und Bauchschmerzen, die des Tinnitus oder des körperlichen Schmerzes. Es gibt viele Spiegelungen, mit denen die Seele ihre Qual körperlich ausdrückt. Häufig verschaffen sich unterdrückte Gefühle an den schon vorhandenen körperlichen Schwachstellen Ausdruck. Dies kann die Symptome körperlicher Erkrankungen verstärken oder auslösen.

Vertrauen Sie auf Ihre leibliche Kraft. Spüren Sie in sich hinein. Wie fühlt sich Ihr Körper gerade an? Wie ist die momentane Haltung? Gibt es einen Impuls, dem Sie folgen möchten, zum Beispiel die Sitzposition zu ändern? Oder verspüren Sie ein Durstgefühl? Holen Sie sich etwas zu trinken, vielleicht auch eine Kuscheldecke. Gehen Sie Ihren natürlichen Bedürfnissen nach und sorgen Sie gut für sich. Achten Sie auf das, was Sie gerade brauchen. Es ist wichtig, dass Sie es sich bequem machen für die nächsten Seiten.

Um die Komplexität der Entstehung von Krankheit und Gesundheit verstehen zu können, muss man sich die Frage stellen, was uns als Menschen eigentlich ausmacht. In der heutigen Medizin werden der kranke Körper und die leidende Psyche getrennt voneinander behandelt. Zwischen Körper und Seele wird von der Medizin eine künstliche Trennwand geschoben. Probleme wie Herzinfarkte, Schlaganfälle oder Krebs werden sehr ernst genommen und sind gesellschaftlich anerkannt. Sie werden von Ärzten durch hochmoderne Technik diagnostiziert und mit spezialisierten Therapien behandelt. Therapeutische Spezialisierungen gibt es viele, zum Beispiel die Physiotherapie für das Gehen, die Logopädie für das Sprechen, die Ergotherapie für alltägliche Einschränkungen und die Diätologie für die Ernährung. Auch die Ärzte haben ihr Repertoire: Chemotherapie zum Ausmerzen der Krebszellen, Kortison zum Bekämpfen von Entzündungen, Opiate zum Stillen von Schmerzen, Operationen zum Tausch von Herzklappen oder Kniegelenken. Diese Biomedizin hat dank des Maschine-Mensch-Modells unglaubliche Fortschritte bei der Behandlung akuter Krankheiten erzielt.

Bei akuten Erkrankungen zeigen Familie und Freunde in der Regel Hilfsbereitschaft und Mitgefühl. Sogar Arbeitgeber haben oft Verständnis. Je chronischer eine Erkrankung verläuft, umso mehr spüren Betroffene den Druck, wieder Anschluss zu finden und zu einer gesellschaftlich definierten Normalität zurückzukehren. Die lange Dauer und der damit verbundene Leidensdruck sind ein Problem sowohl für Betroffene als auch für das Umfeld. Der mentale Aspekt chronischer körperlicher Erkrankungen wird von Betroffenen gegenüber der Außenwelt oft verborgen oder überspielt, um sich zu schützen. Zurecht, denn Chroniker und ihre Krankheiten werden nicht selten schubladisiert. Die Rolle des Opfers, die des Armen, des Bedürftigen, des Angewiesenen, aber auch die des Schuldigen und des Gescheiterten werden schnell zugeteilt. Zuschreibungen, die sowohl von außen als auch von Betroffenen selbst herrühren können. Tatsächlich sollten chronisch Kranke als vollwertige Mitglieder unserer Gemeinschaft anerkannt sein. Die Diskrepanz zwischen diesem moralischen Kulturaspekt und der Realität liegt auf der Hand.

Noch dramatischer sieht es aus, wenn es um seelische Störungen geht. Eine gewisse Ratlosigkeit macht sich im Umfeld breit. Die meisten Ärzte konzentrieren sich hauptsächlich auf die körperlichen Gebrechen und lassen die psychosoziale Komponente außen vor. Bestenfalls wird ein Antidepressivum verschrieben oder die Patienten werden an Psychiater überwiesen. Aber auch in der Bevölkerung verhindert noch immer ein Tabu die Einbindung Betroffener. Wie soll ich mit einem depressiv verstimmten oder verängstigten Menschen umgehen? Was mache ich, wenn diese Person auf die Frage „Wie geht's?" ehrlich antwortet? Solche Situationen können irritieren und die eigene Verlegenheit entblößen. Sie würden Solidarität und Anteilnahme erfordern in einer Zeit, in der die meisten Menschen mit sich selbst beschäftigt sind. Vor allem braucht es Zeit sowie die Fähigkeit und das Bemühen, sich in die andere Person hineinzuversetzen.

Bei chronisch Erkrankten ist das sehr ähnlich. Sie haben ein hohes Risiko, auch psychisch zu erkranken oder waren dies bereits, bevor eine körperliche Erkrankung ausgebrochen ist. In manchen Fällen resultiert eine psychische Störung aus einer körperlichen Erkrankung. Die Komorbidität wird zur Belastungsprobe und zu einem Teufelskreis, vor allem wenn die Gemeinschaft sowie Betroffene die Probleme nicht anerkennen. Noch schlimmer wirkt dann die oftmals erzwungene Verschleierung des Gemütszustands. Viele Betroffene schämen sich dafür, eine Depression zu haben. Permanente Sorgen und wachsendes Grübeln werden verdeckt. Es ist ihnen peinlich, in einer Welt nicht zu funktionieren, die auf Selbstoptimierung und Erfolg aufbaut. Dieses Nicht-wahrhaben-Wollen und die Ratlosigkeit, wie ein angemessener Umgang aussehen könnte, kann sowohl bei den Betroffenen als auch bei Angehörigen oder Freunden zu Distanzierung, Rückzug und Ausschluss führen. Fachärzte übersehen Komorbiditäten ohnehin häufig, weil sie sich nicht die Zeit nehmen und nach dem allgemeinen Befinden fragen. Die meisten fühlen sich nicht zuständig für diesen „Psychokram", sind sie ja Fachärzte geworden, um sich eben nur mit einer bestimmten Erkrankung zu beschäftigen und nicht mit der Gesamtheit, die den leidenden Menschen ausmacht. Chronisch Kranke haben ständig mit Experten zu tun, die nur ihr Fach im Sinn haben und nicht in der Lage sind, den Menschen insgesamt zu erfassen. Es erscheint vollkommen klar, warum Patienten sich heutzutage nicht gesehen und nicht wertgeschätzt fühlen. Ständig werden sie reduziert auf Teilbereiche ihres Lebens oder, noch schlimmer, auf kranke Organe, die eine Behandlung benötigen.

Therapie braucht Beziehung

Das folgende Beispiel zeigt den typischen Verlauf einer klassischen Behandlungsgeschichte:

Wenn wir uns schlecht fühlen, gehen wir zum Arzt. Dort schildern wir nach oft stundenlangem Warten in zwei bis drei Minuten unsere Symptome. Das ist die Zeit, die wir in einer Kassenordination zur Verfügung haben. Der Arzt hat dann noch einmal zwei bis drei Minuten Zeit, um Untersuchungen in die Wege zu leiten. Danach ist er bereits beim nächsten Patienten und wir sind mit unseren Beschwerden wieder auf uns gestellt. Manchmal sind wir beruhigt, manchmal aber noch ratloser als zuvor.

Dass eine gute Behandlung eine vertrauensvolle Beziehung braucht, wird im modernen Medizinsystem kaum bis gar nicht berücksichtigt. Ein guter Draht zwischen Arzt und Patienten entsteht durch Zeit und Zuwendung, nicht durch Stress und Druck. Oftmals sind die Gespräche mit Ärzten die einzigen Augenblicke, in denen Betroffene die Chance nutzen wollen, sich zu öffnen. Ein mehrdeutiges und hektisches Beschwichtigen durch die Behandler führt nur zur weiteren Anstauung der eigenen Bedürftigkeit und vermehrt das Leid und die Verunsicherung. Manche deuten die Kürze des ärztlichen Gesprächs als Zurückweisung oder als Desinteresse. Bei manchen löst sie sogar ein Schuldgefühl aus, dass sie sich dem eh schon so belasteten Herrn Doktor zugemutet haben. Sie wollen ja nicht zur Last fallen, sie fühlen sich ohnehin schon durch das Handicap ihrer Erkrankung in ihrer Wertigkeit gemindert. Außerdem hat der Herr Doktor sicherlich Wichtiges zu tun. Freilich, er ist ja so erfolgreich und selbstsicher und weiß so viel und hilft allen, er ist ein guter Mensch! Dies sind mögliche Tönungen einer Arzt-Patienten-Beziehung, die weder dem Kranken noch dem Herrn Doktor bewusst sind. Diese Beziehung ist jedenfalls immer asymmetrisch. Sie ist durchzogen von einem Machtgefälle. Der bedürftige Bittsteller ist angewiesen auf den wissenden Arzt, der die Macht hat, Untersuchungen, Rezepte und Therapien zu verschreiben.

Und der Erkrankte? Manche fühlen sich zum ersten Mal wichtig als Patient. Erst jetzt als Betroffene haben sie die Berechtigung, den Anspruch zu stellen, gehört oder gesehen zu werden. Andere fühlen sich in dieser Rolle an den Rand der Bedeutungslosigkeit gedrängt. Scham wird von Ärger übertüncht, die eigene Krankheit als persönliche Niederlage erlebt. Andere wiederum durchleben tiefgreifende Ängste um sich und ihr Umfeld, die Zukunft und Gegenwart. In jedem Fall ist Krankheit mit Last verbunden.

Ein ausführliches Gespräch könnte eine wichtige Klärung mit sich bringen, ja sogar Komorbiditäten aufweisen. Die Notwendigkeit von Gesprächen steht vor allem bei schwerwiegenden Störungen und chronischen Erkrankungen im Vordergrund. Wie soll man als Behandler etwas Komplexes erfassen, wenn man nicht ausreichend Zeit dafür hat? Und wie sollen Betroffene ihre Situation einschätzen können, wenn sie sich unzureichend gesehen und verstanden fühlen? Dass sie sich dann oft selbst im Internet informieren, ist durchwegs verständlich. Indem dadurch Fantasien, die schrecklichsten Szenarien auftauchen und noch mehr Fragen entstehen, entwickelt sich ein Teufelskreis für Betroffene. Es wird von Patienten erwartet, dass sie sich bis zum Wiedersehen mit dem Arzt in Geduld üben.

Bis zur Diagnose durchlaufen Patienten oft viele Stationen, die sie sehr beunruhigen: Untersuchungen mit hochmoderner Technik (MRT, CT, Szintigrafie, Sonografie) und Laboruntersuchungen. Viele Patienten durchqueren einen Dschungel an Screeningverfahren. Dabei entstehen Befunde, die beim Wiedersehen mit dem Arzt ausgewertet und analysiert werden. Sie werden aber oft nur mangelhaft besprochen. Danach ergeben sich meist zwei Szenarien. Die eine Möglichkeit ist, dass der Arzt eine Diagnose stellt, Medikamente verschreibt und den Patienten damit entlässt. Dies kann ausreichend sein, wenn es sich um akute Erkrankungen handelt, wie beispielsweise einen Darminfekt oder eine akute Bronchitis. Problematisch wird es im zweiten Szenario, wenn sich Krankheiten chronifizieren, wie beispielsweise bei Bluthochdruck. Bluthochdruck ist die weltweit am weitesten verbreitete kardiovaskuläre Erkrankung und betrifft laut WHO 1,28 Milliarden Erwachsene im Alter von 30 bis 79 Jahren weltweit. Die eigentliche Dramatik dahinter ist aber, dass die meisten Betroffenen einen sogenannten essenziellen Bluthochdruck haben. Das bedeutet, dass der Blutdruck chronisch erhöht ist, ohne dass trotz umfangreicher Abklärung durch Organchecks eine Ursache dafür bekannt ist. Bei besonders aufmerksamen Behandlern, oftmals privat bezahlt, bekommt man noch Zusatzinfos: Man soll kein Salz essen, mehr Bewegung machen und Stress vermeiden. Dann ist der Patient wieder mit sich allein.

Medikamente - Therapie der ersten Wahl

Die wenigsten Patienten beschweren sich darüber, dass die Ärzte sie so behandeln, ohne dass sie selbst aktiv werden müssen. Sobald der Blutdruck nämlich medikamentös eingestellt ist (was übrigens bei vielen Patienten eine richtige Herausforderung darstellt), wird die Problematik verdrängt. Man hat ja keinen Bluthochdruck mehr. Das Medikament wirkt und man ist fit wie ein Turnschuh, gesund und munter. Wie es überhaupt zu dem Bluthochdruck gekommen ist und welche schleichenden und fortdauernden Entzündungsprozesse oder Risikofaktoren aufgrund des Lebensstils dahinterstecken, interessiert nur die wenigsten, beziehungsweise fehlt weitere Aufklärung darüber.

Sie sehen anhand dieses einfachen Beispiels, in welche fatale Genesungsillusion sich viele Betroffene begeben. Symptombehandlungen werden mit Ursachenbehandlungen vertauscht, und dass man nun dauerhaft ein Medikament schlucken muss, wird als eine Art von Alterserscheinung in Kauf genommen. Die Akzeptanz ist dahingehend erschreckend hoch. Bisher hat unser Gesundheitssystem keine erfolgreiche Strategie, um der Zunahme an Zivilisationserkrankungen wie Herz-Kreislauf-Erkrankungen Herr zu werden. Immerhin werden Vorsorgeuntersuchungen glücklicherweise zunehmend angenommen. Dennoch vernachlässigen viele Menschen dieses Angebot oder können eine gesunde Lebensstilveränderung nicht konsequent durchsetzen. Das ist freilich auch kein Wunder, leben wir doch seit Jahrhunderten in einem medizinischen Reparatursystem, welches nach einem Schwarz-Weiß-Schema funktioniert. Entweder spüren wir nichts, dann sind wir gesund und können unseren Lebensstil wie bisher weiterverfolgen. Oder aber das Schicksal hat uns erwischt und wir sind krank, dann müssen wir behandelt werden, und zwar so lange, bis wir wieder gesund, also symptomlos sind. Manchmal gelingt das eben nur mit dauerhafter Einnahme von Medikamenten. Nur sind wir dann nicht gesund, wir sind chronisch krank.

Ich hoffe, liebe Leser, Sie erkennen hinter dieser zynischen Feststellung die Ironie dieses Systems. Wenn wir nämlich darüber nachdenken, so ist es unmöglich, gestern kerngesund gewesen zu sein und morgen an einer schweren Herzerkrankung zu leiden (akute Ursachen wie Infektionen ausgenommen). Bluthochdruck führt zur Schädigung der Herzgefäße und Herzklappen und kann somit zu einer Herzschwäche und in letzter Folge sogar zu einem Herzinfarkt führen. Die wesentliche Frage ist allerdings, was die Ursache für den Bluthochdruck ist. Zu beachten ist, dass viele Komponenten den Weg vom Beginn des Bluthochdrucks bis zum letztlichen Herzversagen mitprägen und es sich hierbei nicht um eine einfache Ursache-Wirkungs-Kette handelt. Diese Vereinfachung wird zwar häufig vorgenommen, ist jedoch vollkommen unzureichend.

Die seit Jahrhunderten angenommene Trennung zwischen Körper, Geist und Seele beruht auf dem Philosophen und Naturwissenschaftler Rene Descartes (1596–1650). Für ihn waren Körper und Geist zwei getrennte Entitäten. Aus diesen Vorstellungen entwickelte sich ein Mensch-Maschine-Modell. Bei Erkrankungen des Körpers müsse man Teile tauschen wie Zahnräder in einem Uhrwerk. Dieses Modell führte zu einer einseitigen Ausrichtung in Richtung Körper. Zwar kam es zu einem immer tieferen Verständnis der komplexen Körpersysteme und man fand chemische Therapeutika und entwickelte operative Eingriffe, die immer weiter verfeinert wurden. Andererseits hat sich die Medizin im eigenen Verständnis verirrt und jagt einem Trugschluss hinterher: dass wir Menschen als Naturwesen rein naturwissenschaftlich zu erforschen und zu verstehen sind. Selbst wenn die heutige Medizin innovativ und heroisch von einer zukünftig personalisierten Medizin spricht, meint sie vordergründig die vertiefende genetische und molekulare Forschung. Dies geschieht in der Hoffnung, durch noch mehr biologische Informationen Krankheiten besser bekämpfen zu können. Aber es wird dem Menschen nicht gerecht. Sozioökologische und psychische Faktoren prägen chronische Krankheitsverläufe, die wiederum eine Rückkopplung auf unsere Biologie haben. Ohne eine weitreichende Integration dieser Faktoren und eine ganzheitliche Behandlung werden wir auch zukünftig nur Teilerfolge verbuchen können. In der Geschichte der Menschheit hatten sozioökologische Faktoren wie Hygiene, Ernährung, Bildung sowie allgemeine Lebens- und Arbeitsbedingungen viel mehr Einfluss auf unsere Gesundheit als die gesamte Medizinhistorie bis heute. Im Westen ist Medizin nicht primär eine Angelegenheit von Gesundheit, sondern von Krankheit. Ihre Anwendung kann sogar krank machen. Das ist beispielsweise bei zunehmend antibiotikaresistenten Keimen der Fall, die die Behandlung von Infektionserkrankungen erschweren. Sie können aufgrund eines zu häufigen Einsatzes von Antibiotika entstehen. Eine Folge von Antibiotikagebrauch kann auch eine Veränderung des Mikrobioms im Darm sein – dadurch erhöht sich das Risiko für diverse Erkrankungen, darunter auch Autoimmunerkrankungen.

So wie das Medizinsystem denken auch Patienten oft in Schubladen und nehmen standardisierte Therapieangebote an. Mediziner haben diese evidenzbasierten Therapien in ihrer Ausbildung gelernt und empfehlen sie letztlich nicht selten als den Stein der Weisen. Ein Beispiel: Chronische Schmerzpatienten werden gewöhnlich von Orthopäden mit Medikamenten und Physiotherapie behandelt. Wenn das nicht hilft, bieten sie eine Operation oder noch stärkere Medikamente mit oft starken Nebenwirkungen an. Eine Lösung des Problems wird in vielen Fällen dennoch nicht erreicht. Haben Sie schon jemals einen Orthopäden erlebt, der bei chronischen Schmerzen eine Psychotherapie empfohlen hat? Dabei ist Schmerz ein Gefühl, ein subjektives Empfinden, welches ganz verschieden wahrgenommen wird. Manche Menschen nehmen Schmerz viel stärker wahr als andere, selbst die Schmerzwahrnehmung eines einzelnen Menschen ändert sich ständig. Verhalten, Gedanken, Einstellungen, Gefühle, Wetter, Stimmungen – Tausend Dinge beeinflussen das Schmerzerleben. Chronische Schmerzpatienten wissen: Einfache und verallgemeinernde Lösungen gibt es hier nicht. Die Krux, dass derzeitige Therapiekonzepte bei chronisch Kranken häufig unbefriedigend sind, beruht auf der Tatsache, dass der Mensch mehr ist als reine Anatomie und Physiologie – aber auch viel mehr als nur Psyche. Er ist ein ganzheitliches Wesen.

Die Medizin ist in Fachdisziplinen partikularisiert und begibt sich dort in jede erdenkbare Tiefe. Gelenkersatz, Organtransplantation, Reproduktionsmedizin, Eingriffe in das Hormon-, Nerven- oder Immunsystem, Bestrahlung und Chemotherapie sind nur wenige Auszüge. Erst seit einigen Jahrzehnten beginnt parallel zu diesen Entwicklungen ein Sichtfeld, den Menschen in seiner Ganzheit zu berücksichtigen (Holismus), so, wie es auch im alten Griechenland der Fall war. Die therapeutische Integration dieses komplexen Wissens steckt noch in den Kinderschuhen. Sobald eine Erkrankung chronisch verläuft, gelten viele vereinfachende Erklärungsmodelle nicht mehr. Die Schulmedizin räumt mittlerweile bei vielen chronischen, „unheilbaren" Erkrankungen eine multifaktorielle Ursache ein. Zugegeben klingt diese Feststellung nicht unbedingt aufbauend, vielmehr erscheint sie erschwerend und trostlos. Wenn wir aber diese Komplexität verstehen lernen, so haben wir viele Puzzlesteine in der Hand, mit denen wir das Gesamtbild neu legen können. Dadurch bekommen wir das Allerwichtigste in die Hand, nämlich Einfluss auf unser Schicksal!

Sie werden sehen, dass es gut ist, wenn Dinge komplex sind, denn erst dadurch entsteht die Möglichkeit, das Problem auf verschiedene Arten anzugehen und durch augenscheinlich Unzusammenhängendes dennoch den entscheidenden Erfolg zu verbuchen. Ich werde Ihnen in diesem Buch diese (positive) Komplexität vor Augen führen, sie aber so weit vereinfachen, dass es Ihnen gelingt, die eigenen Puzzlesteine zu erkennen und selbst zusammenzusetzen, damit Sie Ihre Gesundheit als Gesamtbild erkennen und anstreben können. Lassen Sie sich also bitte auf diese Reise ein und freuen Sie sich auf Neues und bereits Bekanntes. Denn viele Lösungen kennen Sie bereits, haben diese jedoch vergessen oder in die falsche Schublade Ihres Kopfes gelegt und können keinen Nutzen daraus ziehen. Ich hoffe, das wird sich am Ende dieses Buches ändern.

Der Mensch als Körper-Geist-Seele-Wesen

Tatsächlich sind wir Menschen viel mehr als nur Körper, welche sich von A nach B bewegen. Körper allein sind Leichen. Wir sind denkende und fühlende Lebewesen, bestehend aus Körper, Geist und Seele. Im Begriff *Leib* wirken alle diese Komponenten zusammen. Mit *Leib* meine ich also nicht etwa den Leib Christi, sondern eine Bezeichnung unserer Einheitlichkeit, welche Körper, Geist und Seele zusammenfasst.

Wir sind eine leibliche Einheit komplexer und chaotischer Systeme, welche sich permanent verändern und immer wieder nach Ordnung streben. Die ständige Wechselbeziehung zwischen uns und unserer Umwelt erwirkt sowohl heilsame als auch krankmachende Synergien.

Der Körper ist klarerweise der greifbarste Teil unseres Leibes, vor allem, wenn es um Gesundheit und Krankheit geht. Wir sind biologisch aufgebaut durch unsere Anatomie, Physiologie, durch Biomechanik und Biochemie. Wir haben Organe, ein Immunsystem, ein Nervensystem und ein Hormonsystem. Allein durch den Körper werden wir aber nicht lebendig. Wir benötigen einen Geist, welcher uns Gedanken fassen lässt, durch den wir strukturieren und planen können. Zum Geist zählen alle kognitiven Fähigkeiten. Erst durch ihn haben wir die Möglichkeit, uns zu erinnern und zu reflektieren, also ein Bewusstsein zu schaffen. Durch ihn erleben wir Selbstbewusstsein, können die Perspektiven wechseln.

Was aber wären Körper und Geist ohne die Belebung durch unsere Seele? Sie stellt die Gesamtheit unseres emotionalen Vermögens dar. Alle Gefühle, wie Angst, Freude, Scham, Hoffnung, Trauer und viele weitere, wirken als schöpferische Impulse, die uns antreiben oder hemmen. Unsere Emotionen sind grundlegend mit unserer Motivation und unserem Willen verbunden. Die Seele birgt auch eine nonverbale Orientierungsfunktion in sich. Durch sie erleben wir das Empfinden von Anziehung und Abstoßung in unserer Umwelt. Wir gelangen durch sie zu einem zwischenmenschlichen Verständnis.

Wir Menschen sind also Leibwesen, eingebunden im ständigen Austausch mit unserer Umwelt. Lassen Sie mich ein Beispiel nennen: Stellen Sie sich vor, Sie gestalten einen Filmabend mit Ihren Liebsten. Sie sehen eine berührende Filmszene. Das Gefühl der Trauer steigt in Ihnen hoch. Sie werden nicht nur seelisch berührt, sondern spüren auch eine stockende Atmung, meist mit einem Kloß im Hals verbunden. Wenn die Trauer Ausdruck bekommt, fließen Tränen aus den Tränendrüsen und Sie spüren eine körperliche und emotionale Koppelung durch eine geistige Verarbeitung der Szene aus dem Fernseher. Der Eindruck wird biologisch durch die Augen als Lichtreiz aufgenommen. Dieser Lichtreiz wird in einem chemischen Prozess an den Stäbchen und Zäpfchen der Augen in ein elektrisches Reizsignal umgewandelt, welches weiter durch mehrere Hirnareale läuft, die wiederum mit Erinnerungen und Erfahrungen gekoppelt sind und in Ihnen eine Emotion hervorrufen, die wiederum eine Handlung zur Folge hat. Der eine greift zum Taschentuch und gibt sich der Emotion hin, der andere versucht, den Ausdruck zu unterdrücken. Die Bedeutung und Folge dieser Filmszene ist für jeden Zuschauer also ganz individuell. Obwohl man vor dem Fernseher gemeinsam weint, ist dennoch das Gesamtkonstrukt eines jeden Menschen dahinter einzigartig und führt zu unterschiedlichen Verhaltensweisen.

Lebenslange Entwicklung

Der Mensch befindet sich ständig in Entwicklung. Bereits Heraklit, ein antiker altgriechischer Philosoph, war der Meinung, man könne nie zweimal in denselben Fluss steigen. „Panta rhei" ist altgriechisch und bedeutet „Alles fließt". Die Welt ist im Wandel, nichts bleibt unverändert, egal ob wir an das Klima denken, an wirtschaftliche oder private Dynamiken, an unser Leben oder die Entwicklung der Gesellschaft und uns selbst. Menschen kommen und gehen, auf Geburt folgt Tod, es ist ein natürlicher Kreislauf des Lebens, in dem wir uns selbst ständig im Wandel befinden. Unsere Entwicklung endet nicht mit dem Ende der Kindheit oder mit dem Schulabschluss. Nein, wir entwickeln uns ein Leben lang, beginnend im Bauch unserer Mutter, bis ins hohe Alter.

Wenn wir uns in unserem Handeln und Denken besser verstehen wollen, ist es entscheidend, die Vergangenheit als genauso prägend anzuerkennen wie die Einschätzung unserer gegenwärtigen Situation in ihrer mehrdimensionalen Breite (Arbeit, Geld, Familie, Leib, Sinn), denn beide Zeitdimensionen prägen die Vorstellungen und Erwartungen an die Zukunft. Unsere Einstellungen und Motivationen, aber auch Befürchtungen und Handlungsimpulse lassen sich aus unserer Biografie verstehen. Aber keinesfalls ist diese Biografie bestimmend für unsere weitere Entwicklung. Solange wir uns und der Welt bewusst begegnen, können wir selbst unser Leben konstruktiv mitgestalten. Wir können immer neue Motive für uns erforschen und durch selbstbestimmtes Verhalten zu neuen Erfahrungen gelangen. Die lebenslange Möglichkeit, sich zu entwickeln, prägt unseren Weg und lässt uns auf das Beste hoffen. Es ist also nie zu spät, um noch etwas über sich und die Welt dazuzulernen, egal wie alt man ist. Reifung folgt durch Herausforderungen, an denen man wachsen kann, aber auch durch Neugier und Offenheit. Wer die Welt aufgibt, setzt seine Existenz aufs Spiel.

Die Entstehung von Krankheit und Gesundheit

Die Erklärung, warum die einen eine Krankheit bekommen und die anderen nicht, findet sich in der Gesamtheit aller krankmachenden und gesundheitsfördernden Faktoren, welche auf den Menschen während seines Lebens wirken. Dabei spielen sowohl biologische als auch soziale, psychische und ökologische Faktoren eine Rolle. Diese Faktoren haben allesamt Einfluss auf unsere Verletzlichkeit und Widerstandsfähigkeit. Dabei ist es nicht nur wichtig zu erkennen, wie es aktuell um uns bestellt ist, sondern auch, was sich im Laufe des Lebens auf uns ausgewirkt hat. Eine schwere Kindheit, eine durchgemachte Infektion oder ein traumatischer Unfall kann uns nachhaltig anfälliger für Erkrankungen machen, wenn wir keine oder unzureichende Ressourcen und Hilfestellungen als Puffer und Schutz hatten. Wir balancieren also ständig in der Dynamik zwischen unserer Verletzlichkeit (Vulnerabilität) und unserer Widerstandsfähigkeit (Resilienz). Resilienz bedeutet nicht, dass man gegenüber Schwierigkeiten oder negativen Gefühlen immun ist, sondern vielmehr, dass man die Fähigkeit besitzt, mit ihnen konstruktiv umzugehen, und sich dadurch schnell erholen kann. Resiliente Menschen haben eine großartige Anpassungsfähigkeit. Sie bewältigen Strapazen, indem sie gesunde Bewältigungsmechanismen nutzen, soziale Unterstützung suchen und über eine positive Denkweise verfügen. Sie ziehen sich nicht zurück und betäuben sich nicht beispielsweise mit Alkohol, sondern reden mit Freunden oder in Hilfseinrichtungen über die Belastungen und können diese dadurch verarbeiten. Resilienz ist das Gegenteil von Vulnerabilität, also Verletzlichkeit. Diese entsteht immer dann, wenn zu wenig Resilienz vorhanden ist. Eine traumatische Kindheit kann schwere Störungen auslösen, falls es keine ausgleichende Stütze gab. Andernfalls kann eine schwere Kindheit mit ausreichender Unterstützung bewältigt werden und Betroffene können daraus gereift und in mancher Hinsicht sogar gestärkt hervorgehen. Umgekehrt kann uns aber auch ein Heranwachsen ohne Herausforderungen sensibel und fragil machen. Menschen, die sich nie Problemen stellen mussten, hatten keine Gelegenheit, ihre Resilienz zu fördern. Sie können dann schneller und härter von der nächsten Krise betroffen sein.

Unsere aktuellen und früheren Ressourcen stehen der Anhäufung krankmachender Einflüsse gegenüber. Von großer Bedeutung ist dabei die eigene individuelle Bewertung. Welche Bedeutung geben wir einer Krankheit oder generell einer Krise? Unsere Einschätzung, ob wir uns in der Lage sehen, unsere Probleme zu bewältigen, kann ausschlaggebend für den Krankheitsverlauf sein. Der Blick auf das Große und Ganze, auf das, was uns als Person im Lebenskontext ausmacht, ist wichtig. Ein einzelnes Ereignis bestimmt selten über den gesamten Entwicklungsverlauf unseres Lebens. Es kann zwar Krankheit auslösen, aber keinesfalls den Verlauf festlegen. So können wir uns fragen: Haben wir einen pessimistischen Blick auf das Leben, der unsere Entfaltung und Wirksamkeit hemmt, weil wir die Welt als feindseligen Ort wahrnehmen und uns nichts zutrauen? Weitere Fragen zur Selbstreflexion: Wie verhalten wir uns, wenn wir krank sind? Wie gehen wir mit unserer Verletzlichkeit um? Kennen wir unsere Ressourcen? Nutzen wir deren Potenzial vollständig aus? Wie verhalten wir uns, wenn wir merken, dass wir Hilfe benötigen? Können wir diese annehmen oder verweigern wir eine ausgestreckte Hand in der Überzeugung, alles selbst meistern zu müssen? Wie sehen unsere Lösungsstrategien aus? Welche Bewertungen hängen damit zusammen?

In Krisensituationen sind ausgleichende Ressourcen entscheidend. Unterstützung kann von Freunden, Pädagogen oder der Gemeinschaft, beispielsweise im Sportverein, kommen. Ressourcen können auch aus der persönlichen Kreativität, wie Malen oder Musik, oder aus einer guten Kommunikationsfähigkeit heraus entfaltet werden. Alles, was wir bisher über einen konstruktiven Umgang mit Schwierigkeiten gelernt haben, ist hilfreich. Ohne positive Ausgleichsstrategien werden wir anfälliger für Krankheiten. Es besteht die Gefahr einer Sensibilisierung und Steigerung unserer Anfälligkeit. Diese kann über eine kritische Schwelle hinausgehen. Dann kann bereits durch einen kleinen Auslöser ein schwerwiegendes Krankheitsgeschehen entstehen. Auslöser können vielfältig sein – beispielsweise eine Infektion, der Verlust eines geliebten Menschen, ein stressiger Job oder ein Ortswechsel. Plötzlich haben wir das Gefühl, uns nicht mehr richtig zu erholen. Symptome wie Bluthochdruck, Schlafstörungen und ständiges Gedankenkreisen können auftreten. Oder eine schleichende Entzündung kommt akut zum Vorschein und man erholt sich nicht mehr davon. Das Immunsystem wendet sich gegen den eigenen Körper, Schmerzen treten auf, das Belastungslimit ist überschritten und kurzfristige Erholungsphasen verschaffen keine Abhilfe mehr.

Dabei ist wichtig zu erwähnen, dass nicht nur akute Stressoren schwere Auswirkungen haben können. Oftmals ist die Anhäufung langanhaltender niederschwelliger Stressoren problematisch, weil sie uns nicht bewusst sind. Alles, was im Unbewussten liegt, entzieht sich unserer Kenntnis und daher auch unserer Kontrolle. Natürlich hat das Vorhandensein des Unbewussten auch Vorteile. Es schützt uns vor viel Kummer und Leid, das wir im Lauf unseres Lebens erfahren und in unserem Unbewussten abgespeichert haben. Es gibt aber Situationen, in denen dieses Bewusstsein wieder achtsam hergestellt werden sollte. Das ist immer dort sinnvoll, wo Entfremdung bereits krankmachende Folgen mit sich bringt, wenn wir aufgrund ständiger Überforderung immer mehr ins Unbewusste verschieben. Wenn wir zunehmend unsere Differenzierungsfähigkeit verlieren und sich stattdessen Diffusität ausbreitet. Innere psychische Konflikte können schleichend zu Erkrankungen führen, wenn sie nicht aufgedeckt und bearbeitet werden. Diese Konflikte sind oft schwer zu identifizieren und können uns daher jahrzehntelang unbewusst belasten. Viele wirken blockierend und zwanghaft sogar das ganze Leben lang und kosten viel Energie. Wenn wir dann auch noch unbewusst versuchen, durch schädigendes Fehlverhalten Ausgleich zu schaffen, kann sich das Krankheitsrisiko langfristig erheblich erhöhen. Ein typisches Beispiel hierfür ist der Konsum von Nikotin oder Alkohol. Es gibt aber noch einige andere Verhaltensweisen, die im nächsten Kapitel behandelt werden.

Studien haben gezeigt, dass fünfzig bis neunzig Prozent der Bevölkerung mindestens einmal im Leben einem Trauma ausgesetzt sind. Davon bekommt aber nicht jeder eine posttraumatische Belastungsstörung. Es kommt ganz darauf an, welche positiven Einflüsse dem Problem entgegenwirken konnten. Wenn ausreichend Ressourcen vorhanden sind, können auch schwere Belastungen ausgehalten werden. Manchmal überwiegen jedoch die negativen Kräfte, was zu einer anhaltend erhöhten Verletzbarkeit und Sensibilität führen kann. Das Nervensystem bleibt ständig in Alarmbereitschaft und ist dauerhaft erregt.

Menschen sind zwar hervorragende Kompensationswesen, sie gleichen ständig die chaotischen Dynamiken des Lebens aus. Neue Herausforderungen entstehen fortlaufend und bieten die Möglichkeiten zu persönlichem Wachstum. Wenn jedoch die Herausforderungen alle Anpassungsmöglichkeiten und Ressourcen übersteigen, rotieren Menschen in maladaptiven Verhaltens- und Gedankenschleifen, in Kreisverkehren ohne Ausfahrt.

Auch im Alter ist Gesundheit möglich

Sie kennen bestimmt Menschen, welche bereits mit fünfzig einen betagten Eindruck machen, sozusagen früh gealtert sind, und andere, auf die dies nicht zutrifft. Ich durfte beispielsweise einige Jahre lang eine Dame therapeutisch begleiten, welche meine Ordination mit 82 Jahren wegen Nackenschmerzen aufsuchte. Sie wirkte auf mich wesentlich jünger, und als sie mir erzählte, dass sie noch immer ein Rad schlagen und einen Handstand machen könne, war ich genauso überrascht wie skeptisch. Als sie mir ihre Fähigkeiten kurz darauf zeigte, schlug meine Überraschung in Neugier um. Wie hatte sie es geschafft, so lange fit zu bleiben? Die Antwort war so logisch wie simpel: Seit ihrer Jugend machte sie täglich ein bis zwei Stunden ausgiebige Spaziergänge und Wanderungen in der Natur oder turnte zu Hause als ehemalige Ballerina. Ihre Kost war sehr einfach und bestand hauptsächlich aus Gemüse und Obst. Indem sie seit jeher selbst kochte, wusste sie längst, welche Lebensmittel sie gut vertrug. Täglich führte sie ihren Hund in den Wald spazieren und lebte in einer kleinen Gemeinde auf dem Land, in die sie sehr aktiv eingebettet war. Sie verbrachte viel Zeit mit den anderen Bewohnern. Sie hatte Jahrzehnte als Bibliothekarin gearbeitet und ihren Beruf geliebt.

Ich durfte sie sieben Jahre lang begleiten, bis sie mit fast neunzig Jahren an Herzschwäche verstarb. Diese Begegnung war für mich wunderbar und bereichernd. Sie verdeutlichte mir, wie groß der eigene Beitrag zu einem gesunden Leben sein kann.

Die Rolle der Angehörigen

Meiner Erfahrung nach benötigt die Bewältigung chronischer Erkrankungen eine große Bereitschaft und Offenheit sowie viel Disziplin und Geduld, um nachhaltig erfolgreich zu heilen. Vor allem aber braucht es die Unterstützung eines liebevollen Umfelds. An dieser Stelle möchte ich auf die Rolle von Angehörigen eingehen.

Es ist nicht leicht, das Leid nahestehender Personen mitzutragen und ihr manchmal irritierendes Verhalten zu respektieren. Dennoch haben wir Außenstehende kein Recht, Entscheidungen der Betroffenen abzulehnen oder ihr Verhalten zu verurteilen und schon gar nicht, sie zu bevormunden, sofern sie zurechnungsfähig und kognitiv mündig sind. Es wäre anmaßend, anderes zu behaupten. Jeder Patient hat die Freiheit, über sich selbst zu bestimmen. Außenstehende können nur Angebote machen und diese immer wieder wiederholen. Am besten helfen Sie, indem Sie einfach da sind. Nachdem eine schwere Diagnose gestellt wurde, sollten keine Analysen stattfinden und es sollte nicht nach Gründen gefragt werden. Es braucht kein Zerreden, sondern Optimismus und Halt, das Gefühl, nicht allein zu sein. Das Gebot der Stunde sind keine Ratschläge, sondern Zuversicht und Fragen. Was brauchen Betroffene im Moment? Was könnte guttun? Sie können Angebote der Unterstützung machen, die auch ausgeschlagen werden dürfen.

Meist liegt der Trost einfach nur im Miteinander und im Schweigen, im gemeinsamen Aushalten, wenn eine Krankheit diagnostiziert wird.

Viele wollen ihre Diagnosen anfänglich nicht wahrhaben. Sie verleugnen diese und tun so, als ob nichts wäre. Dies ist eine verständliche Form der Abwehr, kann aber wertvolle Zeit für Behandlungen kosten. Wichtig ist es, als Unterstützer den Betroffenen reinen Wein einzuschenken. Dabei braucht es keine Prognosen, sondern nur das behutsame, aber dennoch klare Betonen der Realität. Es ist eine Kunst, zwischen Feinfühligkeit und Notwendigkeit zu balancieren. Weder will man Betroffene mit der neuen Situation überfordern, noch so tun, als ob alles in Ordnung wäre. Die richtige Dosis zur richtigen Zeit bietet eine Hilfe zur Anerkennung. So entsteht eine Brücke hin zur Annahme, um schneller einen Willen zu entfalten und in die Handlung zu kommen. Um eine Handlungsfähigkeit in der Krankheit zu erlangen, muss diese zuvor angenommen und akzeptiert werden. Beides braucht Zeit.

Freunde und Verwandte können ihre Verfügbarkeit und Unterstützung anbieten, müssen aber Ablehnung ertragen können. In bestimmten Situationen ist es erforderlich, die erkrankte Person mit den eigenen Empfindungen zu konfrontieren. Es besteht die Möglichkeit, dem Gegenüber mitzuteilen, wie sein Verhalten von außen wahrgenommen wird. Bei Bedarf können angemessene Konsequenzen gezogen und es kann eine klare Abgrenzung vorgenommen werden. Wobei Abgrenzung hier nicht zwingend als Beziehungsabbruch zu deuten ist. Abgrenzung kann auch innerhalb einer Beziehung stattfinden, indem man sich der unterschiedlichen Sichtweisen und Umgänge bewusst ist und diese toleriert. Auch wenn es manchmal schwerfällt. Man grenzt sich somit von bestimmten Verhaltensweisen ab, nicht von der Person im Allgemeinen. Die Anerkennung zwischenmenschlicher Grenzen wahrt sowohl unsere Würde und Integrität als auch die der Betroffenen. Wir haben unsere individuellen Limits der Zumutbarkeit. Dies gilt sowohl für Angehörige in der Rolle der Pflegenden wie auch für eine erkrankte Person. Als liebende Angehörige wünschen wir den Erkrankten das Beste und versuchen unser Möglichstes, um ihr Leid zu lindern. Dies ist eine schwere Aufgabe. Manchmal geschehen im Zuge der andauernden Belastungen auch unbeabsichtigte Kränkungen oder es entstehen Gefühle der Schuld und Pflicht. Diese können mit der Zeit sehr belastend sein und die Beziehung erschweren. Sie können als chronischer Stress auf unsere Gesundheit wirken. Daher sollte die pflegende Person nicht vergessen, auf ausreichend Selbstsorge zu achten, und sich ihrer Grenzen gewahr sein. Andernfalls wäre wieder eine ungewollte, märtyrerhafte Selbstaufopferung die Folge, was zur „Weitergabe" von Krankheit führen würde.

In Beziehung zu sein, wenn chronische Krankheit im Spiel ist, kann sehr herausfordernd sein. Daher ist es so wichtig, Nachsicht und Demut über die Kränkungen und den Schmerz zu stellen. Im konkreten Fall ist es von höchster Bedeutung, sich die eigene Begrenztheit zu verzeihen. Nur so können wir trotz aller Widrigkeiten die tiefe zwischenmenschliche Verbindung zueinander wahren und festigen. Sie ist die Essenz im Leben, die uns vorantreibt und das Beste in uns weckt. Niemand ist perfekt, aber wir bemühen uns.

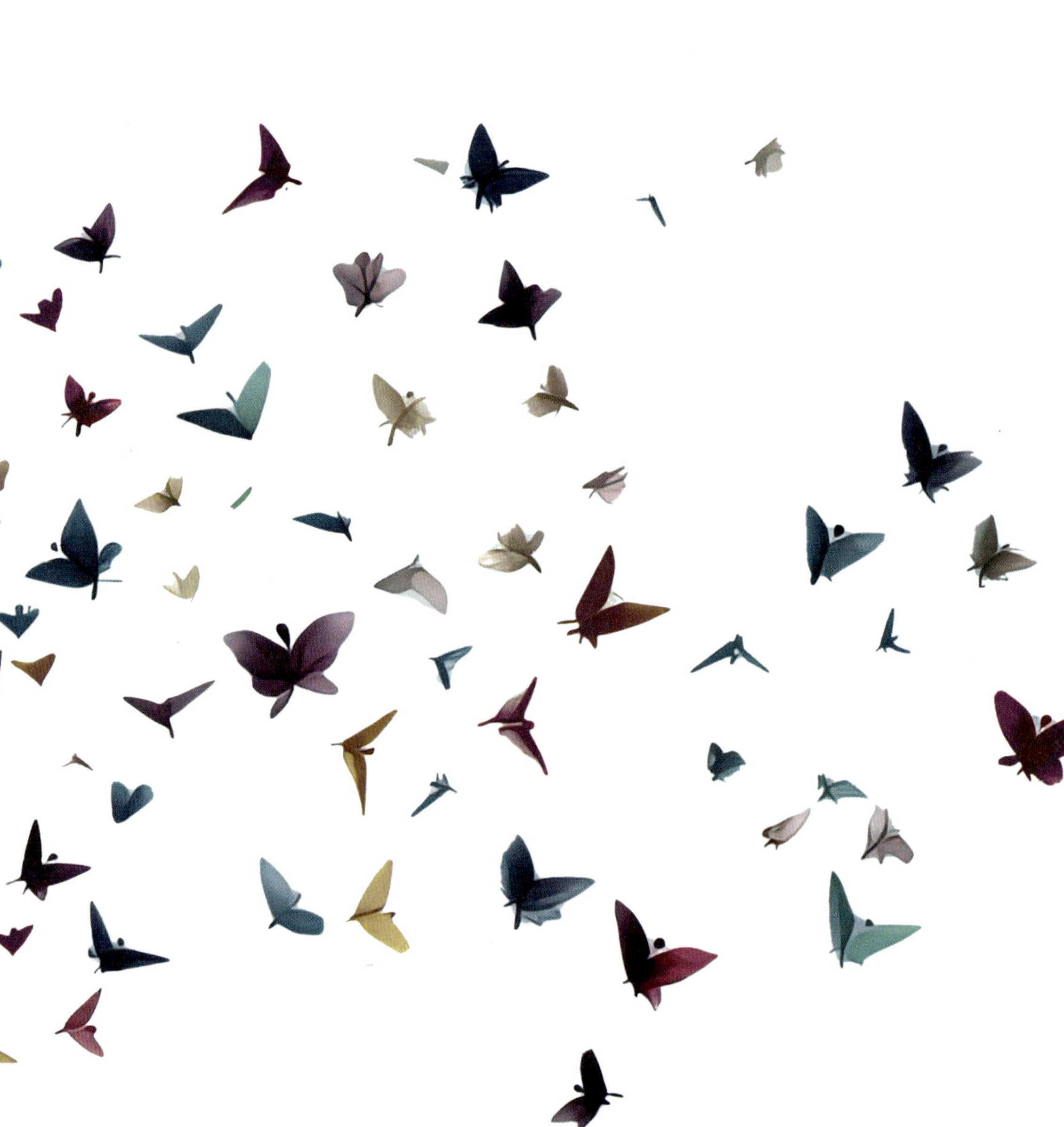

3

Nacht

Die Weltgesundheitsorganisation (WHO) definiert chronische Erkrankungen als lang andauernde und langsam voranschreitende Erkrankungen, die im Laufe der Zeit an Intensität zunehmen. Sie können über Monate, Jahre oder sogar ein Leben lang bestehen und haben einen erheblichen Einfluss auf die Lebensqualität. Die häufigsten chronischen Erkrankungen sind vermeidbare Erkrankungen. Jährlich erkranken mehr Menschen an Diabetes, Bluthochdruck, Adipositas und Herz-Kreislauf-Erkrankungen. Diese Erkrankungen können ursächlich für Schlaganfälle und Herzinfarkte sein. Fast ein Drittel aller Todesfälle in der EU im Jahr 2020 kann auf Krankheiten des Kreislaufsystems zurückgeführt werden. Die drei Haupttodesursachen in der EU waren: Krankheiten des Kreislaufsystems, Krebs und COVID-19. Krankheiten des Kreislaufsystems – dazu gehören Herzkrankheiten, Bluthochdruckkrankheiten und Krankheiten der Lungenzirkulation – machten fast ein Drittel (32,4 %) aller Todesfälle aus. Jährlich sterben weltweit 17,3 Millionen Menschen an Herz-Kreislauf-Erkrankungen. Die Tendenz ist steigend: Prognosen sprechen von bis zu 23,6 Millionen im Jahr 2030. Dramatisch ist die Tatsache, dass immer mehr junge Menschen an Diabetes, Adipositas und Herz-Kreislauf-Störungen erkranken. Auch Krebserkrankungen häufen sich. Beruhigenderweise gibt es dahingehend keinen exponentiellen Anstieg tödlicher Verläufe, dennoch sind diese Zahlen alarmierend. Alle diese Erkrankungen sind behandelbar, viele von ihnen vermeidbar. Die meisten beruhen auf einem falschen Lebensstil und vor allem sind sie die Folge von Stress in diversen Formen. Beide Faktoren sind den Betroffenen kaum bewusst.

Warum leiden wir immer seltener an akuten Erkrankungen, dafür aber immer häufiger an chronischen Krankheiten, für die es scheinbar keine Heilung gibt? Die Statistiken weisen auf die niederschmetternde Begrenztheit unserer heutigen Hightechmedizin. Obwohl die Medizin heutzutage viele Leben retten kann und Infektionserkrankungen in Mitteleuropa wenig beängstigend sind, behandelt sie oft nur die Symptome anstelle der Ursachen.

Unser heutiges Medizinsystem fördert sogar die Entstehung chronischer Verläufe, indem jahre- und jahrzehntelange symptomatische Behandlungen schleichend fortschreitende Chronifizierungsprozesse verschleiern. Viele Patienten unterliegen dem Trugschluss, dass sie, wenn sie Medikamente nehmen und dann keinen hohen Blutdruck mehr haben, die Krankheit im Griff hätten. Das ist ein folgenschwerer Irrtum. Die chronischen Entzündungsprozesse wüten weiter durch den Körper und ursächliches Fehlverhalten bleibt unbewusst aufrecht. Unbewusste Arten von Stress ermöglichen die Ausweitung schleichender und krankmachender Entwicklungen.

Die große Bedeutung von Stress

Als ich nach den Ursachen für Morbus Crohn suchte, stieß ich immer wieder auf die Tatsache, dass diese sehr komplex und teilweise noch unbekannt sind. Anfänglich frustrierte mich dies zutiefst, dennoch gab ich die Hoffnung nicht auf und fing an, vertiefend zu forschen. Bei Morbus Crohn handelt es sich um eine chronisch entzündliche Autoimmunkrankheit mit einer komplexen Entstehungsgeschichte. Mein Versuch, die Mechanismen von chronisch anhaltenden Entzündungen verstehen zu lernen, führte mich zu dem höchst spannenden Forschungsgebiet der Psychoneuroimmunologie, einer jungen interdisziplinären Wissenschaft. Ich bekam einen aufschlussreichen Einblick in die Entstehung von Autoimmunerkrankungen und tauchte immer mehr in die Materie ein.

Diese Disziplin beschäftigt sich mit den Zusammenhängen von Psyche, Hormonsystem, Nervensystem und Immunsystem und deren gegenseitiger Beeinflussung. Die Psychoneuroimmunologie erklärt unter anderem, wie psychosozialer Stress das Immunsystem durch sogenannte epigenetische Mechanismen beeinflusst. Das klingt vielleicht zunächst einmal etwas unzugänglich, ist aber sehr aufschlussreich. Die Epigenetik beschäftigt sich mit Veränderungen in der Aktivität von Genen, die nicht auf Veränderungen in der DNA-Sequenz zurückzuführen sind, sondern durch Umweltfaktoren beeinflusst werden. Mit anderen Worten: Umwelteinflüsse können Gene „ein-

oder ausschalten“, und das bringt nachhaltige gesundheitliche Auswirkungen mit sich. Die Auswirkungen von Stress sind besonders gravierend.

Stress hat viele Gesichter

Stress ist nicht zwangsläufig schlecht. In gewisser Weise ist er ein natürlicher Anreiz, der bei Notwendigkeit zu Veränderung auffordert. Wenn Stress auftritt, löst dies natürliche Reaktionen in unserem Körper aus, die wir benötigen, um kreative Bewältigungsmechanismen zu entwickeln und den Herausforderungen des Lebens zu begegnen.

Grundsätzlich können wir zwischen positivem und negativem Stress unterscheiden. Positiver Stress motiviert uns zum Handeln und ermöglicht persönliches Wachstum. Ein gesundes Maß an Stress fördert unsere Reifung, regt zum Denken an und aktiviert den Körper zu Höchstleistungen, was zur Entwicklung neuer Potenziale führt. Durch positiven Stress können wir unsere Kräfte bündeln und auf höhere Ziele ausrichten. Nach einer Anstrengung erleben wir bei erfolgreicher Problemlösung das Gefühl von Selbstwirksamkeit und Befriedigung. Wir machen die Erfahrung, dass wir zu vielen Dingen fähig sind, werden ermutigt, uns mit Zuversicht neuen Problemen zu stellen, und erfahren Wachstum sowie Resilienz. Zufriedenheit stellt sich ein.

Wie wir alle wissen, kann Stress aber auch etwas sehr Belastendes sein und bei zu langer oder intensiver Einwirkung krank machen. Dann sprechen wir von negativem Stress. Er kann äußerlich auf uns wirken, wie durch Strahlen, Infekte, Lärm, körperliche Anstrengung und vieles mehr. Oftmals macht die Dosis den Unterschied zwischen positivem und negativem Stress aus. Ein bisschen Sonne tut uns gut, zu viel davon ist ein Risikofaktor für Hautkrebs.

Stress kann auch durch soziale Einflüsse wie Mobbing, problematische Beziehungen, Einsamkeit und Isolation, eine belastende Arbeitssituation oder Armut und finanzielle Not entstehen. In der Folge kann es zu weiterem Stress führen, wenn wir mit ungesunden Bewältigungsmechanismen darauf reagieren, wie beispielsweise durch den Konsum von Nikotin oder Alkohol. Es entsteht ein krankmachender Teufelskreis.

Damit verbunden ist auch innerer, psychischer Stress, der sich oft durch Gefühle wie Verunsicherung, Reizbarkeit, Anspannung, Angst oder Erschöpfung zeigt. Diese Gefühle treten auf, wenn man mit herausfordernden oder überwältigenden Situationen konfrontiert wird und nicht in der Lage ist, angemessen und selbstbestimmt darauf zu reagieren. Stress kann Überforderung und Hilflosigkeit auslösen, er kann über lange Zeit subtil auf uns Einfluss nehmen. Die Auslöser von Stress können sogar so unterschwellig sein, dass wir die zerstörerische Gesamtwirkung möglicherweise gar nicht bewusst wahrnehmen, sondern nur das Resultat davon in Form von Symptomen. Besonders problematisch sind die Hintergründe, die außerhalb unserer bewussten Wahrnehmung liegen. Vieles, das uns stresst, hat seine Ursprünge im Unbewussten. In diesem schlummert ein immenser Schatz an Erfahrungen in Form von Erinnerungen, Gefühlen, Glaubenssätzen sowie eine große Ansammlung von Handlungs- und Verhaltenskonzepten.

Aktuelle Auslöser können uns dazu bringen, wiederkehrende Muster abzurufen, die unbewusst immer dieselben Automatismen und Verwicklungen mit sich bringen. Prinzipiell sind Automatismen nichts Schlechtes. Wären wir uns all des Unbewussten und der dahinterstehenden inneren Konflikte augenblicklich bewusst, wären wir vermutlich starr und handlungsunfähig und würden immens viel Energie brauchen, um Entscheidungen zu treffen. Deshalb haben wir ein Filtersystem in uns, das uns hilft, zu differenzieren, was bewusst wahrgenommen werden soll und was in das Unbewusste zurückgedrängt wird. Es dient uns als unsichtbarer Schutzschild, um Konflikte und Belastungen besser zu ertragen. Es gibt jedoch einen Haken. Auflösen lassen sich ein selbstzerstörerisches Fehlverhalten oder innere Konflikte erst, wenn sie uns bewusst sind. An diesem Punkt sind Abwehrmechanismen hinderlich. Einerseits wollen sie uns schützend zur Seite stehen, andererseits verschleiern sie momentan die Aussicht auf eine bessere, reifere Option. Durch unbewusste Automatismen befinden wir uns Jahre und Jahrzehnte in dauerhaften Stressspiralen unserer inneren Konflikte. Ich komme später noch einmal ausführlich auf unser psychisches Abwehrsystem zurück.

Das Urprogramm des Überlebens

Evolutionär betrachtet, müssen sich Menschen stets vor Gefahren schützen. Frühe Hominiden gingen auf die Jagd und setzten sich im Kampf mit der Umwelt ganz natürlichem Stress aus. Es war überlebenswichtig, die Sinne zu schärfen und bei Gefahr schnellstmöglich zu handeln. Wenn wir kämpfen oder flüchten müssen, ist es nötig, maximal leistungsfähig zu sein, und zwar in einem Bruchteil einer Sekunde. Gefahr löst eine körperliche Stressreaktion aus, bei der das sogenannte sympathische Nervensystem aktiviert wird. Dadurch kommt es zu einem komplexen Zusammenspiel zwischen dem Wahrgenommenen und dem Nerven- und Hormonsystem. Stressreaktionen schützen uns, wenn Gefahr droht. Der Körper mobilisiert Ressourcen und der Mensch ist bereit, sich mit aller Kraft der Ausnahmesituation zu stellen. Sobald die Gefahr vorüber ist, reguliert der Körper die Stressreaktion zurück und geht in den Modus der Beruhigung über. Da Stress viel Energie verbraucht und dem Organismus danach die Leistungsfähigkeit fehlt, muss ein Ausgleich hergestellt werden. Wir kennen das beispielsweise von einer sportlichen Belastung. Wenn die Anstrengung vorbei ist, haben wir das Bedürfnis nach Ruhe und Entspannung.

Stress kann einen starken Einfluss auf unsere Regenerationsfähigkeit haben. Studien haben gezeigt, dass psychosozialer Stress durch Prüfungssituationen bei Studenten eine Verzögerung der Wundheilung bewirkt. Wundheilung wird durch unser Immunsystem bewerkstelligt. Das Gleiche konnte auch für die Heilungsdauer nach Operationen festgestellt werden. Daraus lässt sich folgern, dass Stress einen negativen Einfluss auf unser Immunsystem hat. Bei oder nach Überlastung treten häufig Fieberblasen auf. Diese werden durch Herpesviren verursacht, welche durch ein starkes Immunsystem normalerweise in Schach gehalten werden können. Bei andauerndem Stress ist das Immunsystem nicht mehr so leistungsfähig, was zum Ausbruch der Fieberblasen führt. Generell machen uns Belastungen anfälliger für Infektionserkrankungen. Studien zeigen sogar, dass gestresste Menschen im Fall einer Grippe stärkere Symptome aufweisen als entspannte.

Stress kann sowohl subjektiv als auch objektiv festgestellt werden. Körperlich löst Stress einen höheren Puls und eine höhere Atemfrequenz aus. Der Cortisolspiegel steigt an und es kommt zu vielen weiteren messbaren Reaktionen. Die Bewertung einer Stresserfahrung bleibt allerdings subjektiv. Was den einen aufregt, kann den anderen völlig kalt lassen.

Abhängig von unseren Erinnerungen, Assoziationen, Gefühlen und Gedanken versehen wir eine Situation mit individueller Bedeutung. Je nachdem, wie sensibel und belastbar wir im Augenblick sind, werden wir der Situation eine unterschiedliche Bedeutung beimessen. Wie belastet sind wir in der Arbeit oder in der Familie? In welcher körperlichen Verfassung sind wir? Haben wir Schmerzen oder fühlen wir uns wohl? Wie geht es unserem Darm? Die letzte Frage werde ich weiter unten noch einmal aufgreifen, da sie nicht nur für Morbus-Crohn-Patienten, sondern für uns alle von höchster Bedeutung ist.

Wenn wir über genügend Ressourcen und Schutzfaktoren verfügen, mit Herausforderungen umgehen können und widerstandsfähig sind, sind wir in der Lage, selbst schwierige Situationen erfolgreich zu bewältigen. Wir gehen gestärkt daraus hervor. Resilienz spielt eine zentrale Rolle. Eine Person mit ausgeprägter Resilienz kann Belastungen länger widerstehen und nimmt Stress erst nach längerem oder intensiverem Einfluss als solchen wahr. Vor- und Grunderkrankungen dagegen können unsere Anfälligkeit gegenüber negativen Einflüssen deutlich erhöhen.

Was mich bei meinen Recherchen äußerst erstaunt hat, waren die Informationen über biologische Ähnlichkeiten zwischen Autoimmunerkrankungen und der posttraumatischen Belastungsstörung (PTBS; dazu später mehr).

Bei beiden Erkrankungen ist die Stresshormon-Achse gestört. Das bedeutet, dass vermehrt Stresshormone ausgeschüttet werden, auch bei Reizen, die normalerweise nicht als stressig betrachtet werden. Dadurch werden mehr Zellen freigesetzt, die normalerweise bei Entzündungen vorkommen. Außerdem ist die Immunabwehr geschwächt. Auffällig ist, dass Menschen mit posttraumatischer Belastungsstörung ein doppelt so hohes Risiko aufweisen, an einer Autoimmunerkrankung zu erkranken. Aus diesem Grund werden Autoimmunerkrankungen in der Fachliteratur ebenso wie PTBS zu den stressassoziierten Erkrankungen gezählt. Denn beides sind Erkrankungen, bei denen Stress eine wichtige Rolle bei der Entstehung und/oder beim Verlauf spielt. Weitere mit Stress assoziierte Erkrankungen sind unter anderem Bluthochdruck, Herz- Kreislauf-Erkrankungen, Magen-Darm-Beschwerden, Kieferprobleme, Migräne, Schlafstörungen, Schmerzen, Tinnitus, Diabetes, Adipositas, Multiple Sklerose, Asthma, Hauterkrankungen, Depressionen und Angst sowie Schlaf- und Essstörungen. Stress kann diese Art von Erkrankungen durch die oben beschriebenen Prozesse auslösen oder verschlimmern, indem er das Immunsystem, hormonelle Prozesse oder das Nervensystem beeinflusst. Ist psychosozialer Stress also mitverantwortlich für die Entwicklung einer chronischen Erkrankung?

Die weite Welt der Stressoren

Ich möchte nun im Detail über die vielfältigen Ursachen von Krankheitsentstehung sprechen. Welche Gegebenheiten wirken stressig auf uns? Wir wenden uns hier ausdrücklich den unsichtbaren, unbewussten Wirkfaktoren zu, deren Einfluss Betroffenen ein Erklärungsmodell an die Hand geben soll. Hier soll der quälenden Frage nach dem *Warum* ein Stück weit Rechnung getragen und dadurch Erleichterung durch Erkenntnis gewonnen werden.

Stressoren sind Ereignisse, Situationen oder Reize, die eine Belastungsreaktion im Körper oder in der Psyche auslösen können. Der Einfachheit halber unterscheide ich zwei große Gruppen von Stressoren, nämlich die äußeren und die inneren Stressoren. Zu den äußeren Stressoren zählen aus der Umwelt wirkende Stressphänomene, während innere Stressoren aus uns selbst kommen. Sie können dabei aus der Psyche kommen oder auch körperlich sein. Krankheiten können weitere negative Beeinflussungen begünstigen. Dabei ist es wichtig zu verstehen, dass die Grenzziehung zwischen diesen beiden Gruppen nicht immer eindeutig, sondern oft fließend ist. Eine Vernachlässigung in der Kindheit gilt eindeutig als äußerer Stress. Die später daraus entstehenden Folgen gelten aber als innere Stressoren, wie beispielsweise eine verzerrte Wahrnehmung seiner selbst und der Welt. Diese wirken dann dauerhaft, meist unbewusst und sind daher weder gut differenzierbar noch regulierbar. Beide Gruppen stehen somit in starker Wechselwirkung zueinander, sie beeinflussen sich gegenseitig.

Stress von außen

Beginnen wir mit den äußeren Stressoren. Dazu zählen Reize wie Lärm, Feinstaub, Hitze und Kälte, chemische und mechanische Reize. Wenn wir uns verbrennen, einen Finger einklemmen oder bei kaltem Wetter ohne entsprechende Kleidung unterwegs sind, ist das für den Körper Stress. Klimatische Einflüsse werden uns in den kommenden Jahren und Jahrzehnten zunehmend beschäftigen, wenn wir es nicht ausreichend schaffen, unsere Umgebung an unseren Organismus anzupassen und umgekehrt. Wir sind zwar in der Lage zu schwitzen, aber körperliche und geistige Arbeit bei Temperaturen über dreißig Grad führt alsbald zu Überlastung. Unser Organismus ist nur bedingt adaptionsfähig. Hitze hat einen starken Einfluss auf uns, unsere Leistungsfähigkeit nimmt ab, wir können uns schlecht konzentrieren und brauchen mehr Ruhe. Daher benötigen wir technische Hilfsmittel wie Klimaanlagen oder auch gesellschaftliche Veränderungen, etwa die Anpassung der Arbeitszeiten an das Klima, wie es in den südlichen Ländern längst üblich ist.

Als weitere äußere Stressoren gelten ungesunde Lebensmittel oder Genussmittel wie Tabak und Alkohol. Diese können unserem Organismus schaden, indem sie oxidativen Stress auslösen – eine Art innerer Stress auf zellulärer Ebene, der Entzündungen und folgenreiche Zellschädigungen auslösen kann. Oxidativer Stress kann auch Folge von psychischem Stress sein. Die sogenannten freien Radikale im Körper können unsere DNA-Stränge zerstören und Entzündungen auslösen. Zu den Auswirkungen komme ich noch, wenn wir über chronische Entzündungen sprechen.

Viren als unterschätzte Stressoren

Auch Viren können als Stressoren wirken. Hier möchte ich die Familie der Herpesviren besonders hervorheben. Dazu gehören beispielsweise das Herpes-simplex-Virus, welches uns durch Fieberblasen bekannt ist, oder das Epstein-Barr-Virus (EBV), der Auslöser für das Pfeiffersche Drüsenfieber. 90 Prozent der Menschen infizieren sich im Laufe ihres Lebens mit dem EBV, die meisten bereits in den Kindheits- oder Jugendjahren. Die Viren befinden sich lebenslang im Körper, sodass die meisten Menschen die Infektion aufgrund der Symptomlosigkeit gar nicht bemerken. Dennoch kann ihr Einfluss erheblich sein, wie Studien andeuten, die einen Zusammenhang zwischen EBV und Autoimmunerkrankungen darlegen. Ein geschwächtes Immunsystem kann eine Reaktivierung von EBV im Körper begünstigen. Diese Reaktivierung geht mit einer Reihe folgenschwerer Phänomene einher. Chronische Müdigkeit, neurologische Probleme und psychische Beschwerden können damit in Verbindung gebracht werden. Es kann zu chronischen Entzündungen kommen, welche beispielsweise wiederum auf die Dichte der Darmwand Einfluss nehmen. Wird die Darmwand durchlässiger, können Bakterien in den Blutkreislauf übergehen, die normalerweise zurückgehalten werden. Der Körper reagiert mit weiteren chronischen Entzündungsreaktionen, welche wiederum das Immunsystem dauerhaft aktivieren – ein Teufelskreis entsteht!

Eine gestörte Darmbarriere ist eine häufige Problematik. Bei vielen Menschen ist die Darmwand durchlässiger, als sie sein sollte. Die Betroffenen leiden, wie oben bereits erwähnt, an chronischen Entzündungen. Bei Morbus Crohn spielt das eine große Rolle, aber auch andere Autoimmunerkrankungen wie beispielsweise Multiple Sklerose, rheumatoide Arthritis oder Zöliakie stehen mit einer gestörten Darmflora oder einer durchlässigen Darmbarriere in Zusammenhang. Bei Multipler Sklerose handelt es sich um eine entzündliche Erkrankung des Gehirns, während bei rheumatoider Arthritis die Gelenke entzündet sind. Auch diese Autoimmunerkrankungen können mit EBV in Verbindung gebracht werden. Den Aspekt der Entzündung gilt es im Rahmen von psychischen Erkrankungen wie Depressionen und Angststörungen zu beachten. Studien belegen systemische Entzündungen bei manchen Patienten mit Depressionen oder Angsterkrankungen. Durch derartige Erkenntnisse können sich Ansätze für neue Behandlungsstrategien ergeben. Erste Studien belegen die Verbesserung psychischer Erkrankungen durch eine entzündungshemmende Therapie. Hierzu wird momentan intensiv geforscht. Allerdings muss hinzugefügt werden, dass nicht alle Depressionen und Angststörungen mit erhöhten Entzündungsparametern einhergehen.

Psychosozialer Stress

Kommen wir auf einen Umstand zu sprechen, der einen besonders schwerwiegenden Einfluss auf unsere Gesundheit hat und häufig unterschätzt wird: psychosozialer Stress!

Diese Form von Stress resultiert aus der Wechselwirkung zwischen psychischen und sozialen Faktoren. Dazu gehören sowohl soziale Belastungen und finanzielle Probleme als auch zwischenmenschliche Konflikte. Psychische Konflikte und Spannungen können Ängste, Zwänge, Depressionen oder andere Störungen hervorrufen.

Nicht selten ist diese Form von Stress das Resultat einer Anhäufung langanhaltender, andauernder alltäglicher Belastungen. Diese Belastungen ergeben sich aus den Lebensbereichen Familie, Arbeit, aus kulturellen und gesellschaftlichen Faktoren, aber auch aus biografischen Komponenten. Hierzu zählen kritische Lebensereignisse wie Traumata oder Verluste genauso wie Entwicklungsstörungen aufgrund diverser Gegebenheiten. Dieser Stress kann individuell unterschiedlich erlebt werden und erfordert effektive Bewältigungsstrategien sowie soziale Unterstützung. Die Berücksichtigung von psychosozialem Stress und die Aufdeckung seiner Herkunft sind von immenser Wichtigkeit, da sie allzu oft übersehen oder unverstanden bleiben. Um dies zu ändern, bekommt dieser Stressor mehr Raum als andere in diesem Buch. Auf den kommenden Seiten werden wir uns zuerst mit den Einflüssen der eigenen Kindheit beschäftigen.

Belastungsfaktor Kindheit

Erfahrungen und Prägungen aus unserer Kindheit können jahrelang starken Stress in uns auslösen. Die eigentliche Dramatik dahinter ist, dass wir die konfliktreichen Folgen oft als normal empfinden, da es ja fast immer an Vergleichsmöglichkeiten fehlt und wir ihnen daher keine Beachtung schenken. Störungen unserer Wahrnehmung, Probleme des Gefühlsausdrucks, Schwierigkeiten bei der Ab- und Angrenzung oder der Impulskontrolle und viele mehr – sie alle werden zu Teilen unserer Persönlichkeit und damit nur selten hinterfragt. Schon gar nicht im Zusammenhang mit einer später auftretenden chronischen körperlichen Erkrankung. Man möchte solche Lebensabschnitte lieber ausblenden, als sich damit intensiv auseinanderzusetzen, um sie zu verarbeiten. Die Verarbeitung kostet viel Kraft und Energie, beides sind wichtige Ressourcen jedes Menschen, besonders aber des Kranken. Möglicherweise denken viele, dass sie die Dinge bereits gut verarbeitet haben, weil sie nicht ständig daran denken müssen. Dies stimmt aber nur dann, wenn man mit der Vergangenheit auch wirklich abgeschlossen hat. Das bedeutet, dass man sie richtig einordnen kann, dass die schmerzlichen Ereignisse betrauert wurden, dass Wut, Schmerz, Trauer und Angst Anerkennung und Ausdruck finden durften und nicht mehr verdrängt, verleugnet oder unterdrückt werden, dass kein vermeidendes Verhalten mehr vorliegt und es dadurch keine störenden Einflüsse in unseren heutigen Beziehungen und auf unser Selbstbild gibt – erst dann können wir von einer Verarbeitung sprechen.

Viele Kinder wachsen unter Belastungen auf, die später im Erwachsenenleben als normal erachtet werden, sich aber nachhaltig negativ auf die Entwicklung ausgewirkt haben. Die Grenze zu schwarzer Pädagogik und erzieherischem Missbrauch wird häufig überschritten, auch wenn man es auf den ersten Blick nicht erkennt. Wer von uns erinnert sich nicht an fragwürdige Geschichten aus alten Kinderbüchern – der Daumen wird abgeschnitten, falls verbotenerweise daran gelutscht wird, oder das Kind stirbt, weil es seine Suppe nicht aufisst? Ganze Generationen wurden durch Angst und Drohungen erzogen. Machtdemonstrationen verdeutlichen die Unterlegenheit und Angewiesenheit der Kinder. Schwarze Pädagogik steckt in einer scheinbar grenzenlosen Vielfalt verschiedener Bestrafungen. Dies bezieht sich nicht nur auf die Disziplinierung durch körperliche Züchtigung, wie sie bis weit ins 20. Jahrhundert auch hierzulande verbreitet war. Auch Liebesentzug ist eine Bestrafung für das Kind: „Mama, hast du mich lieb?" „Wenn du brav bist, schon!" Das stimmt ein Kind nachdenklich, weil es bedeutet, dass man sein muss, wie die anderen einen haben wollen. Keine Rede von bedingungsloser Liebe. Kinder werden erst dann akzeptiert, anerkannt und geliebt, wenn sie Bedingungen erfüllen. Weil Kinder ihre Eltern immer lieben und versuchen, ihnen zu gefallen, erfüllen sie bereitwillig deren Ansprüche. Nicht zuletzt auch aufgrund einseitiger absoluter Abhängigkeit. Voller Vertrauen übernehmen viele Kinder den vorgelebten Lebensstil und die Werte der Eltern, um es ihnen recht zu machen. Sie lernen anhand der elterlichen Vorgaben, wie man miteinander umgeht und Herausforderungen bewältigt, ganz im Glauben, dass es so richtig ist, wie es die Großen vorleben. Hier zeichnen sich mögliche Verhaltensweisen und Glaubenssätze ab, wie etwa, sich hart anstrengen zu müssen, um vollwertig zu sein. Dies kann später zu einer toxisch hohen Arbeitsbereitschaft und zur Vernachlässigung anderer

Lebensbereiche wie Familie und Freunde führen. Oder wenn es üblich ist, abends mit einem Bier vor dem Fernseher zu sitzen und jegliche Bewegung als zu vermeidende Belastung zu titulieren. Wir leben in der Regel das, was wir von unseren Vorbildern erfahren haben.

Dramatisch ist es, wenn Kinder von Bezugspersonen ignoriert werden. Diesen Kindern fehlen Angebote von Struktur und Vorgaben, was sehr verunsichern kann. Dauerhaft kann dies Angst und das Gefühl, nicht zu genügen, erzeugen. Vernachlässigung kann zu Einsamkeit und Isolation oder auffälligem Verhalten führen. Dabei spielt es keine Rolle, ob Erzieher körperlich anwesend sind. Auch wenn Eltern anwesend sind, kann es durch emotionale Kälte oder Unzugänglichkeit dazu kommen, dass kindliche Bedürfnisse nicht erfüllt werden. Vernachlässigung kann auch Ausdruck von Überforderung sein, die zugleich als Strafmaßnahme missbraucht wird. Dabei unterbricht die Bezugsperson einfach die Beziehung zum Kind und wird gefühlskalt. Es wird nicht mehr mit dem Kind gesprochen, dieses wird ignoriert. Ich meine hier nicht ein paar Stunden, sondern Tage, in dramatischen Fällen sogar Wochen oder länger. Diese Ignoranz kann sich tief in eine Kinderseele einbrennen, dramatische Spuren im Selbstbild hinterlassen und sich auf die zukünftige Beziehungsgestaltung auswirken.

Glücklicherweise gibt es oft liebevolle Großeltern, Onkel, Tanten, Brüder oder Schwestern, die ebenfalls Einfluss nehmen und das Kind auffangen können. Ebenso von Bedeutung sind die Eindrücke und Erfahrungen, die wir im Laufe des Heranwachsens sammeln, wie etwa im Freundes- und Schulkreis. Diese ergänzenden Einflüsse können uns stärken und eine Alternative aufzeigen.

Die Auswirkungen von Misshandlungen

Heutzutage ist das Wohl des Kindes gesetzlich geschützt, körperliche Züchtigung ist strafbar. Doch welchem gepeinigten Kind nutzt dies, wenn es ihm zu peinlich und schambesetzt ist, von den Misshandlungen zu berichten?

Die als Strafmaßnahme erlebte Gewalt löst in manchen Opfern sogar Schuldgefühle aus, die sie jahrelang hindern, darüber zu sprechen. Meist geschehen Misshandlungen hinter verschlossenen Türen. Vor einiger Zeit waren diese Maßnahmen noch sehr verbreitet und galten als gute Erziehungspraktik, um dem Nachwuchs Pflicht und Ordnung beibringen. Viele Menschen, die so erzogen wurden, leiden heute unter den Folgen. Menschen, die ihre Kinder misshandeln, haben oft selbst traumatische Erfahrungen gemacht und mussten ähnliches Leid erdulden. Dies soll nicht als Entschuldigung dienen, sondern vielmehr auf die transgenerationale Komponente hinweisen, aus der diese Tragödien stammen. Ein Dilemma, das jedenfalls durch Aufklärung, Gesetze und Courage von Angehörigen, Lehrern, Freunden und Ärzten unterbrochen werden muss. Die Einsicht in eigene Verfehlungen ist selten vorhanden, das eigene Tun wird meist verteidigt: „Eine Ohrfeige hat noch niemandem geschadet. Aus dir ist doch etwas geworden! Mir ging es noch viel schlimmer, und schau, was aus mir geworden ist!“ Darauf würde ich gern erwidern, dass *trotzdem* etwas aus einem geworden ist, nicht deswegen.

Viele Kinder, die mit zu wenig Empathie erzogen wurden, tragen eine schwere Bürde. Sie wurden in ihren Bedürfnissen nicht erkannt, die notwendige Fürsorge fehlte. Bis zur Pubertät sind Kinder hilfsbedürftig, abhängig und suchen deshalb die Liebe und Unterstützung ihrer Eltern. Hingebungsvoll wenden sie sich an die Bezugspersonen, im festen Glauben und in der Hoffnung, dort notwendige Strategien und Hilfestellungen zu erhalten, zumindest aber verstanden zu werden und Trost zu erfahren. Für eine gute Entwicklung braucht es ein konsistentes Gefühl von Geborgenheit, bedingungsloses Vertrauen und die Möglichkeit, als Mensch so sein zu dürfen, wie man ist. Das Ausbleiben positiver Resonanzen oder gar Gewalt und Missbrauch können die Vulnerabilität stark erhöhen und zu schweren Störungen in der Entwicklung führen.

Ich kann Ihnen von Patienten erzählen, die an massiven Schmerzstörungen leiden. Normalerweise haben Schmerzen, welche von Organen, Gelenken oder Nerven herrühren, typische regionale Zuordnungen. Sie sind schulmedizinisch eindeutig zuordenbar. Die Schmerzareale dieser Patienten passen aber in keiner Weise zu diesen klassischen Schmerzregionen des Körpers. Herkömmliche Therapiemaßnahmen wie Physiotherapie oder Schmerzmittel bleiben erfolglos. Erst nach einer aktiven Anregung durch Psychotherapie beschreiben diese Menschen körperliche Misshandlungen in ihrer Kindheit und Jugend – genau in der angegebenen Schmerzregion. Spätestens dann zeigen sich die Schmerzareale als Orte der Peinigung und Bestrafung. Der Körper kann Erinnerungen jahrzehntelang speichern, bis sie durch aktuelle Auslöser – scheinbar ohne Zusammenhang – wieder zum Vorschein kommen. Physische, emotionale und/oder sexuelle Gewalt kann nachhaltig traumatisierend wirken. Frühkindliche Traumata können sich später in Form chronischer Entzündungen äußern, was einerseits zur Entstehung chronischer Erkrankungen, andererseits zu psychischen Störungen führen kann. Es kann zu hormonellen Störungen und immunologischen Fehlentwicklungen kommen. Die Auswirkungen von Traumata sind von immenser Bedeutung für die Entwicklung von Krankheiten. Ich wiederhole mich an dieser Stelle: Traumatisierung kann chronische Entzündungen auslösen.

Darüber hinaus kann es passieren, dass Kinder die an ihnen entladenen Aggressionen der Erzieher verinnerlichen und gegen sich selbst richten. Sie sind dann tatsächlich der Meinung, dass sie sie verdient haben, weil sie schlecht, dumm oder schlimm sind. Dadurch können sie ihre Vitalität nicht entfalten. Minderwertigkeitskomplexe, Suchtverhalten, Essstörungen und Selbstverletzungen sind mögliche Folgen. Solche Überzeugungen können unbewusst ein Leben lang wirksam bleiben, obgleich die selbstzerstörerischen Ausdrucksformen später subtiler werden. Wenn man jedoch genau hinsieht, ist dennoch ein selbstzerstörerisches Verhalten wahrnehmbar. Als Beispiel sei der subtile Alkoholiker genannt, der täglich über Jahrzehnte zwei bis drei Gläschen konsumiert, oder der Bewegungsmuffel, der trotz Bluthochdruck und Diabetes seine Ess- und Bewegungsgewohnheiten notorisch beibehält, obwohl er wüsste, was zu tun ist.

Mildere, aber dennoch folgenschwere Auswirkungen als zeitnahe Konsequenz – neben dem späteren Auftreten einer Erkrankung – sind *Verschiebungen* dieser Abwertungen ins äußere Umfeld (siehe Kapitel „Psychische Abwehrmechanismen", S. 112 ff.). Dann suchen sich die Gepeinigten Schwächere, die sie quälen können, und werden selbst zu Peinigern. Haustiere, kleine Geschwister und Klassenkollegen werden dann ebenfalls gedemütigt, gehänselt und abgewertet. Später sind es Partner oder andere.

Das häusliche Umfeld kann für Kinder eine bedrohliche Atmosphäre darstellen. Andauernde Familienstreitereien hinterlassen ein Gefühl des Unbehagens, der Schwere und Gefahr. Gegenseitige Schuldzuweisungen und Drohungen machen die Stimmung zu Hause unberechenbar und führen zu einer nervlichen Daueranspannung. Machtgefälle können spürbar werden und verdeutlichen die Abhängigkeiten innerhalb der Familie. Kinder passen sich oft an. Manche sind dann auffällig brav und hörig. Dies kann sich später, wenn sie in die Pubertät kommen, dramatisch ändern. Als Jugendliche rebellieren sie, wollen ausbrechen und um ihre Eigenständigkeit kämpfen. Mit wachsender Handlungskompetenz und zunehmender Autonomie verwandeln sich die vorher so übermäßig angepassten Kinder zu wahren Revoluzzern. Wenn dieser Befreiungsschlag autoritär bekämpft wird, kann er zu zwischenmenschlichen Entfremdungen und weiteren Grausamkeiten führen. Beziehungen sind möglicherweise von einem Gefühl der Zerrissenheit durchzogen, das kann zu jahrelangen inneren und äußeren Konflikten führen. Diese Konflikte können auch in das Erwachsenenalter hineinreichen. Wenn sie nicht erkannt und bearbeitet werden, können sie sogar an die nächste Generation übertragen werden. Die Tragik der Beziehungen zwischen Eltern und Kindern findet ihren Abschluss, wenn die Eltern alt und gebrechlich werden. Dann kehren sich die Rollen um und die betagten Eltern sind abhängig von ihren nun erwachsenen Kindern.

Übrig bleibt von einer solchen Erziehung bei vielen eine andauernde Veränderung in der Sensibilität und in der Grundstimmung. Möglicherweise dominieren Angst, Gereiztheit oder übertriebene Vorsicht aufgrund der wiederkehrenden Vertrauensbrüche. Eine ängstliche, wütende oder traurige Grundstimmung wird oft überspielt, da sie nicht gesellschaftstauglich ist. Es gibt viele Versuche der Kompensation. Eine Form des Ausdrucks kann eine allgemeine Unzufriedenheit sein, eine ständige Kritik an allem und jedem. Andere Betroffene haben den ständigen Drang, sich zu beweisen, oder verlieren sich in Egozentrik und Narzissmus. Manche sind kontaktscheu oder überspielen ihre Probleme mit übertriebenem Optimismus und Positivität und wieder andere mit Selbstgefälligkeit. Meist machen diese Kompensationsversuche auf die eine oder andere Art Probleme, wie Sie im Kapitel „Psychische Abwehrmechanismen" (siehe S. 112 ff.) lesen werden. Therapeutisch bedarf es einer achtsamen Bewusstmachung, um sich dieser Schutzmechanismen gewahr zu werden und zum darunterliegenden Kern vorzudringen.

Es zählt also nicht nur das, was wir erlebt haben, sondern auch das, was wir eben nicht erlebt haben, wie beispielsweise eine warmherzige, verständnisvolle Umgebung, ein tröstendes Wort, bedingungslose Liebe, eine Atmosphäre der Leichtigkeit und des Friedens.

Doppelbotschaften

Psychosoziale Beeinträchtigungen können auch entstehen, wenn Bezugspersonen sich widersprüchlich gegenüber dem Kind verhalten. Kinder saugen Atmosphären auf wie ein Schwamm, sie nehmen die saloppen Aussagen von Erwachsenen ernst, können aber auch „zwischen den Zeilen lesen" und die Stimmung erfassen. Sie sind empfänglich für Bewertungen und subtile Doppelbotschaften. Wenn die Körpersprache oder Handlung etwas anderes andeutet als die Aussage, kann dies eine Unzugänglichkeit ausdrücken und die Botschaft umkehren. Zum Beispiel: „Es ist nur zu deinem Besten, wir lieben dich ja" kann im Kontext übermäßiger Kontrolle und ständiger Unterdrückung die Unfreiheit und Abhängigkeit in den Vordergrund stellen. Eine andere typische Doppelbotschaft wäre: „Du kannst später machen, was du willst, jetzt machst du aber die Schule fertig." Dies kann mit einem genervten Tonfall und einer abwendenden Körpersprache den Eindruck hinterlassen, dass man nicht unterstützt, sondern bevormundet wird und kein Interesse daran besteht, welche Zukunftsvorstellungen man selbst hat. Doppelbotschaften können innere Konflikte verursachen.

Kinder sind vor allem in frühen Entwicklungsphasen fragil in ihrer Selbsteinschätzung und zugleich sensibel in der Wahrnehmung. Wenn Liebe und Aufmerksamkeit fehlen, kann dies zur Überzeugung führen, minderwertig zu sein. Im tiefsten Unbewussten gibt es dann eine Stimme, die meint, irgendetwas stimme nicht mit einem. Betroffene können oft nicht genau erkennen, was das ist, aber sie übernehmen aus ihren Erfahrungen in der Kindheit und Jugend das Gefühl, anders, schwierig, anstrengend oder eigenartig zu sein.

Die Entwicklung zeigt in der Geschwisterreihenfolge oft deutliche Unterschiede. Wenn beispielsweise die Erstgeborenen rebellisch und sensibel sind, sind Zweitgeborene meist angepasst und scheinen tendenziell unkompliziert. Sie machen weniger Probleme als die Ersten und kommen dadurch seltener in Konflikt mit den Eltern. Dies hat eine Logik, wenn man die gesamte Familiendynamik bedenkt. Damit Systeme funktionieren, wird immer ein Ausgleich angestrebt. Um Balance zu wahren, werden die Rollen unterschiedlich ausgefüllt. Ist die Rolle des Rebellen bereits belegt, so ist für Zweitgeborene die des Sonnenscheines noch frei. Dies trägt zum Ausgleich im Familiensystem und auch zur Entspannung zwischen Eltern und Erstgeborenen bei. Stereotypische Zuschreibungen oder Verallgemeinerungen hinsichtlich der Geschwisterreihenfolge sind übrigens obsolet, interessant bleiben die systemischen Zusammensetzungen.

Es wäre aber viel zu kurzsichtig, das soziale Netz und dessen Auswirkungen ausschließlich auf die Familie zu beschränken. Auch Peer Groups können beachtlichen Einfluss auf die persönliche Entwicklung haben. Eine Peer Group ist eine Gruppe von Menschen, die in etwa im gleichen Alter sind und ähnliche Interessen und soziale Hintergründe haben. Es sind also Freunde und Kollegen, mit denen man Zeit verbringt und gemeinsame Erfahrungen macht. Toxische Beziehungen in Peer Groups haben eine starke Auswirkung auf unsere Einstellungen und unser Selbstbewusstsein. Kinder mit Entwicklungsstörungen geraten schnell in eine Opfer- oder Täterrolle. Mobbing kann verheerend für Betroffene sein. Gründe dafür sind unter anderem die bereits oben genannten *Verschiebungen*.

Um Misstrauen in Vertrauen und Demütigung in Wertschätzung und Anerkennung umzuwandeln, braucht es neue Erfahrungen, die, wenn im Familienkreis nicht vorhanden, bestenfalls durch Freunde, Therapeuten, Kollegen oder Pädagogen gemacht werden können. Wir sprechen an dieser Stelle von einem wichtigen Heilfaktor, dessen Bedeutung nicht hoch genug eingeschätzt werden kann. Denn es ist nie zu spät für eine gute Beziehungserfahrung.

Traumen als Megastressoren

Wie bereits erwähnt, sind traumatische Ereignisse Megastressoren für unseren Organismus. Die meisten Menschen erleben mindestens einmal in ihrem Leben ein Trauma. Je nachdem, wie gut wir zum Zeitpunkt des Traumas geschützt sind, wie lange es gedauert hat und wie stark es war, können wir damit umgehen und dadurch widerstandsfähiger werden. Während Naturkatastrophen oft gut verarbeitet werden, sind von Menschen verursachte „künstliche Katastrophen" in der Regel schwerwiegender. Dazu gehören etwa Folter, Terror, Krieg, Verfolgung, Missbrauch oder Vergewaltigung.

Als Folge eines Traumas kann die bereits erwähnte posttraumatische Belastungsstörung (PTBS) entstehen. Sie kann unmittelbar nach dem Ereignis, aber auch deutlich verzögert auftreten. Typisch ist das Auftreten von Flashbacks, in denen Szenen aus traumatischen Ereignissen plötzlich in Albträumen auftauchen oder zu Zeitpunkten, in denen Körper und Geist eigentlich völlig entspannt sind. Es kann aber auch zur Abspaltung des traumatischen Ereignisses kommen, wobei jedoch bestimmte Sinneswahrnehmungen plötzliche Panikattacken auslösen können. So erinnert ein Geruch, ein Geräusch, ein Ort oder eine Person an das Trauma, kann aber diesem nicht zugeordnet werden. Also wird nur pure Panik erlebt, ohne das zugehörige Ereignis. Einige Betroffene neigen zu einem unbewussten Vermeidungsverhalten, indem sie Orte oder Menschen und Situationen umgehen. Sie können nicht erklären, warum sie gewisse Szenen meiden.

Menschen mit posttraumatischer Belastungsstörung leiden häufig an einem sogenannten Hyperarousal. Das ist eine ständige Übererregtheit des Nervensystems. Die Betroffenen sind dauerhaft angespannt, der Leib befindet sich in ständiger Alarmbereitschaft. Die Betroffenen reagieren überempfindlich auf ihre Umgebung und fühlen sich ständig in einem Zustand der Anspannung. Sie sind ständig auf der Hut, erschrecken leicht, haben Schwierigkeiten, sich zu beruhigen, und sind oft gereizt. Körperliche Symptome von Hyperarousal können schneller Herzschlag, erhöhte Atemfrequenz, Muskelspannung, erhöhte Reflexe und Schlafstörungen sein. Auch emotionale Symptome wie Nervosität und Reizbarkeit bis hin zu Angst sowie Konzentrationsschwierigkeiten sind möglich.

Eine weitere Folge von Traumata ist das sogenannte Numb-Phänomen. Betroffene fühlen sich emotional leer, sie beschreiben eine Taubheit, wie als ob sie in Watte gepackt wären. Es fehlt ihnen der emotionale Zugang zu sich und zur Umwelt. Sie können kaum noch Ergriffenheit in sich fühlen. Von den dramatischen Ereignissen, die sie erlebt haben, erzählen sie völlig sachlich, als hätten sie nichts mit ihnen zu tun.

Erstaunlich ist, dass Menschen, die selbst nicht traumatisiert wurden, aber bei für andere traumatisierenden Ereignissen dabei waren und diese mitansehen mussten, ebenfalls eine PTBS entwickeln können.

Nach einem traumatischen Ereignis entsteht aber nicht zwangsläufig eine PTBS. Häufiger zeigen sich nach Traumata sogenannte Traumafolgestörungen. Dazu zählen Ängste, Süchte, Zwänge, Depressionen und Schlafstörungen. Auch Somatisierungen sind eine mögliche Form traumaassoziierter Störungen. Hierbei entwickeln Betroffene körperliche Symptome, die medizinisch nicht erklärbar sind, da keine Organschäden vorliegen. Fibromyalgie, Reizdarmsyndrom, Tinnitus, Migräne, Übelkeit, nächtliches Zähneknirschen oder chronische Verspannungen sind häufige Störungen, welche ich bei traumatisierten Patienten in meiner Praxis erlebe.

Traumafolgestörungen können sich ebenso in organischen Schädigungen, wie Herz-Kreislauf-Erkrankungen, Autoimmunerkrankungen sowie chronischen Entzündungen, ausdrücken.

Abschließend sei gesagt, dass die Schwere eines Traumas keine direkten Rückschlüsse auf dessen Verarbeitung und Auswirkungen ziehen lässt. Wie gut jemand mit einem Trauma zurechtkommt, hängt davon ab, wie resilient er ist, von der Art, Dauer und Intensität des Ereignisses und ob er in seinem Leben ausreichend positive Anker hat. Es kommt darauf an, welche Unterstützung Menschen in der Not erhalten, ob sie aufgefangen werden und welche Erfahrungen sie gemacht haben. Glücklicherweise werden die meisten traumatischen Erlebnisse aufgrund puffernder, positiver Faktoren (gute Beziehung, erfüllende Arbeit, soziale Sicherheit etc.) gut verarbeitet, eben weil es in der Welt noch andere Wirkkreise als nur die schlechten gibt. Daher tragen viele Menschen nach einer Traumatisierung keine Folgeschäden davon.

Innere Konflikte

Eine besondere Form innerer Stressoren stellen diverse innere Konflikte dar. Sie können durch zwei oder mehrere unterschiedliche, aber gleichzeitig bestehende Stimulierungen ausgelöst werden. Ich möchte ein einfaches Beispiel nennen: Sie sind müde, haben aber auch Hunger. Dies ist ein einfacher Grundkonflikt, beruhend auf unterschiedlichen Grundbedürfnissen. Jetzt müssen Sie abwägen, ob Sie etwas essen oder ob Sie sich hinlegen. In diesem simplen Fall werden Sie eine einfache und schnelle Lösung finden. So klar ist es aber nicht immer. Es können auch diametral entgegengesetzte Wünsche gleichzeitig bestehen. Beispielsweise kann das Bedürfnis nach Nähe und Schutz mit dem Bedürfnis nach Freiheit und Unabhängigkeit konkurrieren. Aus psychodynamischer Sicht stehen verschiedene Konflikte als Entwicklungsaufgaben im Laufe der Kindheit an, welche nach souveränen Lösungen trachten. Gelingen diese aus verschiedenen Gründen nicht, so bleiben Bedürfnisse konfliktreich bestehen und können ein Leben lang stressen. Es ist wichtig zu betonen, dass diese Konflikte nicht immer bewusst wahrgenommen werden, sondern oftmals im Unbewussten wirken. Werden sie nicht aufgedeckt, können sich problematische Verhaltensweisen manifestieren.

Kommt es also dauerhaft zu starken inneren Konflikten, zum Beispiel aufgrund eines Wunsches und eines Verbotes, fühlen wir uns zerrissen. Wir möchten beide Bedürfnisse erfüllt sehen, müssen uns aber für eines entscheiden oder Kompromisse finden. Kompromisse sind aber ebenfalls nur Ausdruck dieses emotionalen Spannungsfeldes. Gelingt die Konfliktlösung nicht, werden Bedürfnisse zwangsläufig dauerhaft unterdrückt. Im Falle einer permanenten Unterdrückung aufgrund gesellschaftlicher oder selbst auferlegter Regeln kommt es zu einer inneren Anhäufung an Stress. Diese Unterdrückung der Bedürfnisse kann schwere gesundheitsschädigende Auswirkungen haben.

Konflikte haben eine besonders krankmachende Wirkung, wenn sie über lange Zeit innerhalb eines Abhängigkeitsverhältnisses bestehen. Kinder wünschen sich die Anerkennung der Eltern und der Familie, wollen auf die Sicherheit und Unterstützung der Gemeinschaft bauen. Dies bedeutet auch, dass sie sich einordnen und die eigene Individualität auf ein gesundes Maß begrenzen müssen. Gleichzeitig haben sie aber auch immer persönliche Bedürfnisse abseits der Gemeinschaft. Würden sie nur für das Kollektiv leben, käme das einer Selbstaufgabe gleich. In einer gesunden Familie lernen Kinder die notwendige Fähigkeit zur Differenzierung von Bedürfnissen sowie eine gute Balance und Regulierung zu entwickeln. Konnten sie diese Kompetenz nicht entwickeln, suchen sie Kompensationen, die sich im Verhalten widerspiegeln. Manche geben die Verantwortung und damit das eigene Schicksal einfach in die Hände anderer und bauen auf deren Fürsorge. Wenn es nicht gelingt, die unterschiedlichen Bedürfnisse in ausreichendem

Maße wahrzunehmen und miteinander in Einklang zu bringen, kann das sehr belastend sein. Um das Problem zu lösen, müssen wir uns bewusst werden, welche Bedürfnisse in uns nach Befriedigung lechzen. Die Unterdrückung und Zurückdrängung eigener Bedürfnisse kann in eine unstillbare Gier münden, eine Odyssee, wobei Betroffene eigentlich nicht wissen, was sie wirklich suchen und warum sie chronisch unzufrieden sind.

In einer Partnerschaft, in der eine Person ständig die gesamte Aufmerksamkeit beansprucht, kommen die Bedürfnisse der anderen Person zu kurz. Die fehlende Balance kann zu unglücklichen Kompensationsversuchen wie beispielsweise einer Affäre führen – was logischerweise neue Probleme mit sich bringt. Es kann aber auch sein, dass sich zwei Menschen in ihrer Unausgewogenheit ergänzen und dadurch einen Ausgleich schaffen. Die gegenseitige Abhängigkeit in solchen Beziehungen kann allerdings erdrückend sein. Derartige Konstellationen können zu einem Zusammenbruch und einer Verrückung ganzer sozialer Welten führen. Wenn die eigenen Bedürfnisse weiterhin unterdrückt oder unstillbar sind und sich kein sinnvoller Ausgleich durch Hobbys, Freundschaften oder Arbeit herstellen lässt, saugen die Belastungen und Anforderungen einen aus, was mit der Zeit in Krankheit enden kann.

Innere Konflikte können sich auch zeigen, wenn wir nicht in der Lage sind, unsere Emotionen frei auszudrücken. So kann ein Kind durch seine Erziehung gelernt haben, dass Weinen schwach ist und es keine Angst zeigen darf. Die permanente Unterdrückung solcher natürlicher Emotionen kann jedoch zu psychischen und somatischen Störungen führen. Sätze wie „Reiß dich zusammen!“, „Ein Indianer kennt keinen Schmerz!“, „Männer weinen nicht!“ oder „Sei keine Heulsuse!“ lösen nicht nur Verunsicherung aus. Sie zwingen Betroffene auch, diese Emotionen zu verdrängen und zu unterdrücken und damit unecht in die Welt zu gehen. Wer als Kind gedemütigt wird, indem seine Gefühle lächerlich gemacht werden, wird sich später selbst kaum so annehmen können, wie er eigentlich ist. Der Organismus findet jedoch immer einen Weg des Ausdrucks. Selbst in solchen Fällen kehren die verborgenen Emotionen oft verstärkt wieder. Viele Betroffene fühlen sich dadurch noch beschämter. Es ist ihnen peinlich, wenn sie wiederholt dafür verurteilt und bewertet werden. Ursache und Folge können ein kritisches, ablehnendes Selbstbild sein, was den Gedanken festigt: „Irgendwas stimmt nicht mit mir. Keinesfalls darf ich so sein, wie ich bin, sonst werde ich nicht akzeptiert." Das kann dazu führen, dass man sich zeitlebens als entfremdet und gestresst erlebt. In weiterer Folge werden unterdrückte Emotionen möglicherweise abgespalten und körperlich ausgedrückt. Dann erleben Betroffene statt Angst Darmbeschwerden oder statt Trauer Verspannungen und Schmerzen.

Ein innerer Urkonflikt des Menschen betrifft den Spannungsbogen zwischen Abhängigkeit und dem Bedürfnis nach Eigenständigkeit. Kinder sind sowohl körperlich unterlegen als auch emotional fragil und müssen auf das hören, was die Erwachsenen sagen. Wenn ein ständiger Wechsel der Gemütsverfassung der Bezugspersonen Gefühle der Ablehnung und Zurückweisung auslöst, kann dies langfristig schädliche Auswirkungen auf die Gesundheit der Kinder haben.

Bindungstypen

An diesem Punkt kann die Bindungsforschung hilfreiche Einblicke geben. Sie beschäftigt sich mit dem Bindungsverhalten zwischen Mutter und Kind, das bereits während der Schwangerschaft beginnt. Dieses Bindungsbedürfnis ist einerseits eng mit dem Wunsch nach Schutz, Nähe, Geborgenheit und Sicherheit verbunden. Andererseits gibt es das sogenannte Explorationsbedürfnis, also das Verlangen des Kindes, neugierig die Welt zu erkunden und sich von der Mutter zu lösen. Wegweisend in der Bindungsforschung sind die Arbeiten des Arztes und Psychoanalytikers John Bowlby. In seiner Bindungstheorie unterscheidet er vereinfacht dargestellt sichere und unsichere Bindungstypen. Diese Bindungstypen ermöglichen Schlüsse über unsere zukünftigen zwischenmenschlichen Beziehungen, die aufgrund der vielen Einflussmöglichkeiten im weiteren Leben nicht zwingend bestimmend sein müssen. Dennoch sind es wichtige Erkenntnisse, die sich aus seiner Arbeit ergeben.

Etwa die Hälfte der untersuchten Kinder zeigt eine sichere Bindung. Menschen mit sicherem Bindungstyp können leichter sichere Beziehungen aufbauen. Sie haben stabile Freundschaften und können später in Partnerschaften auf die Bedürfnisse des anderen eingehen, umgekehrt aber auch die Liebe und Hilfe anderer annehmen. Die eigenen Gefühle auszudrücken ist genauso möglich, wie auf die Gefühle anderer einzugehen.

Im Gegensatz dazu kann das Verhalten unsicherer Bindungstypen geprägt sein von großer Sorge und Angst vor Ablehnung in Beziehungen. Sie können sich nur schwer auf emotionale Nähe einlassen. Da die eigenen Bedürfnisse in der Kindheit nicht adäquat versorgt wurden, tendieren diese Personen zu einer inneren Leere und zwischenmenschlichen Verunsicherung. In Partnerschaften vermeiden manche Intimität, Beziehungen werden lieber oberflächlich gelebt, tiefe Nähe und Berührbarkeit werden vermieden. In Partnerschaften halten Betroffene ihr Gegenüber auf Distanz und betonen ihre Eigenständigkeit und Autonomie in der Beziehung. Diese unsichere Bindungsprägung stresst Betroffene sowohl zwischenmenschlich als auch innerlich. Es kann aber auch sein, dass Betroffene ein extrem hohes Bedürfnis nach Nähe entwickeln und aufgrund starker Verlustängste ständig den Kontakt zum Partner suchen.

Glücklicherweise ist es möglich, im Laufe des Lebens neue Beziehungserfahrungen zu machen. Daher sind die ursprünglichen Beziehungserfahrungen nicht zwingend bestimmend für das spätere Sozialverhalten. Auch die Verunsicherungen und ihre Folgeerscheinungen wie Angst oder Stress können durch korrigierende Erfahrungen gelindert oder aufgehoben werden. Dennoch ist es gut, wenn man achtsam überprüft, ob man Hinweise auf ein unsicheres Bindungsverhalten an sich findet. Besonders wichtig für alle Eltern erscheint mir, sich mit den destruktiven Mustern aus der eigenen Kindheit auseinanderzusetzen, um die eigenen Nachkommen nicht unbeabsichtigt damit zu belasten. Können wir uns auf Menschen empathisch einlassen, sind wir berührbar und an einem ernsthaften Austausch interessiert? Wie agieren wir mit unserem Umfeld, wenn wir uns belastet und überfordert fühlen? Sind wir offen oder verschlossen, neugierig oder abgeklärt, abweisend oder zugänglich?

Entfremdung als Stressor

Entfremdung bezieht sich auf das Gefühl der Distanzierung oder des Verlusts einer Verbindung zu etwas – sei es zu sich selbst, zu anderen Menschen, zur Umwelt oder zu bestimmten Aspekten des Lebens. Es kann eine Entfremdung von eigenen Gefühlen oder ein soziales Entfremdungserleben sein, bei dem man sich isoliert oder von anderen abgeschnitten fühlt. Nicht selten treten Entfremdungsphänomene auf mehreren Ebenen parallel auf.

Der Weg der chronischen Erkrankung ist ein Weg der Entfremdung. Ein Zuviel oder ein Zuwenig an Erfahrungen im Leben können die Entfremdung auf diverse Arten vorantreiben. Diese Entfremdungsprozesse finden oftmals bereits lange vor dem Krankheitsausbruch statt und wirken auf diesen andauernd, unbewusst und tiefgreifend.

Wir besitzen ein Gedächtnis voll mit Erfahrungen und Erinnerungen, welche uns prägen. Wir sind eingebettet in den Kontext der Zeit, in der wir leben. Es ist ein Unterschied, ob man in den Vierzigerjahren oder in den Siebzigerjahren des letzten Jahrhunderts oder aber als Millennial geboren wurde. Wir sind eingebettet in unseren Lebensraum. Stadt oder Land, Mitteleuropa oder Ostasien, Norwegen oder Italien. Das bedeutet aber auch Krieg oder Frieden, Armut oder Wohlstand, Sozialstaat oder Selbstzahler. Wir sind Teil von Familien und Familiengeschichten, in denen wir bestimmte Rollen einnehmen. Wir gehen einer Arbeit nach und haben Hobbys. Wir gehören einer Schicht an und bewegen uns in bestimmten Milieus durch die Welt. Dieser Gedanke flößt mir immer gewaltigen Respekt ein, wenn ich auf meine Patienten zugehe. Mir ist bewusst, dass jeder Mensch ein Original ist, Einzigartiges schildert und erlebt hat. Auch wenn viele die gleiche Diagnose erhalten, sind die Bedeutung und der Umgang in der persönlichen Situation immer singulär. Selbst wenn wir eine andere Person gut kennenlernen und dadurch eine Verbundenheit entwickeln, haben wir keine Ahnung, was diese Person in ihrem Leben durchmacht, wie sie sich wirklich fühlt und was all ihre Erfahrungen für sie bedeuten. Ähnlich verhält es sich auch mit jedem Symptom, mit jeder Krankheit. Die Heilung fängt an mit dem wertfreien Verstehenwollen, mit dem Erkennen und Anerkennen von leidvollen Themen, die wir oft lange Zeit von uns selbst fernhalten, weil sie so wehtun. Wir haben manchmal den Zugang zu uns selbst verloren.

Eine Art der Entfremdung betrifft den Zugang zu uns selbst. Um sich selbst gut zu kennen, muss man die Fähigkeit haben, sich aufmerksam wahrzunehmen, zu spüren und zu reflektieren. Man wäre mit sich selbst und der Welt im Einklang, wenn man Differenzierungen vornehmen kann und Klarheit innehat. Das ist aber nicht so einfach. Denn die Welt ist komplex und verändert sich schnell. Permanent ist Bewegung in und um uns. Dadurch müssen wir uns stetig anpassen. Dies gelingt mal besser, mal schlechter. Hilfreich ist, wenn wir uns gut wahrnehmen können, um zu erfahren, was wir gerade brauchen und wie die Welt gerade auf uns wirkt, mit all ihren Aufgaben und Herausforderungen. Können wir uns selbst oder unsere Umgebung aber nur mangelhaft wahrnehmen, verlieren wir das Verständnis für unsere Bedürfnisse und unser Sicherheitsempfinden nimmt ab. Wir Menschen sind holistische Individuen, Körper-Seele-Geist-Wesen. Als solche benötigen wir für unsere Gesundheit einen starken Kontakt zur eigenen Befindlichkeit.

Die Entfremdung zeigt sich bereits im alltäglichen Sprachgebrauch. Wir *haben* einen Körper, *haben* einen Geist, *haben* eine Seele. In Wahrheit *sind* wir all diese Dinge, und zwar einheitlich und voneinander untrennbar. Wir nehmen unseren Körper oft nur noch wahr, wenn er uns Probleme bereitet, also bei Schmerzen oder Krankheit. Dann *haben* wir Rückenschmerzen, *haben* einen steifen Nacken oder Kopfweh. Wir konzentrieren uns meist auf das körperliche Problem und isolieren den Körper dadurch von Geist und Seele, die – wie fälschlicherweise angenommen – unberührt sind und scheinbar überhaupt nichts mit dem körperlichen Gebrechen zu tun haben. Funktionieren wollen wir natürlich immer, damit wir alles machen können, worauf wir Lust haben. Vor allem wenn es uns schlecht geht, entsteht das dringende Bedürfnis, zu funktionieren und einen gesunden Körper zu *haben*. Die Gesellschaft erwartet auch immer funktionierende Menschen.

Ich empfehle an dieser Stelle, dem *Sein* mehr Aufmerksamkeit zu schenken. Dafür braucht es Momente der Achtsamkeit und Offenheit. Dadurch können wir unser wahres Selbst erkennen und unser Wesen entdecken – wer wir wirklich sind. Bevor wir uns selbst annehmen können, müssen wir uns zuerst einmal (wieder) begreifen lernen. Sich ohne Urteil wertfrei zu erleben ist vor allem spannend, wenn es im Kontext von Interaktionen stattfindet oder wir uns an etwas erinnern und dabei aufmerksam erfassen, was dabei in uns vorgeht. Wir sollten darauf achten, wie es uns hier und jetzt geht, wie wir uns fühlen, was uns fehlt und was uns guttun würde, statt in Gedanken im Gestern oder Morgen zu sein, zu planen und zu fürchten.

Bei chronischen Erkrankungen stehen wir genau vor diesen speziellen Problemen. Ständig grübeln wir. Sehnsüchtig erinnern wir uns an eine schöne Vergangenheit, in der noch so vieles möglich war. Daran knüpft sich das Begehren an eine Zukunft, in der alles wieder so sein möge, wie es vorher war. „Wenn ich endlich wieder Tennis spielen kann, dann ..." Selbstverständlich sind solche Zukunftsperspektiven Hoffnungsträger, welche eine Motivation auslösen können und den Willen und die Disziplin, Gesundheit zurückzuerlangen. Um dies zu erreichen, fehlt aber meiner Erfahrung nach leider allzu oft die anerkennende Einsicht, dass es jetzt anders ist. Auch die eigene Verantwortung wird an mancher Stelle ausgeblendet, die Frage, wie es so weit kommen konnte, dass man an diesem leidvollen Punkt gelandet ist. Die Einsicht benötigt Geduld und Akzeptanz oder, anders formuliert, Zeit und Energie. Beides Dinge, die schwer Kranke nicht haben. Viele chronisch Erkrankte erdulden die zunehmende Verschlechterung ihres Zustandes allerdings schon viel früher, wenn noch weitreichende Veränderungen möglich sind. Sie sitzen als passive Zuschauer in ihrem Lebenstheater, mit Blick auf die Bühne ihrer Lebensaufführung. Von dort aus müssen sie feststellen, dass sie die längste Zeit gelebt wurden und gar nicht mehr selbst leben. Es gleicht einem Drama mit einem tragischen Hauptdarsteller. Sie lassen jahrelang wertvolle Zeit ungenutzt verstreichen, während noch ein mehr oder weniger gewöhnlicher Alltag möglich ist. Sie nehmen die schleichenden Veränderungen viel zu lange hin und verschwenden wertvolle Zeit. Vielmehr sollten sie die Beschwerden und die Krankheit als Aufruf und Motivation verstehen, nicht wie gewohnt weiterzumachen, sondern sich um positive Veränderungen und um Aufdeckung der Ursachen zu bemühen. Mithilfe von Therapeuten verschaffen sie sich neue Handlungsspielräume. Wir dürfen uns selbst nicht egal sein und müssen uns in den Mittelpunkt unserer eigenen Genesung stellen. Alles andere gleicht einer Selbstaufgabe mit der Folge, dass wir auch unser liebendes Umfeld im Stich lassen.

Falscher Umgang mit gesundheitlichen Problemen

Ich möchte Ihnen ein eindrückliches Beispiel bringen: Jemand kommt zu einer Gesundenuntersuchung zum Arzt und erfährt, dass er unter hohem Bluthochdruck leidet. Der Arzt fragt den Patienten, ob er rauche, was dieser verneint. „Seltsam, so hoher Blutdruck in Ihrem Alter“, meint der Mediziner. Da die Blutlaborwerte allesamt im Normbereich liegen, beschwichtigt der Arzt den Patienten. Er verschreibt ein Medikament gegen Bluthochdruck und empfiehlt, dreimal die Woche schwimmen oder laufen zu gehen, da der Patient auch fünf Kilo Körpergewicht zu viel hat. Der Stress, der den Bluthochdruck verursacht, wird gar nicht thematisiert. Und wenn doch, was hätte es gebracht? Stress hat doch heute jeder Mensch. Ein Mainstream-Phänomen der anständigen Leute. Arbeit, Kinder, Partnerschaft, das normale Leben – da ist Stress doch normal. Außerdem ist Stress en vogue. Wer Stress hat, ist wichtig. Dahingehend gleicht selbstschädigendes Verhalten fast einem Kavaliersdelikt. Das Zuviel an Belastung wird meistens verleugnet oder kleingeredet. Man meint, man müsse sich einfach nur ein bisschen zusammenreißen und jede Woche zwei- bis dreimal laufen oder Tennis spielen gehen. Dann wäre alles wieder im Lot. Wenn es doch so einfach wäre!

Dass das nicht aufgeht, wissen viele, die es versucht haben. Denn auf ein gestresstes Nervensystem noch mehr Belastung, diesmal die körperliche, draufzupacken, macht den Blutdruck nicht niedriger. Im Gegenteil, die Probleme mehren sich, beispielsweise wenn in einen vollen Tagesplan nun auch noch Laufen inkludiert werden soll. Weitere Komplikationen kommen hinzu, etwa durch einen falschen Laufstil in Kombination mit dem Übergewicht. Nun machen auch noch die Knie Probleme: „Auch das noch! Das habe ich wieder einmal nötig gehabt. Wusste ich es doch, Sport ist Mord, ich habe es immer gesagt! Es wird nur alles schlechter. Nein, das ist nichts, besser schwimmen gehen. Aber das macht mir überhaupt keinen Spaß. Aber eigentlich ist es eh halb so wild, ich nehme ja meine Blutdrucktabletten, damit habe ich das Problem im Griff, und später, wenn ich mal Ruhe habe, werde ich mich dem Problem widmen. *Dann* mache ich etwas für mich. Dann tue ich das, was mir guttut. Wenn die Arbeit erledigt ist, wenn das Haus abbezahlt ist, wenn die Kinder ausgezogen sind. Dann fange ich an, mich um mich selbst zu kümmern. Vorher heißt es noch durchhalten und Zähne zusammenbeißen. Immerhin kann ich mir nicht vorwerfen, dass ich nicht immer alles gemacht habe, was zu tun war. Ich muss mich ja letztlich um alles kümmern! Unterstützung habe ich ja keine – wenn ich es nicht selber mache, bleibt alles liegen. Alles muss ich allein machen. Wenn ich einmal zusammenklappe, werdet ihr schon sehen, was ich alles für euch gemacht habe! Dann müsst ihr euch selbst um alles kümmern, die Wäsche waschen, kochen, die Kinder abholen und ihnen bei den Hausaufgaben helfen ... Vielleicht geht euch dann ein Licht auf, wenn ihr seht, wie es mir jeden Tag geht. Na gut, es hilft ja nichts! Noch einmal kurz durchschnaufen – jetzt muss ich aber weitermachen."

Auf diese Weise bleibt der Bluthochdruck weiterhin ein Problem, auch wenn er durch ein Medikament reguliert wird. Der Versuch einer positiven Lebensanpassung blieb erfolglos. Das Symptom wird dadurch lediglich unterdrückt, es ist eine Art von Selbstbetrug. Auf die dahintersteckende Entzündung in den Gefäßen, auf die vielfältigen Ursachen, die damit verbunden sind, wird nicht eingegangen. Therapiert wird meist nach einem generellen Schema, nur selten findet eine individuelle Betrachtung statt. Psychotherapie bei Bluthochdruck würde vermutlich in vielen Fällen helfen, sie wird leider so gut wie nie in so einem Zusammenhang verordnet. Damit ein Arzt überhaupt auf diese Idee kommen könnte, müsste er sich Zeit für ein Gespräch nehmen, doch Zeit für die Patienten ist in unserem Medizinsystem absolute Mangelware.

Orthopäden sind oft noch extremer. Es gibt Praxen, wo man sich noch vor Eintritt des Arztes auf die Behandlungsliege legen und der Assistentin verkünden soll, wo es wehtut. Nachdem diese ein paar Zeilen in den Computer eingegeben hat, zieht sie eine Spritze auf, um sie dem hereinstürmenden Arzt mit dem Beisatz „Schmerz im linken Gesäß“ zu überreichen. Dann wird gespritzt und man bekommt einen Kontrolltermin und eventuell noch eine Verordnung zur Physiotherapie sowie ein Rezept für Entzündungshemmer. Physiotherapie verschreiben Orthopäden ständig und gerne, Psychotherapie hingegen so gut wie nie. Psyche und Psychotherapie sind für viele Ärzte etwas Befremdliches. Fremdes wirkt für allwissende Götter in Weiß abstoßend, da es die Begrenztheit des Behandlers ausweist. Aufgrund der Unwissenheit und Machtlosigkeit gegenüber dem Unbewussten wird die Psyche tabuisiert und als unwichtig abgetan. Logischerweise, denn wer als Werkzeug nur einen Hammer hat, sieht in jedem Problem einen Nagel. Welch folgenschwerer Irrtum!

Falsche Lebensführung

Wenn wir krank werden, versuchen wir oft, uns gegen diesen Zustand zu wehren, anstatt ihn zu respektieren und behutsam und achtsam mit uns umzugehen. Sehr viele Patienten mit chronischen Rückenschmerzen kommen zu mir zur Physiotherapie. Auf die Frage, welchen Charakter ihr Schmerz hat, blicken sie mich verdutzt an. Dann frage ich sie, ob der Schmerz bohrend, stechend, dumpf, brennend oder hell und blitzartig ist. Die von mir angebotenen Beschreibungen lösen Erleichterung aus, eine konkretere Benennung wird möglich. Im Laufe der Sitzung bitte ich manchmal eine Beckenkippung vorzunehmen und mache diese den Patienten vor, indem ich meine Hände an den Beckenkamm lege und im Stand das Becken vor und zurück kippe, was bei den meisten die nächste Verzweiflung auslöst. Dann sehe ich Bewegungen, die an sexuelle Praktiken oder an das Schwingen eines Hula-Hoop-Reifens erinnern. Ich möchte hier niemanden diffamieren. Menschen mit chronischen Schmerzen sind oftmals sehr verunsichert und tun sich schwer, die Muskulatur in der Schmerzregion zu aktivieren. Keinesfalls wollen sie ihr Leid durch eine falsche Bewegung verstärken. Allerdings haben auch viele Menschen ohne Schmerzen Probleme, bestimmte Bewegungen differenziert auszuführen, da sie diese nicht gewohnt sind und die nötige Wahrnehmung und bewusste Ansteuerung der Muskulatur fehlt. Es ist das logische Resultat eines körperlichen Entfremdungsprozesses, wenn man den ganzen Tag fast ausschließlich im Sitzen verbringt.

Hier zeigt sich auch die typische Entstehungsweise eines Bandscheibenvorfalls. Es sind chronische Fehlbelastungen und ständige Haltungsschwächen, die über Jahre die Bandscheiben destabilisieren und frühzeitig abnutzen. Man sitzt mit rundem Rücken, steht aber im Hohlkreuz, ganz unbedacht und unbewusst, jahrelang. Durch unser Alltagsverhalten haben wir verlernt, uns auf eine natürliche Art und Weise zu bewegen, wie es unserem Körper guttun würde. Wenn wir ein Kleinkind in seinen Bewegungen beobachten, entdecken wir eine physiologische Haltung in all seinen Handlungsabläufen. Egal ob es sitzt oder steht, die Haltung ist immer aufrecht, und zwar mühelos. Die Muskulatur ist ausgeglichen, es gibt weder Verkürzungen noch Dysbalancen. In die Hocke gehen Babys immer aus der Hüfte und den Knien. Erst im Laufe der Jahre passen sie sich dem Alltag an und sitzen mit dem Rücken angelehnt, einfach weil es bequem ist und weil sie daran gewöhnt wurden. In dieser sitzenden Stellung verbringen sie nun den größten Teil des Tages. Erwachsene geben durch ihr fehlerhaftes Sitz-, Steh-, Geh- und Bewegungsverhalten ein schlechtes Vorbild ab und tragen dazu bei, dass der Bewegungsapparat verkümmert.

Aber nicht nur die Körperhaltung, auch die Psyche hat mit der Entstehung von Bandscheibenvorfällen zu tun. Stellen Sie sich bitte vor, Sie sind durch Ihren Job chronisch überlastet. Die Überforderungen belasten das Nervensystem, was Sie schlecht schlafen lässt. Sie sind rundum verspannt, gestalten den Alltag viel zu einseitig, indem Sie ständig von einer Verpflichtung zu nächsten hetzen. Und wenn dann endlich mal Pause ist, sind Sie viel zu erschöpft für ein Haltungstraining. Sie sind froh, endlich auf der Couch gelandet zu sein, am besten mit einer Belohnung wie einem Gläschen Wein oder einer Packung Chips. Wenn Sie dann vielleicht auch noch wegen des andauernden Stresses unter Schlafstörungen leiden und die Bandscheiben sich durch die ständig erhöhte Muskelspannung nachts nicht ausreichend regenerieren können, sind Sie auf dem besten Weg in die strukturelle Schädigung der Bandscheiben. Diese sind ohnehin schon angeschlagen, da Sie aufgrund der ständigen Belastungen stets unbewusst eine Fehlhaltung einnehmen und sich über Ihre Haltung keine Gedanken machen. Wenig überraschend wäre es auch, wenn aufgrund dieser Lebensweise Ihre Muskeln längst verkümmert sind und Sie einige Kilo zu viel auf die Waage bringen, denn Stress macht letztendlich dick!

Ist Sport Mord?

Wir achten zu wenig auf unseren Körper und spüren nicht genügend in uns hinein, was wir wirklich brauchen. Grund dafür ist meist ein unausgewogener Lebensstil, der den Weg für die häufigsten Zivilisationskrankheiten wie Fettleibigkeit, Diabetes, Bluthochdruck, Herz-Kreislauf-Erkrankungen, Schlaganfall, Krebs und viele andere ebnet. Gut auf den Körper zu achten heißt aber nicht, dass wir einem Körperkult verfallen und einen sportlichen Raubbau betreiben sollen. Denn es geht dabei nicht um Leistung oder Bodytuning. Die Grenze zwischen Spaß und Zwang ist hier fließend und steht oft im Zusammenhang mit dem eigenen Selbstwert und dem Wunsch nach Anerkennung.

Was den Bezug zum eigenen Körper angeht, entwickeln sich meiner Erfahrung nach Entfremdungsprozesse häufig durch eine überhöhte Leistungsorientierung. Einerseits konnte ich bei manchen Patienten eine körperliche Verwahrlosung und Rückstellung gegenüber anderen Lebensbereichen beobachten. Andererseits beuten manche Menschen ihren Körper durch maßlose Leistungsforderung aus. Hobbysportler steigern sich in ihre Aktivität hinein, als ob es um die Teilnahme bei Olympia ginge. Da werden Trainingspläne ausgetüftelt und analysiert, Ernährungsformeln berechnet, Laktatmessungen gemacht und Kalorien gezählt. Teure Sportuhren werten eine Menge an Daten aus und nicht wenige Sportler geben ein Vermögen für den identitätsstiftenden Sportkult in Form von Laufschuhen, Spezialrädern, Nahrungsergänzungsmitteln und Fitnesstrainern aus, ohne sich die wichtige Frage zu stellen, wofür dieser ganze Aufwand eigentlich gut sein soll. Wenn ich als Therapeut so manchen übermotivierten und daher verletzten Hobbyathleten nach dem Motiv seines Tuns frage, höre ich vor allem vernünftige, aber auch heroische Aussagen: Es gehe um die Herausforderung, um den Ausgleich, um den Spaß, um die Gesundheit. Mag sein, dass dies oft auch stimmt. Mit der Zeit habe ich aber den Eindruck gewonnen, dass es oft vor allem um das eigene Ego geht, um die Kompensation von Selbstwert, manchmal sogar einen Ausdruck von Narzissmus bis hin zu Sucht- und Zwangsverhalten. Menschen, die unter Körperdysmorphophobie leiden, finden sich ständig unvollkommen und haben immer wieder etwas an sich auszusetzen. Entweder sind sie zu dick, zu dünn, zu klein, zu groß oder haben zu wenig Muskeln oder zu asymmetrische Brüste. Sie verbringen übermäßig viel Zeit mit Schminken oder dem Kaschieren von Körperteilen. Die ständige Beschäftigung mit dem eigenen Aussehen ist enorm stressig und kann zu sozialen Problemen führen. Besteht im Zusammenhang auch ein auffälliges Ernährungsverhalten, kann es sich auch um Essstörungen wie Bulimie oder Magersucht handeln. Eine differenzierte Diagnose muss selbstverständlich von einem Psychiater, Psychotherapeuten oder Psychologen gestellt werden.

Zwanghaftes Verhalten bezogen auf die eigene Gesundheit kann viele Gesichter haben. Obsessiv passen Betroffene den Alltag an die selbst aufgestellten Regeln an, die sich rund um körperliche Aktivitäten und Ernährungsvorgaben drehen. Dieses Verhalten führt häufig zu inneren und zwischenmenschlichen Spannungen und birgt in sich viel Druck und Konflikte. Der Fachbegriff für ein übertriebenes gesundes Essverhalten und die Auseinandersetzung mit der Qualität der Nahrung und deren Inhaltsstoffen sowie die Vermeidung von jeglichen ungesunden Nahrungsmitteln ist Orthorexie.

Die Grenzen zwischen gesunder Selbstfürsorge und krankmachendem Verhalten sind also fließend. Ausschlaggebend für die Anerkennung als krankhaftes Gesundheitsverhalten ist der Leidensdruck. Dennoch sind einige Trends in unserer Gesellschaft andauernde Trigger für die Überschreitung von gesunden Grenzen und damit meines Erachtens problematisch. Der Körper wird vom Geist domestiziert, Lifestyle wird erzeugt, Körperkult ist modern. Dies geschieht im Glauben, dass wir alles erreichen können, wenn wir nur hart genug arbeiten und an unsere eigene Kraft glauben. Wir setzen uns selbst unter Druck, ohne unsere Grenzen zu spüren oder zu akzeptieren.

Menschen streben nach Wettkampf und hegen den Wunsch nach Vergleich, um sich von anderen abzuheben, um sich im Selbstwert zu bestätigen. Das ist grundsätzlich gut, solange es nicht in einen wiederholten Drang nach Selbstbestätigung und Rivalität entartet. Krankhaft wird Sport, wenn eine Abhängigkeit besteht. Betroffene investieren übermäßig viel Zeit in Sport und vernachlässigen dadurch andere Lebensbereiche. Das Sozialverhalten wird zurückgestellt. Hinzu kommt eine unflexible Haltung – wenn einmal kein Sport gemacht werden kann, stellt sich Unruhe, Gereiztheit bis hin zu Angst und Schuldgefühlen ein. Dieses Verhalten führt oft dazu, dass Regenerationszeiten nicht eingehalten werden und Verletzungen nicht ausheilen können. Achillessehnenentzündungen oder Meniskusschäden werden chronisch. Im Fall von Verletzungen sind Betroffene meistens nur daran interessiert, wann sie wieder mit dem Training beginnen können, und sind schlecht gelaunt, wenn es zu längeren Trainingspausen kommt.

Viele machen intensiv Sport, weil sie fit bleiben möchten. Er soll als Ausgleich zu ihrem stressigen Bürojob dienen, der sie geistig und energetisch auslaugt. Das klingt vernünftig, manchmal hat es aber eine merkwürdige Widersprüchlichkeit. Diese Menschen sind gestresst und stressen sich weiter durch intensives Krafttraining oder endlose Radtouren. Dabei wird nämlich nicht bedacht, dass ein Organismus nur begrenzt in der Lage ist, Leistung zu erbringen, ganz gleich ob körperlich oder geistig. Das Nervensystem kann nur ein gewisses Maß an Erregung gut verarbeiten, bis es erschöpft ist. Bei intensivem Sport wird das Nervensystem ebenfalls angeregt, nicht selten sogar extrem strapaziert. In vielen Fällen bräuchte es eine Entschleunigung und Reduktion des eigenen Anspruchs. Begeisterte Sportler berücksichtigen das Thema Regeneration zwar oft – sie wissen, wie wichtig Schlaf ist und welche Aminosäuren die Erholung fördern. Auf psychosozialen Stress achten die meisten jedoch nicht, im Irrglauben, dass dieser sowieso durch das Sportprogramm besser wird. Grundsätzlich stimmt es, dass Bewegung und Sport zu einem besseren Gefühl und zu mehr Fitness führen, aber wenn ein intensives Sportprogramm eingesetzt wird, um innere Leere, Selbstwertprobleme, Angst und Nervosität zu unterdrücken, ist dies langfristig nicht die Lösung.

Sport hat eine große Bedeutung als Kompensation und Möglichkeit, unterdrückte Bedürfnisse in einer gesellschaftlich akzeptierten Form auszuleben (Sublimation, siehe Kapitel „Psychische Abwehrmechanismen“, S. 112 ff.). Wenn wir uns dieser Kompensation bewusst werden, haben wir eine neue Chance zur persönlichen Entwicklung, nämlich das dahinterstehende Bedürfnis zu erforschen und zu erkennen, woher eigentlich diese Gefühle kommen, die durch Sport befriedigt werden.

Leistungsanspruch und Überforderung

Ein hoher Leistungsanspruch führt uns die Entfremdung klar vor Augen. Hierzu möchte ich das Beispiel eines Menschen anführen, zu dem ich ein freundschaftliches Verhältnis habe. Es handelt sich um einen Bekannten,

Mitte sechzig, der auf eine sehr erfolgreiche Karriere als Manager zurückblicken kann. Immer wieder erzählte er stolz, welche großen Veränderungen er in seinem Unternehmen bewirkt, welche großen Entscheidungen er zu treffen hat, von Verantwortung über viel Geld und auch Menschen. Nach Mitternacht noch Meetings abzuhalten und Hände zu schütteln war für ihn jahrelang selbstverständlich und zeigte sein aufopferndes Engagement. Daneben besuchte er viele Kongresse und organisierte Veranstaltungen. Auf meine Frage, warum er dies alles so intensiv betrieb, war seine Antwort banal und klar: Weil er es könne, weil er noch jung genug sei und er es jetzt machen müsse, bevor es später nicht mehr geht, und weil von nichts nichts komme. Auf meinen Einwand, dass dieses Pensum doch sehr fordernd erscheint, erwiderte er mit einem beruhigenden Lächeln, das gleichzeitig etwas Heroisches in sich trug, dass er als Ausgleich wöchentlich 150 Kilometer Rad fahre, manchmal sogar auf nur zwei Etappen aufgeteilt. Das halte ihn fit, stärke sein Herz und lasse ihn geistig abschalten.

Ein Jahr später benötigte mein Freund aufgrund lebensbedrohlicher Herzrhythmusstörungen eine Herzkatheterablation. Dabei wird Herzgewebe durch Stromstöße verödet, um wieder einen normalen Rhythmus zu erhalten. Aufgrund einer Komplikation bei diesem Eingriff erlitt er einen kleinen Schlaganfall, glücklicherweise folgenlos. Letztlich hat er alles gut überstanden. Dennoch saß der Schock bei ihm tief, aber auch bei seiner Familie und bei mir. Er tat mir furchtbar leid, vor allem, da ich ihn als Gefangenen in seiner eigenen Burg vermute, dessen Kompensationsversuche erschöpft waren. Solch zerstörerische Prozesse einer ständigen Selbstüberforderung verlaufen schleichend über Jahre hinweg. Sie werden von den Betroffenen nur selten bewusst wahrgenommen.

Vom Unterdrücken der Gefühle

Neben der körperlichen Wahrnehmung fehlt oftmals auch die Fähigkeit, Gefühle wahrzunehmen und richtig einzuordnen. Vielfach erlebe ich in der

Praxis, dass Menschen ihre Gefühle unterdrücken oder nie gelernt haben, diese auszudrücken. Auch ich selbst war teilweise davon betroffen. Trauer zuzulassen und auszudrücken fällt manchen Menschen genauso schwer, wie Wut und Ärger herauszulassen. Diese Empfindungen werden als unangenehm und unangebracht bewertet und daher gerne unterdrückt. Für manche ist es schwierig, Gefühle zu differenzieren und zu benennen.

In vielen Situationen ist es einfach nicht möglich, seinen Gefühlen freien Lauf zu lassen. So muss die Wut auf den Chef bei einem Teammeeting genauso zurückgehalten werden wie die Erschöpfung des Alltags, wenn noch ein abendlicher Pflichttermin folgt. Beim Heimkommen blendet man den angesammelten Frust aus, indem man nicht über Belastendes spricht. Man möchte die Familie mit eigenen Problemen nicht belasten und auch sich selbst nicht weiter damit quälen, denn das würde noch einmal Energie fordern, die man abends nicht mehr hat. Das Unterdrücken unerwünschter Emotionen kostet viel Kraft. Für manche Menschen ist die Abspaltung unangenehmer Gefühle problemlos, dennoch müssen sie dafür einen Preis bezahlen. Sie bekommen dann möglicherweise leichter Kopfweh oder andere Anzeichen von Überforderung. Andere wechseln nach der Arbeit einfach in die Rolle des liebevollen Ehemanns oder der verständnisvollen Mutter. Belastungen in anderen Lebensbereichen werden am Familientisch zum Tabu.

Findet das unterdrückte Gefühl keinen Ausdruck, arbeitet es in einem weiter. Wenn ein Ausdruck und damit Ausgleich des Gemüts nicht gelingt, lässt sich eine Gereiztheit kaum noch verbergen. Es steigt dann das Bedürfnis nach Auszeit und Abstand, man erliegt einer vorzeitigen abendlichen Erschöpfung und möchte nur rasten, um am nächsten Tag wieder seiner Pflicht nachkommen zu können. Kurzfristig hilft es auch, den Fernseher anzumachen, um sich abzulenken. Langfristig leiden die zwischenmenschlichen Beziehungen durch solche Ablenkungen enorm. Menschen ziehen sich zurück, man distanziert sich voneinander. Innerlich braut sich ein giftiges Gemenge zusammen, was dann eines Tages bei einer Kleinigkeit eskaliert.

Ein besonders tragischer Fall der Entladung ist das Auslassen unterdrückter Gefühle an anderen. So wird der Frust häufig an nahestehenden Personen abgelassen, man lässt sie den Ballast des Tages spüren. Belanglose Diskussionen enden emotional und verletzend. Am folgenschwersten ist der dauerhafte Missbrauch von Kindern als emotionale Blitzableiter. Sie, die sich nicht wehren können, sind aufgrund ihrer Bedürftigkeit starker Reibungspunkt und werden ungewollt als Provokation aufgefasst. Ihr oftmals forderndes Verhalten lässt so manches emotionale Fass überlaufen. Manche Eltern nützen in solchen Situationen ihre Macht aus und es setzt grausame Bestrafungen wie Liebesentzug, Demütigungen oder körperliche Züchtigung. Dies kann schwere Entwicklungsstörungen bei den Kindern auslösen.

Das Nicht-Sprechen über Gefühle sowie eine permanente Rollenfixierung führen zur Unterdrückung jeglicher Authentizität. Manche sind nur noch in den Rollen gefangen, als Mutter oder Vater, Ehemann oder Ehefrau, brave Tochter, Angestellter, Chef etc., sie haben ihre Originalität verloren. Enttäuschungen werden gerne verborgen, um andere nicht zu kränken oder sich einem Konflikt nicht stellen zu müssen. Angepasstheit und Rollenfixierung dominieren und unterdrücken die Vielfalt des eigenen Seins und der eigenen Bedürfnisse, woraus zunehmend eine dringliche Bedürftigkeit erwächst. Langfristig führt diese Unterdrückung in die Krankheit oder aber aus der Not heraus zu extremen Verhaltensweisen.

Wie bereits erwähnt, können auch traumatische Ereignisse zu einer Abspaltung von Gefühlen führen. Oftmals bleiben die Folgen unverarbeiteter Missbrauchs-, Verlust- oder Entzugserfahrungen bestehen, obgleich Betroffene keinen Zusammenhang mehr zum Ursprungsereignis herstellen können. Der Überlebensinstinkt löscht durch unser psychischen Abwehrsystem Erinnerungen aus und verdrängt grausame, verletzende, übergriffige Ereignisse aus dem Bewusstsein. Was mit der Zeit bleibt, ist eine gefühlte Leere oder unterschwellige Nervosität, welche man nicht mehr versteht. Man begreift die Zusammenhänge nicht, spürt jedoch eine Belastung, vielleicht sogar eine ständige Angst tief in sich, ohne dafür eine Begründung zu finden. Dies beschämt die Betroffenen zusätzlich, da sie für ihre Gefühle keine Erklärung haben. Daher sperren sie diese Gefühle noch tiefer ein – ohne sie auszudrücken, ohne sie zu verstehen und ohne sich entlasten zu können.

Alkohol & Co. als untaugliche Problemlöser

Manche Menschen flüchten sich in krankmachendes Verhalten, um unangenehme Gefühle und belastende Gedanken zu überdecken. Der Griff zur Flasche ist ein gängiges Beispiel. Das Bier nach der Arbeit wird genutzt, um Schwere und Ballast loszuwerden und sich selbst zu belohnen. Freilich kann jede Art von Alkohol dazu dienen, den Tag hinunterzuspülen, oder man raucht eine oder mehrere Belohnungszigaretten, weil man wieder einen harten Arbeitstag wegblasen will. Auch Chips und Schokolade zum Fernsehen hat man sich wahrlich „verdient". Was sich als harmloses Ritual einschleicht, kann unbemerkt zu unkontrollierbarem Suchtverhalten führen, wenn aus Genuss Notwendigkeit wird. Der Augenblick der Befriedigung und Belohnung wird immer mehr ersehnt und nach und nach zum absoluten Zwang. Auch wenn Alkohol und Zigaretten legal sind, sind sie dennoch Gift für die Körperzellen. Die dahinterstehenden unterschwelligen Dauerbelastungen werden hier wahrlich ertränkt, erstickt oder abgespeist, es ist eine Art Selbstbetäubung.

Oft beginnen Menschen erst dann umzudenken und sich mit den Konsequenzen ihres problematischem Alkohol- und Zigarettenkonsums oder Essverhaltens auseinanderzusetzen, wenn sie unter gesundheitlichen Problemen wie Diabetes, Fettleibigkeit oder Bluthochdruck leiden. Dann ist es aber oft schon recht spät. Jährlich sterben 2,8 Millionen Menschen in der EU an den Folgen dieser Erkrankungen. Davor wurden die möglichen Risiken oft ignoriert oder verdrängt. „Mich erwischt es schon nicht. Und falls doch, so habe ich wenigstens gelebt." Floskeln wie diese sollen beschwichtigen und die Konsequenzen relativieren, falls eigenes Risikoverhalten überhaupt aus der Verdrängung ins Bewusstsein gelangt. Der Zeitpunkt der Entwöhnung verschiebt sich nach hinten, bis sich die bittere Erkenntnis aufdrängt, dass diese gar nicht mehr so leicht umsetzbar werden dürfte.

Wenn es um Tod und Krankheit geht, haben wir eine phänomenale Ausblendungsgabe. Wo immer der Tod im Raum steht, sind wir nicht anzutreffen, und umgekehrt. Egal wie schlecht es uns bereits geht, egal wie viele Zigaretten wir rauchen und wie viele Biere wir trinken, wir hoffen immer noch, davonzukommen. Derlei krankmachendes Verhalten ist in vielen Fällen der untaugliche Versuch, unangenehme Gefühle, Belastungen und Konflikte zu überdecken. In der oberflächlichen Absicht, sich selbst etwas Gutes zu tun, sich etwas zu gönnen und damit einen Ausgleich zu erbrachter Leistung und Anstrengung zu erzielen, sind sich die meisten nicht bewusst, dass es bessere Möglichkeiten gibt. Dennoch herrscht zugleich ein teil- oder unbewusster Selbstzerstörungsprozess, der sich wie ein roter Faden als Trauerspiel durch das Leben zieht.

Es kann sich bei diesem selbstschädigenden Verhalten um Resignation und Selbstaufgabe handeln. Das hintergründige Gefühl, ein irrelevantes Dasein zu fristen, ist oft aufgeladen von Enttäuschungen und Schuldgefühlen. Betroffene gestehen sich diese ablehnende und sich selbst strafende Haltung manchmal nicht ein, da sie schambehaftet ist und daher verleugnet oder ausgeblendet wird. Dieses Eingeständnis ist vielen peinlich und schmerzhaft. Tief in sich ahnen sie, dass sie sich gerade zugrunde richten, können aber das Verhaltensmuster nicht unterbrechen.

In manchen Fällen mangelt es generell an einem Gesundheitsbewusstsein sowie an einem Interesse an gesundheitlichen Maßnahmen, was die Abgabe der Verantwortung über das eigene Wohlbefinden verdeutlicht. Finanzielle Erschwernisse sowie unbefriedigende Jobs verstärken eine Ausrichtung, die ihren Ausdruck in leichtsinnigem, selbstschädigendem Verhalten findet. Unbewusst wird Schindluder mit der eigenen Gesundheit getrieben, als ob man nichts Besseres verdient hätte. Oder aber man will sein Anrecht auf ein leichtsinniges Leben gerade deswegen bewahren, weil das Schicksal so hart zugeschlagen hat. Allzu oft wird der Drang nach Genuss zu einem dauerhaften Kompensationsversuch. Man hat ein unstillbares Verlangen nach Wohlbefinden und Trost, welches aber nie erfüllt wird, weil die Befriedigung der dahinterstehenden Bedürfnisse nach Wärme, Schutz und Wohlbefinden ausbleibt. Die vermeintliche eigene Machtlosigkeit mündet in einer rigiden Lebensweise. Viele Menschen meinen, sie hätten ohnehin keinen Einfluss auf ihr Schicksal. So Gott will, wird alles so geschehen, wie es sein muss. Hinter diesem Gedanken steckt nicht selten eine schmerzliche Selbstaufgabe, gekoppelt an ein selbstzerstörerisches, manchmal autoaggressives Verhalten. Die unbewusste Selbstaufgabe ist ein schleichender Krankmacher.

Auswirkungen durch Vorgenerationen

In den letzten Jahrhunderten waren die Ereignisse in Europa geprägt von Machtmissbrauch und tragischen Kriegen. Diese Akte der Selbstzerstörung waren entweder Auslöser oder Ergebnis von tiefsitzenden, uralten Konflikten europäischer Völker, die weit in die Geschichte zurückgehen. Sie bereiteten den Menschen fürchterliches Leid und Schmerz.

Bedenken Sie beispielsweise, dass noch letzte Zeitzeugen aus dem Zweiten Weltkrieg am Leben sind. Um die historischen und transgenerationalen Auswirkungen auf unsere heutige Gesundheit zu begreifen, lohnt sich ein genauerer Blick auf diese Zeit. Deutsche und Österreicher waren Täter und Opfer, jedenfalls Verlierer. Die NS-Kultur stilisierte das eigene Volk zur Herrenrasse; Wettkampf, Leistung und Anspruch in größenwahnsinniger Dimension waren der Appell an die Menschen. Stark sein, kämpfen für Ehre und Vaterland. Stellen Sie sich das ungeheure Leid vor, welches diese Generation erfahren hat. Welche Werte sich daraus geprägt haben, welche Glaubenssätze hier gewachsen sind, welche Traumatisierungen hier wirkten. Hinzu kam die Prägung aus einer vorhergehenden Generation, welche von den Erfahrungen im Ersten Weltkrieg gebrandmarkt war. Ganz Europa war erschüttert von diesem großen Krieg. Von der Front kamen Veteranen, welche oftmals nicht ehrenvoll behandelt wurden. Als Kriegsverlierer fühlten sich die Heimkehrer mehr wie Schuldige denn als Helden. Kriegstraumatisierte wurden als Frontverweigerer abgestempelt, als feige und unbrauchbar denunziert. Ein ganzes Kaiserreich erlitt einen schweren Identitätsverlust. Der Zerfall eines Weltreiches bildete mit all den kriegerischen Ereignissen und Erlebnissen schmerzhafte Erfahrungen, welche den Menschen tief unter die Haut gingen.

Nach dem Zweiten Weltkrieg wurden Nazigeschichten und Judenverfolgung von einem Tag auf den anderen verdrängt, verleugnet oder bestritten. Die Glaubenssätze und Parolen der Weltkriegsgenerationen wie „Durchhalten! Ohne Fleiß kein Preis! Für Ruhm, Ehre und Vaterland! Echte Männer müssen stark sein! Eine Frau schweigt und erfüllt ihre Pflicht!" wurden an die Kinder weitergegeben. Alkohol betäubte vielerorts die Wunden der Vergangenheit für den Moment, führte in vielen Familien aber auch zur Eskalation in Form von boshaftem Verhalten. Durch die Tabuisierungen von Kriegserfahrungen erlebten Frauen und Kinder zusammenhanglose Gefühlsausbrüche der aus dem Krieg zurückgekehrten Männer. Das Zusammenleben gestaltete sich meist als unberechenbar, unsicher und beängstigend. Nicht selten wurden der elterliche Frust, die Verzweiflung sowie die Überforderung an den Kindern ausgelebt. Schuldgefühle entstanden bei Groß und Klein. Viele Kinder wurden nach dem Zweiten Weltkrieg durch raue Maßnahmen zu abgehärteten Erwachsenen. Sie gaben ihre Lebensgeschichte an die nächste Generation weiter. Es handelt sich hier um unsere Eltern, Großeltern und Urgroßeltern. Bedenken Sie, aus welchen Werten und Denkweisen unsere eigenen Vorstellungen und Glaubenssätze geprägt sind.

Vielleicht fühlen sich manche Leser in diesem Kontext nicht angesprochen. Vor allem dann, wenn sie der Meinung sind, dass in der eigenen Herkunftsfamilie immer alles glatt gelaufen ist. Die Vorstellung, dass etwas, was der Urgroßvater erlebt hat, mit einem selbst und dem eigenen Verhalten zu tun haben könnte, erscheint zuerst absurd, ist es aber keineswegs. Selbst bei Familiengeschichten, die auf den ersten Blick harmlos scheinen, sind generationenübergreifende Wirkungen vorhanden. Denn oft ist es das Ungesagte, das Ausgelassene, das Verschwiegene, das bis heute wirkt und wie ein blinder Fleck an uns haftet. Angespannte, ja, man kann sagen, mystische Atmosphären füllen die Wohnzimmer, wenn bei einem bestimmten Thema plötzlich der Vater eine steinerne Miene zieht, aufhört zu sprechen und den Raum verlässt. Die Mutter meint beschwichtigend, auf dieses Thema soll man den Papa nicht ansprechen, da ist er immer gereizt, er hat schwer und hart gearbeitet und braucht seine Ruhe. Diese Verworrenheit hinterlässt Spuren tief hinein in unsere heutige Lebenswelt. Das Unbewusste wirkt in unsere heutigen Entscheidungen hinein.

Der Sohn, dessen Vater so gerne Arzt geworden wäre, aufgrund der damals schwierigen Umstände aber nicht studieren konnte, wird zum Stolz des Papas Arzt. Dass ihm das allerdings keine große Freude bereitet, muss er zu Hause tunlichst verschweigen, denn das würde niemand verstehen, ist dieser Beruf doch in der Familiengeschichte mit Sehnsucht und anderen positiven Attributen aufgeladen, was der Sohn wohl weiß. Solche Konstellationen können zu familiärer Entfremdung führen. Diese unbewussten Bürden der Vorfahren trägt die nächste Generation wie einen unsichtbaren Rucksack mit sich. Sie können auch eine Generation überspringen. So kann jemand im Gegensatz zu seinem devoten Vater zu einem dominanten Patriarchen werden, der das Erbe des Großvaters unbewusst fortsetzt.

All das sind keine Mutmaßungen; die wissenschaftliche Forschung belegt eindeutig, dass Stress und Trauma gesundheitliche Auswirkungen auf die folgenden Generationen haben. Studien machen deutlich, wie nachhaltig unser Organismus durch die vorherigen Generationen geprägt ist und wie wichtig die Aufdeckung familiärer Hintergründe für die Nachhaltigkeit eines Heilungserfolges ist. Beispielsweise zeigen Studien bei Menschen, die während des Zweiten Weltkriegs im niederländischen „Hungerwinter" im Mutterleib waren, ein erhöhtes Risiko, an Diabetes, Herz-Kreislauf-Erkrankungen und Fettleibigkeit zu erkranken. Ihre schwangeren Mütter hatten im Winter 1944/1945 unter der schweren Hungersnot zu leiden, bei der rund 22.000 Personen starben.

Die Erfahrungen unserer Vorfahren können Einfluss auf die Art und Weise haben, wie unsere Gene abgelesen werden. Das bedeutet, dass vergangene Ereignisse dazu führen können, dass bestimmte Gene aktiviert oder deaktiviert werden. Dies wiederum beeinflusst, wie anfällig wir für Krankheiten sind. Natürlich hat auch unser eigenes Verhalten wiederum Auswirkungen auf *unsere* Nachkommen. Es ist also von großer Bedeutung, sich transgenerationaler Auswirkungen bewusst zu werden. Sie verweisen auf unsere Verantwortung – unser Handeln und Verhalten prägt nicht nur unsere eigene Gesundheit, sondern auch die unserer Nachkommen. Das Wissen um diese Zusammenhänge kann uns auch entlasten, indem wir erkennen, dass die Vergangenheit, mit der wir nie in Berührung waren, Einfluss auf uns hat. Erkenntnis kann entlasten und erleichtern. Sie befriedigt den Drang nach der Auflösung eines großen Puzzles und gibt Aufschlüsse über die Frage jedes Kranken, nämlich nach dem Warum, nach den Ursachen und Auslösern der Erkrankung.

Keinesfalls soll, lieber Leser, das eben Beschriebene zu familiären Schuldzuweisungen führen. Wir suchen keine Schuldigen, sondern Erklärungen. Ich möchte, dass Sie diese Zusammenhänge verstehen und sie für Ihre künftigen Heilprozesse nutzbar machen können.

Ohne dieses Wissen wirken diese generationenübergreifenden Prozesse in uns wie blinde Flecken und geben uns ein Gefühl der Ohnmacht im Kontext unserer Beschwerden. Wir geben sie sonst ungewollt weiter und belasten unsere Kinder. Um einen aufklärenden Einblick hinter die eigene Fassade der Familiengeschichte zu bekommen, empfehle ich die Zusammenarbeit mit einem erfahrenen Therapeuten für transgenerationale Aufstellungen.

Identitätskrise und soziale Entfremdung

Generell lässt sich festhalten, dass die dynamischen Entwicklungen der letzten Jahrzehnte zu rasanten gesellschaftlichen Veränderungen geführt haben und bei vielen Menschen Ängste und Gefühle der Entfremdung hervorrufen.

Viele sind auf der Suche nach der eigenen Identität. Sie fragen sich, wer sie eigentlich sind und wer sie sein möchten. Sie hinterfragen sich selbst und den Sinn ihres Daseins. Möglicherweise führen die Verwirrungen und die endlose Suche nach der eigenen Bestimmung und Identität auch in Resignation und Verunsicherung oder, schlimmer noch, in die Depression.

Wir leben in einer Zeit, in der hierzulande Individualität als Maß aller Dinge gilt. Im Versuch, einzigartig und individuell zu sein, folgt man unbewusst dem Trend der Zeit. Man gruppiert sich solidarisch mit Minderheiten, ohne zu merken, dass es sich um Massenveranstaltungen handelt, bei denen es vorzüglich ums Feiern geht, und dass andere lang umkämpfte Diskriminierungen seit Jahrzehnten unverändert fortbestehen (Lohnunterschiede zwischen Männern und Frauen sowie unterschiedliche Berufschancen werden mit genderneutralen Pronomen und gendergerechten Anreden überdeckt). Man stellt sich oppositionell gegen konservative Strömungen, um seine Progressivität und Andersheit zu verdeutlichen, ohne bei all den komplexen Globalisierungsprozessen klar differenzieren zu können, was nun eigentlich Fortschritt und was Ausdruck von Gesellschaftsverfall ist. Man regt sich über den Klimawandel auf und fliegt gleichzeitig mit dem Billigflieger in den Urlaub. Man weiß über diese Diskrepanz, doch man kann sie nicht lösen.

Menschen können sich von ihrem sozialen Umfeld entfremdet fühlen. Das betrifft sowohl ihre Arbeit als auch private Beziehungen. Im modernen Arbeitsleben ist die Entfremdung bereits weit fortgeschritten. Die Work-Life-Balance als Ausdruck eines sozialen Entfremdungssyndroms führt vor Augen, wie es um unsere Gesellschaft bestellt ist. Es ist nicht nur die Resonanz auf die Workaholic-Kultur der vorherigen Generation. Die unterschiedliche Leistbarkeit entkoppelt von gewissen traditionellen, sinnstiftenden Strebungen. Ein Beispiel: Ein Flug innerhalb Österreichs ist teilweise billiger als eine Bahnfahrt, ein Eigenheim ist aber selbst für Besserverdiener unerschwinglich. Zudem führen auch sinnlose Arbeitsprozesse zu einer starken Entfremdung. Warum fünfzig Stunden wöchentlich für ein Großunternehmen schuften, wenn die Aufgabenstellungen komplett planlos oder unstrukturiert erscheinen und die

Relevanz des Gelingens für den Konzern fraglich ist? Noch viel dramatischer ist die Lage, wenn sich der einzige Grund für die weitere Verrichtung der Arbeit als Zahl auf dem Konto am Ende des Monats darstellt.

Es gab Zeiten, in denen man direkt an der Herstellung eines Produkts beteiligt war. Man arbeitete auf dem Feld, in der Weberei am Tuch und Stoff, man arbeitete direkt mit und am Menschen, spürbar im Sinn des allgemeinen und eigenen Wohls. Mag sein, dass diese Menschen materiell ärmer waren. Dass sie aber auch so unzufrieden und sinnsuchend waren wie viele Bessergestellte heute, wage ich zu bezweifeln. Jeder Aufwand, so hart es auch war, hatte eine Logik, nämlich zu überleben, seine Familie gut über den Winter zu bringen. Insgesamt haben sich in den letzten hundert Jahren die Umstände und Arbeitsbedingungen deutlich verbessert. Der Überlebenskampf ist einem steigenden Wohlstand gewichen, der auch in die ärmeren Schichten Einzug fand. Heute muss man in Europa nicht mehr Kohle schaufeln für sein Brot, Kinderarbeit gehört glücklicherweise der Vergangenheit an. Die Kühlschränke sind in der Regel voll, die Heizungen funktionieren, wir haben mehrheitlich sogar Zeit und Geld für Urlaubsreisen in entfernte Länder. Es scheint, als müssten wir sehr zufrieden sein. So wie unser Wohlstand stetig steigt, so steigt aber auch unser Anspruch. Gleichzeitig verdichtet sich eine zunehmende soziale Ungleichheit. Während rund fünf Prozent der Österreicher mehr als die Hälfte des Vermögens besitzen, hat ungefähr die Hälfte der Österreicher weniger als 2,8 Prozent des Gesamtvermögens. In Deutschland hielt 2017 das reichste Prozent der erwachsenen Bevölkerung rund 18 Prozent des gesamten Vermögens. Das entsprach so viel, wie die ärmsten 75 Prozent zusammen hatten. In der Schweiz betrug 2022 der Vermögensanteil des Top-1-Prozent 44 Prozent des gesamten Vermögens. Sie Summe der reichsten 20 Prozent ist 4,8-mal höher als die der ärmsten 20 Prozent. Der europäische Durchschnitt lag damals bei 4,7-mal.

Zugleich ist eine Verzerrung zwischen gesellschaftlichen Idealen und realen Herausforderungen kaum zu leugnen. Menschen streben individualistisch nach Selbstverwirklichung, bleiben aber meist im Stadium der Selbstsuche hängen und verheddern sich in den Wirren diverser Scheinoptionen. Zugleich treiben Herausforderungen wie Klimawandel oder steigende Kosten bei Lebensmitteln und Mieten die Menschen in die Existenzbedrohung. Resignierend ziehen sich die Menschen wie in der Biedermeierzeit in den eigenen Mikrokosmos zurück, in dem sie nach Halt und Sinn suchen. Dieser Kontrast weist auf eine soziale Entfremdung mit all ihren sich selbst aufrechterhaltenden Spiralen hin.

Der Umgang mit den Mitmenschen hat sich in den letzten Jahren konträr und damit perfide zu den eigenen Bedürfnissen gewandelt. In den Köpfen vieler Menschen steht das Sicherheitsbedürfnis dem solidarischen und sozialen Gemeinschaftsgefüge gegenüber. An dieser Stelle ist ein Perspektivenwandel angeraten: Gemeinschaft ist die Grundvoraussetzung für Sicherheit. Nach meinen Beobachtungen besteht in unserer Gesellschaft der Versuch, das eigene Sicherheitsbedürfnis durch Abgrenzung und zunehmende Distanzierung gegenüber der Gemeinschaft zu erreichen. Viele wenden sich von der Gesellschaft ab, solange kein Bedarf besteht. Sie verspüren weder Verantwortung noch das Vertrauen, dass ihr Handeln Wirksamkeit hätte. Zu fremd erscheinen Globalisierungsprozesse, zu gewohnt ist es, dass die Verantwortung bei sogenannten Volksvertretern liegt, über deren Fehlleistungen und Korruptionsskandale maximal nur noch Bestätigung eingeholt wird, dass ohnehin bereits alles vor die Hunde geht und sich moralische Verdorbenheit durch alle Reihen zieht.

Sobald aber das Bedürfnis an Schutz wächst, werden Forderungen an den Staat gestellt. Diesen Opportunismus einiger Menschen konnten wir zuletzt in der Coronakrise erleben. Wenn der Hut brennt, soll der Staat einspringen; Hilfspakete, Wirtschaftsfonds und Rettungsschirme wurden ständig neu geschaffen und nach dem Gießkannenprinzip ausgeschüttet. Gleichzeitig sahen viele ihre Freiheitsrechte bedroht und demonstrierten gegen die Unterjochung, Autokratie und Bevormundung durch denselben Staat. Hier erkennen wir die sozialen Konflikte und die Spaltung in der Gesellschaft in ihrer Reinform: Das Ich gegenüber dem Wir, das Individuum gegenüber dem

Kollektiv, Selbstverwirklichung gegenüber sozialer Verantwortung, Freiheit gegenüber Sicherheit. Die Gesellschaft ist gespalten. Wir stecken in einer Identitätskrise. Diese ist leider im Gegensatz zur Coronakrise andauernd und zunehmend.

Die angeblich sozialen Medien als Trugbild unserer Zeit

Während der letzten Jahrzehnte zeigte sich auch eine bedenkliche Veränderung in der Kommunikation. Der persönliche Kontakt wurde immer mehr durch den virtuellen ersetzt. Verdeutlicht wird diese Entwicklung durch die zunehmend dominante Stellung der sogenannten sozialen Medien. Diese sind nur ein Abklatsch sozialer Begegnungen. Längst werden sie auch dazu benutzt, die Zeit in den öffentlichen Verkehrsmitteln und überhaupt jede Wartezeit zu verkürzen, indem durch die Profile gesprungen wird und die neuesten Posts kommentiert werden. Unternehmen Sie ein Selbstexperiment und versuchen Sie, sich während einer Bahnfahrt aufmerksam dem Hier und Jetzt zu widmen, ohne sich von Ihrem Mobiltelefon ablenken zu lassen. Achten Sie ausschließlich auf die Wahrnehmung der Sinne, ohne Gedanken zu folgen. Falls Sie Erfolg haben sollten, können Sie die Zeit nutzen, um sich einen Eindruck davon zu machen, wie Ihre Mitfahrgäste die Fahrtzeit verbringen. Ein schauderhaftes Vergnügen, eindrücklich wie im Zombieland.

Viele Millionen Selfies werden täglich in die virtuelle Welt geschickt. Doch was bedeutet es, wenn man jede Belanglosigkeit, jedes Essen und jede Location mit sich im Vordergrund postet? Ich würde sagen, dass sich dahinter vor allem ein tiefer Drang nach Anerkennung und Aufmerksamkeit verbirgt. Ja, sogar eine Sehnsucht nach Wertschätzung, indem man sich der Öffentlichkeit zur Bewertung verfügbar macht, in der Hoffnung, endlich wichtig zu sein und Beifall zu bekommen. Wen man früher Wichtigtuer nannte, der wird heute ehrfürchtig als Influencer betitelt. Diese Menschen führen ein Leben mit und vor der Kamera. Einige Influencer wollen aber nicht nur gesehen werden. Sie spekulieren ernsthaft darauf, mit ihrer Verfügbarkeit und der erzeugten Gefolgschaft Geld zu verdienen. Ständig muss alles gepostet werden, was dazu dient, ein gewisses Bild von sich zu erzeugen. Dies führt zu einer Imitation eines Selbstbilds, wie man es gerne hätte oder glaubt, dass es gut bei anderen ankommt. Dabei wird übersehen, dass diese Scheinwelt nicht nur Bewunderung, sondern auch Neid und Irritation erzeugt.

Junge Mütter, die unausgeschlafen und erschöpft nach Rat suchen, sehen Videos mit Erziehungstipps von „Vorzeigemamis", die ihnen erklären, wie man die ohnehin schon überhöhten gesellschaftlichen Ansprüche vermeintlich spielend erfüllen kann. Mit frisch gewaschenen Haaren erzählen sie von ihren Yoga-Ausgleichsprogrammen und wie sie es schaffen, trotz aller Anstrengungen Sport zu treiben, zu kochen, einzukaufen und die Kleinen bestens zu versorgen. Dabei haben sie ein Dauerlächeln im Gesicht. Es kann das Selbstwertgefühl massiv belasten und Schuldgefühle auslösen, wenn man glaubt, sich mit diesen Personen vergleichen zu müssen.

Meistens versuchen Influencer, eine bestimmte Identität zu schaffen. Gefragt ist vor allem das Bild eines erfolgreichen und/oder gutaussehenden Menschen, jung, schick und wenn möglich zu einer bestimmten Society gehörend. In Wahrheit entsteht durch die ständige Inszenierung der geposteten Ausschnitte aus dem Leben eine Scheinidentität, die wenig mit der Wahrheit gemein hat. Die triviale Existenz, das einfache Sein, das Auf und Ab des Lebens mit all seinen Schattenseiten bleibt ausgeblendet. Die schwierigen, anstrengenden Momente des Alltags werden ausgelassen, die Momente der Müdigkeit, der Langeweile, des Zweifels und die unspektakuläre Alltäglichkeit fehlen vollkommen oder werden permanent in ihrer Bedeutung relativiert und überspielt. Niemand postet gerne den Moment, in dem er im Büro übermüdet und sinnentleert auf den Bildschirm starrt. Was ungewollt, aber umso deutlicher durchblitzt, sind die eigene Rastlosigkeit, ein großes Bedürfnis nach Wertschätzung und die Bedürftigkeit nach Anerkennung. Man muss ständig so tun, als wäre das Leben tatsächlich so wie das eigene Profil. Das strengt an, führt zu Dauerstress und frustriert obendrein.

Die selektierten Eindrücke bedienen die Sehnsüchte der Follower. Sie sehen Idealwelten, die nicht existieren, in denen sie aber gerne leben würden. Der Wunsch nach dem guten, ja paradiesischen Leben verblendet die Wahrheit für alle, die sich täuschen lassen. Die Zahl der Follower gilt als Statussymbol und bestätigt die eigene Wichtigkeit und Beliebtheit. Der virtuelle Erfolg fordert seinen Preis: Ständig zu posten und sich mit anderen auszutauschen, der Zwang, nachzusehen, was sich im eigenen Profil und in dem von anderen abspielt, das Verlangen, ständig auf neuestem Stand zu sein, kann in Zwangsverhalten oder Sucht münden, jedenfalls zu psychischen Belastungen führen. Die Anzahl der Likes dient als Seelenbalsam und gibt dem nach Aufmerksamkeit lechzenden Ego Nahrung. Bleiben diese Zeichen der eigenen Wichtigkeit aus, leidet dieses. Wenn auf ein Posting keine oder gar kritische Kommentare folgen, kann dies sehr rasch ein Gefühl der Einsamkeit, des Misserfolgs und der Wertlosigkeit auslösen. Blamagen können zu Cybermobbing und tragischen Entwicklungen führen.

Die Auswirkungen von Stress

Auf den letzten Seiten haben wir verschiedene Entfremdungsprozesse besprochen: was einen von sich selbst entfremden kann, wie sich das äußert (Sport, die Schuld bei anderen suchen, eine falsche Lebensführung, die Unterdrückung von Gefühlen, die Flucht in Suchtmittel, was die Politik und die Arbeit damit zu tun haben und wie sich Social Media auswirken). Zusammenfassend sei festgehalten, dass all diese vielfältigen Entfremdungsprozesse kumuliert, aber auch einzeln zu negativem Stress und zu Überforderung führen. Diese Belastungen wirken auf uns destruktiv und führen zu Fehlverhalten und ungesundem Lebensstil. Wir verlieren die Verbindung zu uns selbst und zu unserer Umgebung, Leere und Unsicherheit entstehen, beides sind unterschwellige Stressoren. Wir sind nicht mehr in der Lage, die Gründe für unsere Probleme zu erkennen, und fühlen uns hilflos und unsicher im Hinblick auf unsere Zukunft und unsere Entscheidungen, weshalb viele von uns auf populäre Ansagen hereinfallen oder sich gänzlich von Zukunftsperspektiven entsagen. Manchmal kompensieren wir diesen Stress besser, manchmal weniger gut. Dadurch entstehen Missverständnisse und wir fühlen uns von unserer Umwelt bedroht oder aber wir verunsichern diese durch unser Verhalten und unsere Handlungen und Aussagen. Dieser Stress kann uns schwächen und anfälliger für Krankheiten machen. Es ist ein Teufelskreis, bei dem der aufgestaute Stress zu immer mehr Problemen führen kann, bis wir letztendlich krank werden, falls wir keine positiven Gegenmaßnahmen ergreifen. Viele verschiedene Stressoren – oft unbewusst und lang andauernd – wirken zusammen. Sowohl die Dauer als auch die Intensität sind von Bedeutung, wobei die Gesamtheit aller Stressoren über die bloße Addition der Einzelkomponenten hinausgeht. Ohne Aufarbeitung wirken längst vergangene Ereignisse bis in unsere Gegenwart hinein und bestimmen unser Denken und Verhalten. Sie können uns psychisch und physisch krank machen.

Wie bereits beschrieben, hängen die Auswirkungen von Stress auf unsere Gesundheit davon ab, wie stark positive und unterstützende Einflüsse entgegenwirken. Es ist bekannt, dass beispielsweise ein niedriger Bildungsstand, finanzielle Not oder das Aufwachsen mit nur einem Elternteil Risiken darstellen, frühzeitig zu erkranken. Diese Determinanten sind aber nicht bestimmend. Schützende Faktoren können zum Beispiel liebevolle Verwandte, eine gute Freundin oder ein geliebtes Haustier sein. Sie können die negativen Folgen abfedern. Es gibt jedoch Menschen, denen von Geburt an besonders schwere Lebensläufe anhängen. Wenn man in destruktive soziale Beziehungen verwickelt ist, keine Ausbildung abschließen kann, finanzielle Not erleidet und sich die Muster des Scheiterns durch das Leben ziehen, spricht man von einer sogenannten *Negativkarriere*. Meist entwickeln sich daraus auch *Negativkonzepte*: die Welt als bedrohlicher Ort, das eigene Scheitern als Prophezeiung eines negativen Selbstbilds, eine pessimistische Erwartungshaltung. Auch die Herausforderung und das damit erwartete

Scheitern an einer Krankheit stehen im Kontext dieser Negativkarrieren. Ihr Schicksal haben sich diese Menschen nicht ausgesucht, sie sind in ihren Milieus verhaftet.

Wir blicken nun detailliert auf die einzelnen Folgeerscheinungen andauernder kumulierender Stressoren.

Stress kann über Tage, Wochen, Monate oder sogar ganze Lebensabschnitte andauern. Wie oben beschrieben, hat chronischer Stress eine starke negative Auswirkung auf unser Hormon-, Nerven- und Immunsystem und damit auf unsere Anfälligkeit für Krankheiten. Die Nebennieren schütten in Stresssituationen Cortisol aus. Wenn aber bei chronischem Stress dauerhaft Cortisol ausgeschüttet wird, unterdrückt dieses unser Immunsystem. Cortisol wirkt zudem appetitanregend, daher neigen wir, wenn wir gestresst sind, zu Heißhungerattacken und konsumieren gerne ungesunde Lebensmittel wie Schokolade, Fertigprodukte oder Chips. Die Folge ist, dass wir in stressigen Zeiten zunehmen. Nun ist es wichtig zu wissen, dass unser Fettgewebe wesentlich mehr als nur ein Energie- und Wärmespeicher ist. Fett kann selbst auch Hormone ausschütten, außerdem hat es einen indirekten Einfluss auf die Insulinausschüttung. Wenn die Hormonbalance durch Stress, Entzündungen oder schlechte Ernährung gestört ist, wird der Körper gegen Insulin resistent, was zur Entwicklung von Diabetes Typ 2 beiträgt. Besonders das um die Organe herum angelagerte Fett gilt als entzündungsaktivierend und wird mit Herz-Kreislauf-Erkrankungen in Zusammenhang gebracht.

Psychosozialer Stress in der Schwangerschaft kann das Immunsystem des Fötus negativ beeinflussen. Dies kann das Infektionsrisiko des Säuglings enorm steigern. Durch den Cortisolanstieg kann es zu epigenetischen Veränderungen und folgenschweren immunologischen Fehlentwicklungen kommen. Wir sprechen hier nicht bloß von einer kurzfristigen Anfälligkeit, sondern von dauerhaften Schädigungen und Sensibilisierungen. Solche Störungen können permanente Entzündungen verursachen, die zu chronischen Erkrankungen führen. Diese Mechanismen der Entstehung von

Krankheiten sind vielfältig und selten bewusst wahrnehmbar. Auch psychische Belastungen in der frühen Kindheit können zu Störungen im Immunsystem beitragen, wodurch es im späteren Leben zu Autoimmunerkrankungen kommen kann.

Die Wechselwirkungen von Stress, Entzündungen und Ernährung verändern auch unser Darmmilieu. Der Darm kann dadurch durchlässig für Bakterien werden, sodass diese in den Blutkreislauf gelangen und wiederum systemische, chronische Entzündungen auslösen. Dauerstress bewirkt hier einen verheerenden Teufelskreis und erklärt die Zusammenhänge zwischen psychosozialem Stress, Adipositas und Diabetes Typ 2, chronischen Darmerkrankungen sowie Herz-Kreislauf-Erkrankungen und Schlaganfällen. Das Allerwichtigste dabei ist, dass diese Abläufe niederschwellig und andauernd sind. Wir sind uns des Ausmaßes und der langfristigen Folgen einer schlechten Ernährung kaum bewusst und doch nehmen Schweizer durchschnittlich 39 Kilo Zucker pro Jahr zu sich. In Deutschland sind es rund 33 Kilo pro Kopf pro Jahr. Der Durchschnittsösterreicher konsumiert ungefähr 30 Kilo Zucker pro Jahr. Das entspricht einer Menge von ungefähr 90 Gramm pro Tag. Die WHO-Empfehlung liegt zwischen 25 und 50 Gramm freiem Zucker täglich, abhängig von Alter, Kalorienverbrauch und Geschlecht. Das entspricht 5 bis 10 Teelöffel täglich. Zur Veranschaulichung: Ein Glas Limonade enthält bereits bis zu 30 Gramm Zucker.

Stress und Entzündungen

Stress löst also Entzündungen aus. Umgekehrt lösen aber auch chronische Entzündungen im Körper Stress aus. Beides kann die DNA unserer Zellen schädigen, was zur Entstehung von vielen Krankheiten, wie beispielsweise Krebs, beiträgt. Im Tierversuch wurden die Zusammenhänge von Stress und Krebs klar herausgearbeitet. Wenn dann auch noch das Immunsystem aufgrund einer Fehlfunktion, zu der es durch langanhaltenden Stress kommen kann, die Krebszellen nicht als fremd erkennt, kann der Krebs nicht bekämpft werden. Ein gestörtes Immunsystem kann die Entstehung von Krebs nicht so gut verhindern.

Eine Art der chronischen Entzündung ist die stille Entzündung. Diese Art von Entzündung ist dermaßen unterschwellig, dass sie keine der klassischen Entzündungsreaktionen im Körper wie Rötung, Schwellung, lokale Erwärmung, Schmerz oder Funktionseinschränkungen auslöst. Stattdessen wirkt sie ständig und andauernd im Stillen und lässt Betroffene jahrelang „in Flammen stehen", ohne dass sie es bemerken. Die Entzündung ist so niederschwellig, dass normale Laborbefunde sie gar nicht erfassen können. Bei einer gewöhnlichen Blutuntersuchung erscheint man also gesund, obwohl permanent krankmachende Reaktionen im Körper ablaufen. Studien weisen auf den Zusammenhang von chronischen Entzündungen und der Entstehung von Diabetes, Bluthochdruck, Fettleibigkeit, Arteriosklerose, Rheuma, Autoimmunerkrankungen, chronischen Lungenerkrankungen, Herz-Kreislauf-Erkrankungen und Krebs hin. All diese Erkrankungen weisen sowohl physische als auch psychische Faktoren auf. Es handelt sich um einen Teufelskreis, wobei Entzündungen Stress erzeugen, welcher wiederum die Entzündungen aufrechterhält. Was mir von allerhöchster Wichtigkeit erscheint, ist die Tatsache, dass wir uns dieser wechselseitigen Einflüsse bewusst sein müssen. Gutes und Schlechtes kann sich ausgleichen. Überwiegt das Schlechte, sinkt unsere Resilienz und unsere Anfälligkeit steigert sich.

Werfen wir nun einen Blick in unser spannendes Stressabwehrsystem.

Unser Stressabwehrsystem

Körperliche Abwehrmechanismen

Wir können uns vor Stress sowohl durch körperliche als auch durch psychische Komponenten schützen. Zu den körperlichen Abwehrmechanismen zählt unser Immunsystem. Es ist das prominenteste Abwehrsystem und wird in ein angeborenes und ein erworbenes Immunsystem unterteilt. Während das angeborene Immunsystem genetisch bestimmt ist, ist das erworbene dynamisch und erlernt Abwehrmechanismen durch den Kontakt mit Viren und Bakterien. Es hat sogar ein Gedächtnis und kann sich an Krankheitserreger erinnern, mit denen es schon einmal in Kontakt war. Dadurch ist es in der Lage, bei erneutem Erregerkontakt schneller und effizienter gegen diesen vorzugehen. Wir Menschen können unser Immunsystem trainieren. Wir nutzen diese Möglichkeit beispielsweise bei Impfungen oder auch, indem wir uns positivem Stress aussetzen, wie etwa der Hitze in der Sauna oder Kältebädern.

Das Immunsystem kann eigenständig reagieren, indem es Krankheitserreger identifiziert und durch sogenannte Fresszellen bekämpft. Dies führt zu Entzündungsreaktionen, die charakteristische Merkmale wie Rötung, Schwellung, Erwärmung, Schmerz und eingeschränkte Funktion mit sich bringen. Jeder kennt das, wenn sich zum Beispiel eine kleine Wunde infiziert. Sind diese Merkmale alle vorhanden, sprechen wir von einer akuten Entzündung. Durch das Immunsystem werden spezielle Antikörper gegen die Erreger produziert. Diese können die Krankheitserreger direkt erkennen und somit auch schneller ausschalten. Kämpft das Immunsystem mit eingedrungenen Krankheitserregern, sind wir müde und abgeschlagen und wir verhalten uns wie Erkrankte – wir schonen uns und bleiben vielleicht einige Zeit im Bett. Dieses Verhalten – das sogenannte „Sickness Behaviour“ – hilft dem Organismus, sich ganz auf die Heilung zu konzentrieren und die gesamte Energie in diesen Prozess zu stecken. Während wir uns ausruhen, arbeitet unser Immunsystem auf Hochtouren an unserer Heilung.

Bestimmte Organe sind Teil des Immunsystems, da sie eine wichtige Rolle bei der Immunabwehr spielen. Zu diesen Organen gehört das lymphatische System, das eng mit der Immunreaktion verknüpft ist. Konkret handelt es sich um die Lymphknoten, die Thymusdrüse, das Knochenmark und die Milz. Ein weiteres Organ, welches intensiv mit dem Immunsystem im Austausch steht, ist der Darm. Neben seiner Verdauungsfunktion überwacht er mithilfe seines Mikrobioms (natürliche bakterielle Darmbesiedelung) potenziell schädliche Erreger und trifft Entscheidungen darüber, welche Substanzen für unseren Körper vorteilhaft sind und welche als ungeeignet oder sogar gefährlich eingestuft werden sollten. Da er eng mit dem Immunsystem in Verbindung steht, kann er Krankheitserreger nicht nur ausfindig machen, sondern auch gleich ausschalten. Weiters schützt er den restlichen Körper vor einer Keimbesiedelung durch seine dichte, mit Schleimhaut überzogene Wand. Er kann bestimmen, welche Keime durch diese Wand in den Körper eindringen können und welche nicht. Der Darm wird auch Bauchhirn genannt, da er ein eigenes Nervensystem hat und eine intensive Kommunikation zwischen Darm und Gehirn besteht.

Ein weiteres körperliches Abwehrsystem ist unser größtes Organ, nämlich die Haut. Sie dient als Schutz, reguliert unsere Körpertemperatur, ist an der Produktion von Vitamin D beteiligt, hilft bei der Entgiftung und kommuniziert als Sinnesorgan mit der Außenwelt. Die Rezeptoren in unserer Haut nehmen Informationen von der Umwelt auf, wie zum Beispiel Berührungen, Temperatur oder Schmerzempfindungen. Diese Informationen werden über Nervenbahnen zum Gehirn weitergeleitet und dort verarbeitet. Sie können Erinnerungen an vergangene Ereignisse oder auch verschiedene Gefühle auslösen. Mit anderen Worten: Das Tastempfinden unserer Haut spielt eine Rolle bei der Erfassung von Sinnesreizen, die dann unsere Wahrnehmung, Emotionen und Erinnerungen beeinflussen können. Berührung gilt als Tor zur Welt.

Psychische Abwehrmechanismen

Die körperlichen Abwehrsysteme sind allgemein recht gut bekannt. Weniger bekannt sind dagegen die psychischen Abwehrmechanismen, die wir täglich unbewusst einsetzen, um innere Balance und damit Handlungsfähigkeit herzustellen. Sie wurden vom berühmten Begründer der Psychoanalyse, Sigmund Freud, und dessen Tochter Anna entdeckt. Psychische Abwehrmechanismen sind enorm wichtig. Stellen Sie sich nur den quälenden Moment vor, in dem alle Sorgen, Ängste und schmerz-, scham- und schuldbesetzten Eindrücke und Erinnerungen gleichzeitig auf Sie wirken. Welch Gnade, dass wir in der Lage sind, zu filtern. Von den vielen psychischen Abwehrmechanismen sollen hier nur einige genannt werden, damit wir eine Vorstellung von deren Mechanismen gewinnen und uns über ihre Funktion klar werden.

Bedenken Sie bitte, dass wir uns unsere Abwehrmechanismen nicht ausgesucht haben. Wir verwenden sie in der Regel unbewusst, ihre Mechanismen laufen automatisiert im Hintergrund ab. Ihre Verfügbarkeit hängt von verschiedenen Faktoren ab. Beispielsweise ist es entscheidend, welchen Umgang mit Problemen wir vorgelebt bekommen haben. Mentale Abwehr steht im Zusammenhang mit kulturellen Einflüssen. Sie ist abhängig von unserem Temperament und von genetischen Faktoren. Sie hängt auch vom Alter ab, in dem sich belastende Ereignisse abspielen. Die Entwicklung unserer individuellen psychischen Abwehrmechanismen beginnt bereits in der frühen Kindheit und wird mit der Zeit in unsere Persönlichkeit integriert. So hat ein Kleinkind andere Möglichkeiten als ein Erwachsener im Umgang mit schmerzhaften Erlebnissen und den zugehörigen Emotionen. Zur früh entwickelten Abwehr gehören beispielsweise Verleugnung, Verdrängung und Regression, während im Erwachsenenalter Intellektualisierung und Rationalisierung möglich sind.

Ein Klassiker ist die Vermeidung. Indem wir Unangenehmes wie Menschen, Situationen und Orte vermeiden, reduzieren wir Stress. Oder wir passen uns an, indem wir uns unterwerfen oder mit dem Gegenüber identifizieren. Bei intensiven traumatischen Ereignissen können wir Anteile der körperlichen Empfindungen oder Gefühle abspalten, um unser Überleben zu sichern. Diese Schutzfunktion macht die Belastungssituation erträglicher. Abspaltung ermöglicht eine vorübergehende Reduktion der Wahrnehmung, um weniger mit den körperlichen oder emotionalen Aspekten des Traumas konfrontiert zu sein. Dieser Mechanismus hilft, Schreckensmomente mental besser zu bewältigen.

Alle diese Mechanismen sind hilfreich für den Moment, um besser mit Stress umzugehen. Viele davon benutzen wir seit jeher, einige werden uns auch weiterhin gute Dienste leisten, um in der Welt gesund voranzuschreiten. Langfristig können sie aber auch hinderlich für die Verarbeitung von Stressoren werden.

Jede Abwehr kostet Kraft und kann zu gesundheitsschädigendem Verhalten oder zu Beziehungskonflikten führen. Beispielsweise potenziert sich Stress in der Beziehung, wenn wir einem Kompensationsmechanismus unterliegen, der uns aufgrund mangelnden Selbstwerts zu übermäßigem Arbeitspensum im Job treibt. Oder wenn wir andere ständig runtermachen, um uns selbst besser zu fühlen. Da die meisten Abwehrmechanismen unbewusst sind, werden sie von uns immer wieder eingesetzt. Sie sind in unserem alltäglichen Verhalten integriert. Sie sind Teil unserer Persönlichkeit. Manchmal benehmen wir uns aus der Sicht unserer Mitmenschen eigenartig. Wir selbst wundern uns vielleicht, warum wir in bestimmten Situationen seltsam reagieren und warum bestimmte Gefühle wie etwa Scham oder Schuld in uns aufsteigen oder wir gewisse Situationen vermeiden, da sie uns peinlich sind. Als Beispiel sei die weit verbreitete Scham, vor vielen Menschen zu sprechen, genannt. Wir können uns diese unangenehmen Empfindungen nicht erklären und gehen meist rasch dazu über, das zu tun, was wir seit Jahren beim Gedanken an einen möglichen Auftritt vor Publikum tun: Wir vermeiden die Situation. Stellen Sie sich die Einschränkungen vor, die Sie mit der Zeit erfahren müssten, wenn Sie aufgrund Ihrer Angst ständig soziale Situationen vermeiden müssten. Dies führt Betroffene in Isolation und Einsamkeit. Die Angst kann sich sogar zu einer Panik entwickeln, bis hin zur Phobie. Die Betroffenen entwickeln dann beim bloßen Gedanken an solche Situationen bereits körperliche Reaktionen wie Schwitzen, flache Atmung und Herzklopfen.

In aller Kürze werde ich nun konkret auf einzelne Mechanismen eingehen. Dieser Exkurs soll Ihnen als Anregung dienen, bei sich selbst zu prüfen, welche Abwehrmechanismen Sie benutzen.

1. Der Körper als Spiegel der Seele

Ein besonders destruktiver Abwehrmechanismus, der auch zugleich als Symptom beschrieben werden kann, ist der Ausdruck durch unseren Körper. Um Stress, unangenehme Gefühle, Peinlichkeiten oder scheinbar Unerträgliches zu vermeiden, entwickeln wir anstelle dieser Wahrnehmungen körperliche Symptome. So lassen sich beispielsweise soziale Situationen umgehen. Die Stressphysiologie sowie das hier beschriebene Modell bieten Erklärungsansätze, warum manche Menschen immer Durchfall oder Kopfschmerzen, ja sogar Fieber haben, wenn sie in herausfordernde Situationen geraten. Solange innerpsychische Konflikte durch unsere unbewussten Abwehrmechanismen verborgen bleiben, können wir sie nicht auflösen. Als Gefangene unseres eigenen Hamsterrads bleiben uns die komplexen Hintergründe für körperliches Leid verborgen.

2. Introjektion – wenn wir fremdes Gedankengut übernehmen

Ein weiteres Beispiel für einen psychischen Abwehrmechanismus ist die *Introjektion*. Hierbei übernimmt man Emotionen, Denkweisen und Werte einer anderen Person. Das kann hilfreich sein, wenn uns zum Beispiel Mut, Geduld oder Entscheidungswille in bestimmten Situationen und Lebenslagen fehlt. Dies trifft oft bei Kindern zu.

Ein Beispiel für Introjektion könnte sein, wenn man positive oder negative Eigenschaften einer Autoritätsperson, wie eines Elternteils oder eines Lehrers, übernimmt. Wenn man zum Beispiel in der Kindheit oft gehört hat, dass man „faul“ oder „unfähig“ sei, kann es sein, dass man diese Bewertungen unbewusst in das eigene Selbstbild aufnimmt und beginnt, sich tatsächlich faul oder unfähig zu fühlen, auch wenn dies nicht der Realität entspricht. Das kann langfristige Auswirkungen auf das Selbstvertrauen, die Motivation und die Fähigkeit, Herausforderungen anzunehmen und erfolgreich zu bewältigen, haben. Dies führt dann wieder zu neuen Abwehrmechanismen. Denn wer sich minderwertig fühlt, versucht beispielsweise ständig über seine Leistungen in der Außenwelt Selbstwert zu erlangen und ruiniert sich dabei. Wie wir uns selbst erfahren, hat also mit unseren erlebten und gelebten Beziehungen zu tun. Lob oder Kritik werden zu prägenden Einflussgrößen im Selbstkonzept.

3. Sublimation – wenn wir Gefühle umleiten

Kommen wir nun zu einem „Bestseller" der Abwehrmechanismen, der *Sublimation.* Hierbei werden unangemessene oder unerwünschte Impulse, Wünsche oder Gefühle in sozial akzeptierte oder konstruktive Aktivitäten umgeleitet. Anstatt diese inneren Konflikte oder Impulse direkt auszuleben, kanalisiert man sie in andere Handlungen oder kreative Ausdrucksformen. Aggressive Impulse werden im Sport ausgelebt, Schuldgefühle werden in sozialen Berufen abgebaut und unterdrückte Emotionen finden in Kunst ihren Ausdruck.

Ein klassisches Beispiel für Sublimation ist die Umleitung sexueller oder aggressiver Energien in künstlerische oder sportliche Aktivitäten. Wenn jemand beispielsweise aggressive Impulse hat, könnte er diese Energie in den Boxsport investieren, anstatt sie in destruktivem Verhalten auszuleben. Ebenso könnte jemand mit starkem sexuellen Drang diese Energien in Malerei, Musik oder andere kreative Ausdrucksformen umleiten – Kunst als ekstatischer Ausdruck. Diese Sublimationen erscheinen besonders tauglich, da hier Grundbedürfnisse und Gefühle in gesellschaftlich akzeptabler Form ausgelebt werden. Wir werden diesen Ansatz im folgenden Kapitel wiederfinden.

4. Projektion und Verschiebung

Nicht so positiv sind *Projektionen,* bei denen innere psychische Konflikte auf andere Personen übertragen werden. Das bedeutet, eigene Probleme oder Empfindungen, die bei einem selbst auf Ablehnung stoßen, werden auf andere Menschen übertragen und dort kritisiert. Wir wollen negativ konnotierte Impulse, Gedanken oder Gefühle, wie beispielsweise Wut oder Traurigkeit, nicht wahrnehmen. So lenken wir beispielsweise die eigene und abgelehnte Aggression auf eine andere Person um und thematisieren sie dort. Dies kann eine Art Ablenkung oder Entlastung von den eigenen inneren Konflikten darstellen, indem die Aufmerksamkeit von uns selbst auf andere gelenkt wird.

Bei der sogenannten *Verschiebung* wird ein emotionaler Impuls, der einer Person oder einer Situation gilt, unterdrückt und zurückgehalten. Anschließend wird dieser unterdrückte Impuls auf eine andere Person oder eine andere Situation übertragen, die weniger bedrohlich oder weniger riskant erscheint. Häufig werden dann Familienmitglieder zum Opfer der aufgestauten emotionalen Energie. Ein Beispiel dafür ist, wenn jemand am Arbeitsplatz frustriert oder wütend ist, sich jedoch nicht erlauben kann, diese Emotionen auszudrücken. Wenn diese Person nach Hause kommt, agiert sie ihre Frustration an ihrem Partner oder an den Kindern aus. Eine Verschiebung führt zudem dazu, dass die ursprüngliche Emotion nicht angemessen verarbeitet wird und möglicherweise weiterhin im Hintergrund besteht.

Abwehrmechanismen verdecken die eigentlichen Konflikte

Es gibt also eine große Bandbreite von Abwehrmechanismen. Die oben genannten sind nur einige häufige, von denen Sie vielleicht die einen oder anderen persönlich kennen. Langfristig können Abwehrmechanismen ihre hilfreiche Funktion verlieren, sich gegen unsere persönliche Entwicklung und Entfaltung stellen und sich auch negativ auf unser Umfeld auswirken. Wenn sie uns nicht bewusst sind, machen sie uns auf Dauer rigide und starr in unserem Denken und Handeln. Sie führen nicht nur zu weiteren inneren Konflikten, sondern auch zu wiederkehrender zwischenmenschlicher Anspannung und zu Streitereien. Wir schleppen unsere Probleme unbewusst mit uns herum, ohne sie zu erkennen, und können sie nicht lösen. Stattdessen wundern wir uns über die unangenehmen Gefühle, die Gedanken, die Empfindungen, die wir im Alltag erleben, aber nicht erklären können. Wir teilen Personen oder Konstellationen Bedeutungen zu, die eigentlich falsch sind.

Oftmals werden die Auslöser unserer Gefühlsausbrüche fälschlicherweise als Verursacher vermutet. Die immer nörgelnde Frau, die einen nicht versteht, oder der empathielose Mann, der nie Zeit hat. Diese Probleme beschreiben allerdings nur die Oberfläche. Dahinterstehende Grundkonflikte sind meist fernab dieser Auslöser und können mithilfe eines Therapeuten durch achtsame Exploration der eigenen Gefühlslagen und freies Assoziieren aus dem Fundus der eigenen Erinnerungen erkannt und bearbeitet werden. Solange wir mit unseren Komplexen überfordert sind und im Dunklen tappen, sollten wir mit Schuldzuweisungen vorsichtig sein und unsere eigene Involvierung überprüfen. Da wir uns der Hintergründe für unser Befinden nicht bewusst sind, muss es wohl an den anderen liegen, dass es uns immer so schlecht geht. Aber jeder Mensch, der ein klein wenig Reflexionsfähigkeit besitzt, hat schon einmal festgestellt, dass die eigene Reaktion in bestimmten Situationen vielleicht unangemessen war. Jeder hat seine Achillesferse, seine heiklen Themen. Manche Impulsausbrüche dürfen als Folge einer Anstauung zurückgehaltener Empfindungen oder Bedürfnisse gedeutet werden. Diese haben mit der auslösenden Situation nur wenig zu tun.

Was das Ganze mit Krankheitsentstehung zu tun hat

Heute weiß ich, wie sehr meine Biografie die Entstehung und den Verlauf meiner Darmerkrankung beeinflusst hat. Die Angst, dass meine eigene Verwundbarkeit ausgenutzt wird, die Angst, in meiner Fehlbarkeit bewertet zu werden, die Angst, als Kranker angewiesen zu sein, überspielte ich mit Unnahbarkeit und Unberührbarkeit. Die meiste Zeit wollte oder musste ich funktionieren. Gefühle wie Angst, Traurigkeit oder Wut offen zu zeigen, war mir von Kindheit an peinlich und schambehaftet. Um meine Verunsicherung zu verbergen, erklärte ich mir die Welt mit einem simplen Schwarz-

Weiß-Schema. Dies hatte eine abgeklärte Haltung zur Folge. Für alles hatte ich eine Erklärung. Dinge, die ich nicht verstand, waren – zumindest für den Augenblick – entweder irrelevant, uninteressant oder blödsinnig. Mithilfe der Überheblichkeit versuchte ich mich über meine eigenen Ängste und Sorgen zu heben, um sie nicht wahrnehmen zu müssen. Leider führte die Unterdrückung dieser Gefühle zu einer tragischen Selbstentfremdung, die mir einen mitfühlenden, gesunden Zugang zu mir selbst zunehmend erschwerte. Stattdessen versuchte ich mit ungesunden Copingstrategien weiterzumachen. Das Rauchen, der Alkohol, das viele Arbeiten, meine Ernährungsgewohnheiten, all das war nicht gut für mich. Meine Krankheit erfuhr ich als Stolperstein und persönliche Schwäche, die, wenn sie schon nicht auszumerzen war, zumindest verborgen werden musste. Vermeidung und Verleugnung waren Strategien, um einfach weitermachen zu können.

Aus diesem Grund ließ ich mich voll und ganz auf die Medikamente ein. Jahrelang konnte ich überhaupt nicht verstehen, was mir mein Morbus Crohn sagen wollte. Was kann eine Krankheit einem überhaupt sagen wollen? Dass man krank ist, klar. Dass man zurücktreten soll von seinen Vorhaben, Pflichten und Träumen? Dass man sich schonen muss? Dann wäre man doch nutz- und wertlos! Was bleibt dann noch für ein Lebenssinn? Aufgeben? Nein, das darf nicht geschehen. Also heißt es, sich zusammenreißen, kämpfen und durchhalten. So komisch es klingt, aber es war mein Überlebenskampf. Die Krux dabei war, dass ich gar nicht bemerkte, wie sehr diese Einstellung mich wiederum stresste und wie viel Energie sie verbrauchte. Hätte ich frühzeitig einen offeneren, tieferen Blick in meine persönlichen Hintergründe dieser Krankheit gewagt, wäre mir vieles erspart geblieben.

Negativer Stress ist, wie wir bereits erfahren haben, der Einstieg in vielfältige krankmachende Prozesse, die sich aufsummieren und zu einem unerfreulichen Ende führen können. Das Problem breitet sich exponentiell aus, ähnlich einem Schneeball, der bergab rollt und dabei immer größer wird (Schneeballeffekt).

Die Empfänglichkeit für Krankheiten hängt stark von unserem Gesamtzustand und von den Wechselwirkungen zwischen Psyche und Körper ab. Seit der Coronapandemie wird die Psyche in der Öffentlichkeit zunehmend thematisiert. Die Auswirkungen auf den Körper und auf chronische Erkrankungen sind aber noch immer unzureichend beleuchtet, obwohl wir wissen, dass chronische Entzündungen sich durch stressreiche Ereignisse und Lebensweisen manifestieren. Das Wissen rund um diese Zusammenhänge muss öffentlich verbreitet werden, Therapieplätze müssen flächendeckend leistbar gemacht werden.

Aber auch wir selbst haben Verantwortung zu übernehmen. Daher erscheint es sinnvoll, bei jeder Erkrankung, insbesondere bei chronischen, die Frage nach ihrer Bedeutung für das eigene Leben zu stellen. Es kann lohnend sein, mit einem Therapeuten darüber zu sprechen, um nicht nur den persönlichen Ballast abzulegen, sondern auch andere Personen zu entlasten. Denn die verdeckten Probleme werden uns sonst weiterhin begleiten und belasten, genauso wie unsere unbewussten Abwehrmechanismen viel Kraft kosten. Die Probleme werden nicht von selbst verschwinden.

Nachdem wir uns der (ein wenig deprimierenden) Welt möglicher Stressoren und deren Auswirkungen gewidmet haben, werden wir Negativität und Pessimismus nun hinter uns lassen. Denn Hoffnung ist immer dort, wo Licht ist, und wir werden sehen, dass, egal wie dunkel die Finsternis auch in manchen Situationen scheinen mag, es immer einen Lichtstreifen zu finden gibt, an dem wir die aufgehende Sonne erkennen können.

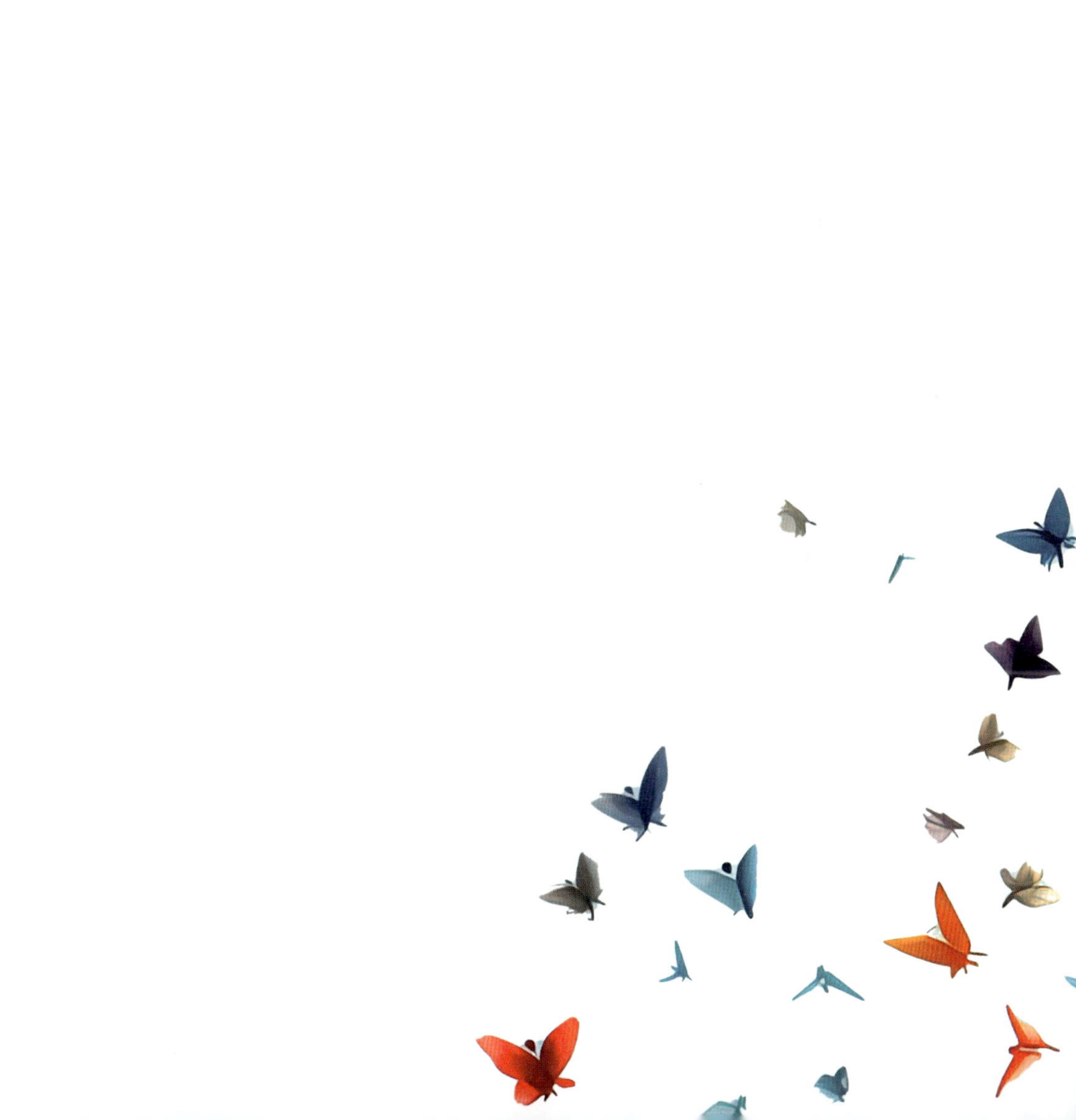

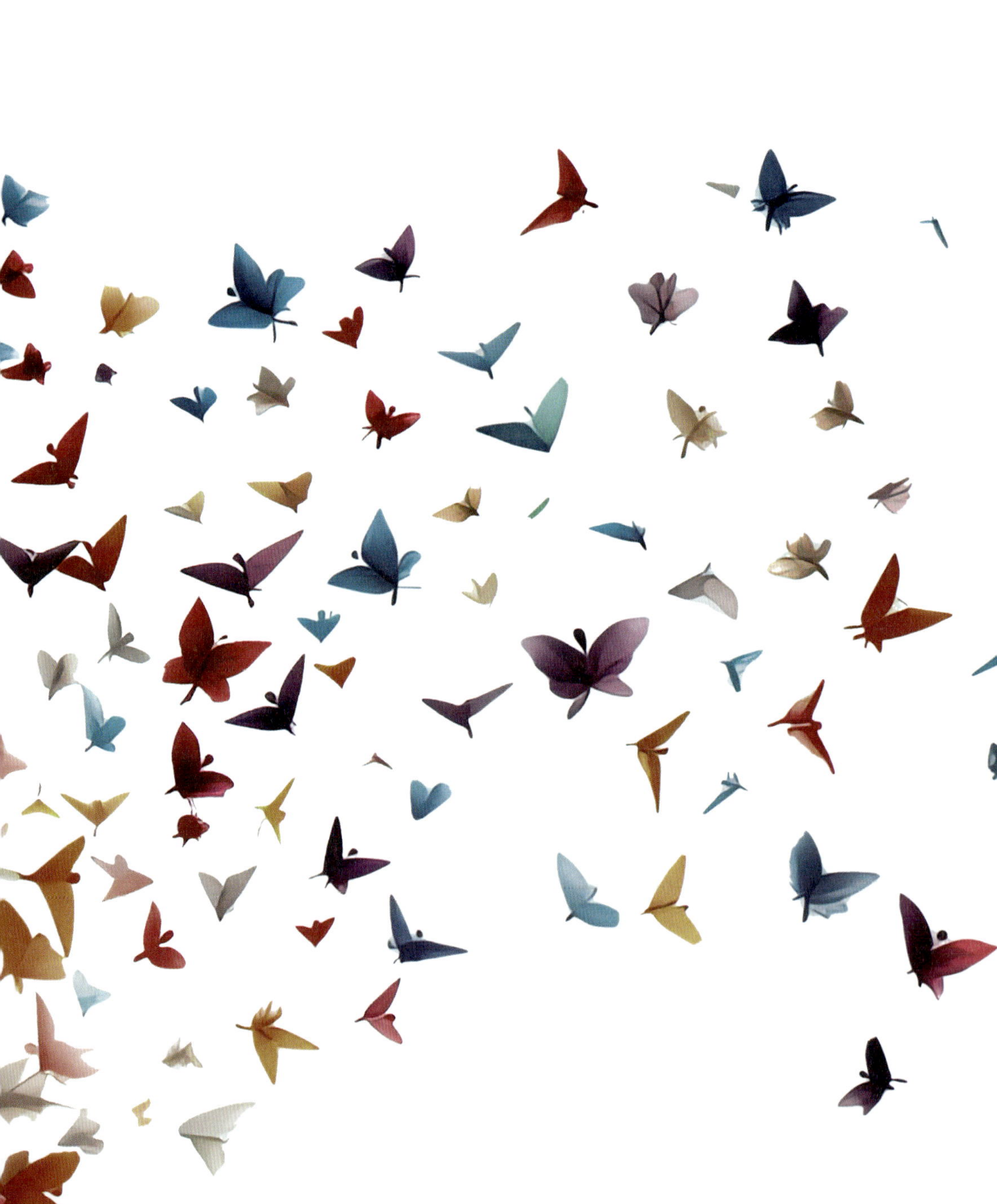

4

Dämmerung

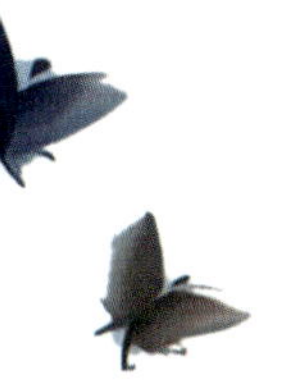

Perspektivenänderung und Wandlung als Schlüssel zur Heilung

Laut WHO ist Gesundheit ein Zustand vollständigen körperlichen, geistigen und sozialen Wohlbefindens und nicht nur die Abwesenheit von Krankheit und Gebrechlichkeit. Bitte beachten Sie die positive Konzeption hinter dieser Definition sowie den ganzheitlichen Ansatz. Wir benötigen einen klaren Perspektivenwechsel. Solange wir nicht in der Lage sind, Einklang und Wohlbefinden in unserem Leib (Körper, Geist, Seele) wiederherzustellen, wird sich eine Krankheitsspirale ausbreiten, begleitet von Resignation, Frust und Negativität. Wir sollten daher nicht zulassen, dass unsere Einstellung und unser Verhalten von Krankheit bestimmt werden. Stattdessen müssen wir verstehen, dass das Leben sehr dynamisch und komplex ist. Wenn wir es schaffen, unser Bewusstsein für unbewusste krankmachende Prozesse zu erweitern, erlangen wir wesentlich größeren Einfluss und haben deutlich mehr Entscheidungsoptionen im Leben. Es ist von immenser Bedeutung, dass wir all die Erklärungsversuche aus der eigenen Vergangenheit weder als Ausrede noch als Vorbestimmung für unsere Zukunft interpretieren. Selbstbestimmtheit wird aus der bewussten Entscheidung gewonnen, wie es ab heute in unserem Leben weitergehen soll. Wir haben einen weitreichenden Einfluss auf unsere Zukunft und gestalten diese selbst mit.

Es bedarf einer tiefgreifenden Erkenntnis für die Hintergründe unseres Verhaltens und unserer Handlungen. Wie wirken sie sich konkret in uns und um uns aus? Was fühlen wir bereits am Sonntag, wenn wir an die Arbeit am Montag denken? Welche Antriebe und Hemmungen führen zu unserem Verhalten? Als Chroniker sollten wir achtsam erforschen, welchen Einfluss unsere Einstellung auf unsere Erkrankung und unser Befinden hat. Um unser wertvollstes Gut, unsere Gesundheit, zu wahren – oder im Krankheitsfall sich der Gesundheit wieder anzunähern –, ist es hilfreich, sich an der positiven und divers ausgelegten Definition der WHO zu orientieren. Wohlbefinden kann man nicht im Kampf gewinnen. Wohlbefinden entfaltet sich in der Akzeptanz. Wir sollten unsere Erkrankung anerkennen und beginnen, uns aktiv mit ihr auseinanderzusetzen. Indem wir experimentell herausfinden, was uns zur Heilung führt, beschreiten wir unseren eigenen Weg. Eine begleitende Psychotherapie kann hier sehr hilfreich sein. Ein guter Therapeut ist jener, der sich überflüssig macht. Er zeigt uns den Weg in die Selbstwirksamkeit und hilft uns, Achtsamkeit zu entwickeln, was uns generell im Leben guttut.

Ein Perspektivenwechsel ist dann gegeben, wenn wir uns nicht wieder hinter unseren Abwehrmechanismen verstecken und so tun, als wäre alles nur Zufall, Schicksal und von außen bestimmt. Die heutige Hightech-Medizin verschafft uns bei chronischen Erkrankungen zwar keine Heilungsperspektive, doch sie schafft uns vermehrte Handlungsfähigkeit. Indem sie beispielsweise Schmerzen ein Stück weit unterdrücken kann, gewinnen wir Zeit, um an uns selbst zu arbeiten. Wir sollten diese Zeit nutzen, um unser Leben zu reflektieren und unseren Lebensstil zum Positiven hin zu wandeln. Ich glaube nicht, dass es unsere Aufgabe ist, alle Konflikte im Leben aufzulösen. Sehr wohl aber sehe ich eine großartige Herausforderung darin, auf der Reise zu bleiben und Chancen zu nutzen, unsere Potenziale zu erkennen und auszuloten. So bereichern wir uns selbst und zugleich unterstützen wir andere.

Eine selbstbestimmte und aktive Wandlung ist der Schlüssel zur Heilung. Das impliziert, dass wir uns auf unsere Bedürfnisse, Sehnsüchte, Kränkungen, Konflikte und unseren Stress einlassen, anstatt diese weiterhin zu verleugnen oder sogar zu verdrängen. Wenn unsere Seele durch die Symptome des Körpers sprechen muss, weil wir ihr keine Aufmerksamkeit schenken, ist das ein verzweifelter Hilfeschrei. Wollen wir Heilung finden, so muss dieser von uns selbst gehört werden. Es geht um eine echte Veränderung der inneren Einstellung und der Sicht auf sich und die Welt. Es geht um das Sich-einlassen-Wollen, das Offensein und das Zulassen. Wir sollten unbedingt prüfen, was passiert, wenn wir etwas tun, das wir noch nie oder schon lange nicht mehr getan haben, weil es vielleicht nicht mehr unserem Alter oder unserem Status entspricht. Neugier und Kreativität zu entfalten ist ein wichtiges Vitalitätsmerkmal und kann uns gesundheitlich voranbringen.

Als chronisch Kranker muss man sich nicht von der Krankheit in die Negativität ziehen lassen. Kämpfen Sie nicht gegen die Krankheit, sondern gegen die Negativität. Überwinden Sie das dauerhafte Gedankenkreisen rund um Schmerzen und Handicaps, indem Sie Versuche starten, mitsamt den Schmerzen und der Einschränkung in die Aktivität zu gelangen. Trotzen Sie Ihrem Leid auf eine selbstliebende und lebensbejahende Art, indem Sie Ihre Krankheit auf den Weg zur Heilung mitnehmen wie einen Rucksack auf einer Wanderung, der von Mal zu Mal leichter wird.

Vom Auf und Ab eines chronischen Problems

Als Betroffener weiß ich nur zu gut, wie schwierig dies in manchen Stunden sein kann: die Balance zwischen Entspannung für die Seele und angemessener Selbstdisziplin. Eigentlich schaut mein Darm sehr gut auf mich. Er ist zum Hüter meiner Gesundheit geworden. Freilich habe ich auch Tage, an denen es mir nicht gut geht. Vor allem, wenn mein Darm sich zu lange und zu stark meldet. Aber das ist nun einmal so. Was wir brauchen, sind Positivkonzepte im Sinne einer positiven Einstellung uns selbst und der Welt gegenüber. Diese gewinnen wir aus der Akzeptanz. Eine Aussöhnung mit uns selbst und der Welt kann sehr heilsam sein. Sie ist nicht mit Resignation zu verwechseln. Es geht um die Annahme der Welt, wie sie ist. Um das Bewusstsein, dass wir im Sein vollwertig und wirksam sind. Indem wir uns Achtsamkeit schenken, uns annehmen, wie wir sind, ohne zu werten, und Grenzen anerkennen, wird alles leichter und Demut fängt uns auf. Wir akzeptieren, dass wir nicht so geworden sind, wie andere uns haben wollten oder wie wir uns selbst gerne sehen möchten. Diese ehrliche Anerkennung setzt aber voraus, dass zuvor eine Bewusstseinserweiterung stattgefunden hat, die uns das Wesentliche aufzeigt, das es anzuerkennen gibt: sein wahres Selbst! Es geht darum, sich selbst zu erkennen – wer man wirklich ist. Dies gelingt uns durch Achtsamkeit und Offenheit und mithilfe von anderen. In der Begegnung und Interaktion werden wir zunehmend kundig über uns selbst.

Zudem sollten wir unbedingt versuchen, Belastungsfaktoren auf ein gesundes Maß zu reduzieren. Viele von uns geben ständig hundert Prozent und fahren somit dauernd am Limit. Siebzig Prozent würden bereits oft reichen. So würden wir uns nicht überlasten und deprimieren. Dennoch bleibt Reserve für etwaige Herausforderungen, die das Leben ohnehin ungefragt stellt und die dadurch die Chance bieten, zu reifen. Erinnern wir uns an den positiven Stress. Er macht uns robuster und stärker. Grundsätzlich gilt dieses Prinzip für jeden Menschen, denn auch Gesunde können irgendwann an ihre Grenzen stoßen. Für Kranke ist es aber noch wichtiger, sich dieser Tatsachen bewusst zu werden, da die Krankheit einen beträchtlichen Teil der Ressourcen einfordern kann. Dann sollten wir erkennen, welche Ressourcen uns momentan zur Verfügung stehen und was uns krank macht. Es gibt Situationen, in denen ein Jobwechsel nicht länger hinausgezögert werden sollte, auch wenn unser soziales Netzwerk uns noch über Wasser hält. Es gilt, dies zu akzeptieren und schrittweise Veränderungen vorzunehmen.

In meiner Krankheitsgeschichte gab es zwei Perioden, in denen ich dachte, ich könnte es schaffen, Souveränität über meine Krankheit und mein Leben zu erlangen. Souveränität bedeutet für mich nicht, stets die Kontrolle über die Krankheit zu haben, sondern mit den Gegebenheiten zurechtzukommen und mit ihnen ein gutes Leben zu führen. Diese Perioden beschreiben die Zeitspanne der ersten Jahre meines Morbus Crohn sowie die letzten Jahre bis heute. Dazwischen lag eine finstere Zeit mit viel Frust und Zweifel. Genau in dieser Talsohle war der entscheidende Moment gekommen, in dem alles begann, sich zum Positiven zu wenden. Es war der Augenblick, in dem ich verstand, dass es so nicht mehr weitergehen konnte. Die Krise als Wende. Mir wurde klar, dass ich mir Hilfe organisieren musste, weil ich es alleine nicht schaffte.

Solidarität als Türöffner

Wenn wir krank sind und keine Kraft haben, brauchen wir unbedingt Unterstützung von außen. Sind wir am Ende unserer Kräfte angekommen, merken wir, dass wir angewiesen sind auf ein System, welches uns auffängt und Halt gibt. Indem wir uns anvertrauen, erleben wir Fürsorge, Hilfe und Unterstützung durch Verwandte, Freunde, Kollegen, Therapeuten und Ärzte. Wir schätzen die Einbettung in eine Gemeinschaft, eine Familie, ein Sozialsystem. Wir müssen aber auch in der Lage sein, Hilfe anzunehmen. Solidarität ist von äußerster Wichtigkeit. Nur durch sie haben wir eine Chance. Das gilt für uns genauso wie für andere. Daher ist es auch relevant zu erkennen, wo wir uns für andere hilfreich und unterstützend einsetzen können.

Ich suchte mir psychotherapeutische Hilfe und fand diese in einer sehr netten Therapeutin. Bei ihr fing ich an, über meine Verzweiflung und Ängste zu sprechen. Es war eine gänzlich neue Erfahrung für mich, denn bis dahin war ich der Meinung, dass sich niemand für meinen Ballast interessiere und dass es ein Zeichen von Schwäche und Selbstdemütigung sei, all das zu erzählen. Ich erfuhr aber anderes. Endlich hörte mir jemand empathisch zu. Mich zu öffnen und meinen Gefühlen freien Lauf zu lassen war gar nicht so leicht. Oft kroch in mir anstelle von Trauer oder Wut das Gefühl der Schande oder der Scham empor, wenn ich von meinen schmerzlichen Erfahrungen erzählte. Scham kann ein sehr mächtiges Gefühl sein. Lange Zeit blockierte es mich, so zu sein, wie ich bin. Es war mir peinlich zu erzählen, wie es mir ging. Ich brauchte eine ganze Weile, bis ich erkannte, dass es in Ordnung ist, mich traurig, wütend, verängstigt oder beschämt zu fühlen, und dass ich mich nicht verstellen muss. Durch ihre Fragen und auch ihr Zuhören führte mich die Therapeutin durch belastende Inhalte. Der Kopf stand bei mir jahrelang an erster Stelle, ständig kontrollierten meine Gedanken jegliches Handeln und Verhalten. Der Geist konnte sich nun ab und an zurücknehmen und Platz machen für Emotionen, die mir bereits recht fremd geworden waren, wie Freude oder Leidenschaft, aber auch Wut und Stolz.

Ich war erstaunt, wie viele Emotionen es eigentlich gibt und wie schlecht es mir gelang, diese differenziert wahrzunehmen, ja überhaupt zu finden. Mit der Zeit entwickelte ich die Bereitschaft, tiefer und mehr über mich zu sprechen, und meine Scham wich der Offenheit. Es war zunehmend eine Befriedigung, jemandem die Dinge zu erzählen, die mich schon so lange belastet hatten.

Durch die Psychotherapie konnte ich auch immer besser meine Grunderkrankung und ihren Zusammenhang mit meiner Lebensweise verstehen. Der Trost und die Ermutigung meiner Therapeutin ermöglichten es mir, die Erkrankung anzuerkennen und meine Grenzen zu respektieren. Damit gelang es mir zunehmend, eine bestimmte Rolle zu verlassen. Das Teilen meiner Befindlichkeiten tat mir gut und es entstand zum ersten Mal seit Langem wieder ein Funke Hoffnung in mir. Gleichzeitig erkannte ich schockiert, was mein Verhalten und mein Denken bereits aus mir gemacht hatten. Ich hatte verlernt, meine Emotionen zu zeigen, ja, ich konnte sie kaum noch wahrnehmen. Bei vielen meiner Erzählungen bemerkte ich die emotionale Anteilnahme meiner Therapeutin und ihre Ergriffenheit – umso irritierender war meine Feststellung, dass mich selbst davon vieles gar nicht berührte. Bei traurigen Geschichten bemerkte ich oft eine Unberührtheit in mir, wo eigentlich ein Gefühl sein sollte. Oft waren es Gefühlssperren, die nur in einer körperlichen Anspannung oder einer Müdigkeit Ausdruck fanden. In mir war im wahrsten Sinne des Wortes *gefühlte* Leere.

In der Therapie arbeiteten wir stark an meinem Bewusstsein und meinem Erleben. Dies war sehr hilfreich, um mich meinen Grenzen anzunähern und diese zu akzeptieren. Ich verstand zunehmend die Bedeutung hinter meinen Symptomen und konnte lernen, die Widerstände in mir zu verstehen und zu akzeptieren. Mit der Zeit lernte ich, meine Erkrankung anzunehmen. Aber es war viel mehr als nur das Erlernen von Akzeptanz. Die Akzeptanz war der Einstieg in einen umfangreichen Veränderungs- und Entwicklungsprozess. Ich erkannte, warum das Bewusstsein dermaßen essenziell ist.

Erster Heilweg: Die Erweiterung des Bewusstseins

Das Geheimnis der Heilung findet sich in der Liebe und Freiheit. Der Mensch kann sich in jeder Sekunde für oder gegen sich und die Welt entscheiden. Er muss sich der Entscheidungsmöglichkeiten bewusst sein, sonst kann es keine Freiheit in seinen Entscheidungen geben. Mit der Zunahme unseres Bewusstseins geht eine Zunahme der Freiheit einher. Wir sind dann nicht länger Gefangene unserer unbewussten Dogmen, Einstellungen und Rollenfixierungen, sondern können selbst bestimmen, welchen Weg wir gehen. Wir sprechen von körperlichem, geistigem und seelischem Bewusstsein, also von unserer Leiblichkeit. Wir sprechen aber auch vom Bewusstsein unseres Eingebettet-Seins in der Gesellschaft, von der Anerkennung unserer Grenzen und Möglichkeiten im Sozialgefüge, vom Bewusstsein, dass wir immer nur ko-existieren können. Wir sprechen von einem politischen, einem ökologischen und einem historischen Bewusstsein, also von der Welt, in der wir leben. Nur wenn wir in der Lage sind, uns selbst mit einem Blick von außen zu betrachten, können wir unsere eigenen blinden Flecken, Glaubenssätze und Abwehrmechanismen erkennen. Durch einen Austausch mit anderen in aller Offenheit und Demut erfahren wir mehr über unsere Achillesfersen, unsere Werte und Prioritäten. Wichtig ist auch die Aufdeckung all unserer Ressourcen und von konstruktiven Lösungsansätzen. Erst wenn wir eine gute Differenzierungsfähigkeit in der Wahrnehmung haben und Zusammenhänge erklären und verstehen können, sind wir in der Lage, gute Entscheidungen zu treffen. Dieses Bewusstsein ermächtigt uns und gibt uns die Spielkarten in die Hand, um Verantwortung zu übernehmen. Resignation weicht zunehmender Klarheit. Es ist der neue Glaube, die Hoffnung als optimistischer Blick ins Ungewisse ... die Zukunft.

Wir benötigen die Fähigkeit einer radikalen Ehrlichkeit und Offenheit uns selbst gegenüber. Dies bedeutet die Entsagung von Totalitarismen und Engstirnigkeit, eine Abwendung von Absolutismus und Vereinfachungen. Stattdessen bedarf es einer vertrauensvollen Zuwendung zu einer solidarischen Gemeinschaft, auf die wir bauen können und die uns auffängt. Wir lernen miteinander und voneinander, wir profitieren von der Anerkennung einer beständigen wechselseitigen Angewiesenheit. Alle sind mitverantwortlich für unser Wohlbefinden, so wie auch wir dazu beitragen, wie es den anderen rund um uns geht. Die Annahme dieser Wechselbeziehungen, die Erkenntnis und die Hinwendung zu unseren vielfältigen Möglichkeiten durch Klarheit und Offenheit bringen uns vor Augen, dass wir nicht alleine auf uns gestellt sind in dieser Welt, sondern an etwas Größerem teilhaben.

Ohne Bewusstsein sind wir blinde Passagiere, die teilnahmslos und passiv auf dem offenen Meer des Unbewussten treiben und sich dem Schicksal ergeben. Die Fähigkeit, sich seiner selbst bewusst zu sein, sich seinem Sein und Handeln gewahr zu sein und darüber zu reflektieren und nachzudenken, ist einzigartig unter den Lebewesen dieses Planeten. Wir können moralisch-ethische Grundlagen konstruieren und kulturelle Errungenschaften aus unserem Bewusstsein schöpfen. Durch unser Bewusstsein gelingt der Einstieg in eine reife Kommunikation zwischen uns und unserem sozialen Umfeld. Es gelingt uns aber auch eine positive Reifung durch das achtsame Wahrnehmen unserer inneren Bezüge, zwischen Körper, Geist und Seele.

Unser Bewusstsein gründet auf unserer Fähigkeit, Eindrücke auf vielfältige Weise wahrzunehmen, die dann mit Gedanken und Gefühlen ergänzt werden. Dadurch entstehen unsere persönliche Sicht und Interpretation der Welt der anderen und von uns selbst. Wir kommen also zu subjektiven Einschätzungen und entwickeln daraus Schlussfolgerungen, Pläne und Handlungen. Wir kreieren Erinnerungen, unsere Sicht, unsere eigene Wahrheit. Wir agieren und reagieren in die Umwelt hinein und beeinflussen dort die Wirklichkeiten anderer Menschen.

Wir entwickeln uns ständig weiter

Das ständige Wechselspiel zwischen uns und unserer Umwelt erklärt zwei wichtige Prinzipien: erstens das sogenannte *Intersubjektivitätsprinzip*. Hierbei handelt es sich um die starken Wirkungen zwischen uns und unserem sozialen Netz. Auf diese Wirkungen möchte ich später ausführlich zurückkommen, wenn wir über den heilsamen Einfluss von Beziehungen sprechen. Zweitens gibt es das *Entwicklungsprinzip*, also eine ständige Änderung von Zuständen durch Einwirkung aus dem Inneren und Äußeren.

Wir ent-wickeln uns und lernen bis ins hohe Alter, wenn wir uns Offenheit und Neugier bewahren. Möglich wird dies durch Neuroplastizität im Gehirn. Das bedeutet, dass das Gehirn auch im Erwachsenenalter in der Lage ist, sich anzupassen, zu lernen und neue Verbindungen zu bilden. Es ist also ein immerwährender Reifungsprozess in uns möglich, selbst dann, wenn unser Gehirn einen Schaden erlitten hat. Schädigungen wie beispielsweise durch einen Schlaganfall können gepuffert und Funktionsstörungen kompensiert werden. Das sind doch gute Nachrichten! Neuroplastizität hat Relevanz für jede Art von Erkrankung. Beispielsweise können chronische Schmerzpatienten aufgrund dieser Mechanismen mit der Zeit harmlose Reize wie Kälte, Wärme oder Druck bereits als Schmerz wahrnehmen. Diese negative Kopplung lässt sich glücklicherweise durch ein Bündel positiver Erfahrungen auflösen. Welche Maßnahmen hier helfen können, hängt von der betroffenen Person ab. Es sollten Maßnahmen sein, die ein Erfolgserlebnis bescheren, aufheitern und positiv assoziiert werden können.

Um unsere Neuroplastizität positiv anzuregen, benötigen wir ausreichend viele und vor allem unterschiedliche sinnliche Erfahrungen, die nicht oder nur wenig mit Negativität und Schmerz gekoppelt sind. Selbstberührungen können enorm wirksam sein, wie ich später noch detailliert ausführen werde. Aber auch positive Stimulierungen durch angenehmen Geruch, guten Geschmack, ästhetische visuelle Erfahrungen oder Melodien können es ermöglichen, dass bisherige schmerzhafte Bewegungen sich verbessern können. Auch positive Affirmationen wie eine schöne Erinnerung können den Schmerz deutlich zurückdrängen. All diese Interventionen können mit einer Bewegungsausführung kombiniert werden. In der Physiotherapie gibt es diverse Bewegungs- und Trainingsangebote, die uns helfen, unser Potenzial zu entfalten. Wenn wir also unser Hirn in einen positiven Zustand versetzen, hilft uns das bei der Verarbeitung und Heilung unserer Erkrankung.

Es ist von größter Bedeutung, welche Lebenseinstellung wir haben. Wenn wir unseren Selbstwert untergraben, indem wir immer davon ausgehen, dass alles schiefgeht, und Schuldgefühle und Negativität unsere Gedanken und Gefühle bestimmen, wird sich langfristig Krankheit in uns manifestieren. Was wir brauchen, sind hoffnungsvolle Gedanken und Erfolgserlebnisse.

Im Heilungsprozess ist es wichtig, sich seiner alten Glaubenssätze bewusst zu werden. Ebenso wichtig ist es, destruktive Gewohnheiten zu erkennen und zu ändern. Gleichzeitig steht aber auch die Neuorientierung und Neusozialisierung im Vordergrund, auf die ich noch ausführlich zu sprechen komme. Optimismus und die Möglichkeit positiver Lernerfahrungen sind immer tröstend, aufmunternd und heilsam. Es braucht eine gewisse Anzahl an Wiederholungen, bis sich neue Verhaltensmuster automatisieren lassen. Diese ist von Person zu Person verschieden. Tatsache ist, dass wir sehr vieles durch neue Erfahrungen und durch Üben umlernen können, ähnlich wie beim körperlichen Training, wo der Muskel durch Wiederholen einer Übung wächst. Dabei spielt es eine große Rolle, wie stark die Reize sind. Ein zu geringer Reiz schafft keine Veränderung, umgekehrt können zu starke und zu häufige Reize den Organismus überfordern und es entstehen negativer Stress und Überlastung.

Sich selbst Achtsamkeit schenken

So wie sich Muskeln trainieren lassen, lässt sich auch die Fähigkeit, achtsam zu sein, gezielt verbessern. Ich meine hier, dass wir aufmerksam beobachten, was in uns im Hier und Jetzt vorgeht, was wir denken, fühlen und spüren, ohne dies zu bewerten. Ziel ist es, mehr den Augenblick zu erfahren und welche Phänomene wir in uns erfassen können. Das können Gefühle, Gedanken oder Körperempfindungen sein. Das ist alles andere als leicht, denn meistens verlieren wir in der Schnelligkeit des Alltags unsere differenzierte Wahrnehmungsfähigkeit. Wir verdrängen unsere ursprünglichen Gefühle und Impulse, sodass wir sie nach einiger Zeit nicht mehr bewusst wahrnehmen oder benennen können. Wenn wir jedes Mal, wenn wir uns ärgern, den Ärger unterdrücken, werden wir irgendwann statt des Ärgers nur mehr eine Anspannung im Nacken oder ein Pochen in der Brust spüren. Wir lernen mit der Zeit, ohne es zu bemerken, unsere Wut zu überspielen oder Trauer abzuwürgen. Anfänglich haben wir vielleicht noch ein Gefühl des Unbehagens (Gefühl der Enge im Halsbereich), wenn wir uns aber zu lange zusammenreißen und diese Empfindungen ignorieren, entstehen stattdessen beispielsweise Erschöpfung, Migräne oder ein allgemeines Krankheitsempfinden. Es kommt zur Spaltung von Körper, Geist und Seele. In kritischen Situationen macht das Sinn, um das Überleben zu sichern, wie beispielsweise bei einem Trauma. Sonst aber ist es gesünder, wenn wir Situationen bewusst erleben, also unsere Gedanken erkennen und Gefühle zulassen.

Kennen Sie Situationen, in denen Sie sich sofort wohl und heimelig fühlen? Wenn Sie beispielsweise in eine Wohnung kommen, wo gerade gebacken wird? Durch achtsame Selbstwahrnehmung können wir erkennen, dass wir uns augenblicklich wohlfühlen. Warum wir uns so wohl fühlen, ist uns wahrscheinlich gar nicht sofort bewusst. Erst nach einem neugierigen Durchforsten unserer Erinnerungen in entspannter Offenheit bemerken wir, dass die Situation uns an Weihnachten erinnert, als wir als Kinder bei der Oma waren, sie Kinderpunsch und Kekse aufgetischt hat und wir zusammen wunderschöne Stunden verbracht haben. Um Dinge besser verstehen zu können, benötigen wir diese wertfreie Offenheit. Aus dem daraus entstehenden Fundus des Wahrgenommenen erfahren wir Verbindungen zu bereits Erlebtem. Oder wir erkennen die eigenen Gedankensprünge, die uns aus der Gegenwart wegziehen wollen, in Befürchtungen oder Hoffnungen. Aufmerksam können wir aus dem Gemenge von Gedanken, Gefühlen und körperlichen Empfindungen wichtige Verbindungen knüpfen. Dies hilft uns dabei, zu erkennen, wie wir uns selbst und die Welt um uns herum wahrnehmen.

Wir sollten uns daher auch nicht jenen Orten, Gerüchen, Begegnungen oder Gefühlen entziehen, die wir als unangenehm erleben. Vielmehr geht es um die Bewusstmachung und die daraus abzuleitende Konsequenz. Wenn der Punsch uns so herrlich in die Nase steigt und wir uns dann mit der Oma verbunden fühlen, kann dies ergreifend und berührend sein. Es kann aber auch eine Traurigkeit auslösen, weil Oma nicht mehr da ist, und auch diese Stimmung darf nun den Moment füllen, indem wir sie zulassen und damit anerkennen, dass wir Oma vermissen. Es zeigt uns die Bedeutung der Personen und macht uns klar, was uns bewegt. Danach darf sich diese Trauer auch zurückziehen und es folgt dann vielleicht das Bedürfnis, gehalten zu werden oder uns in eine dicke Decke einzuhüllen und uns einen schnulzigen Heimatfilm anzuschauen, um uns dem erlebten Gefühl hingeben zu können. Wie herrlich es ist, sich einzulassen und zu genießen! Wir dürfen sein, weich und verletzlich, zerbrechlich und sanft. Es ist okay, wir sind okay! Wenn dies von uns und unserem Umfeld akzeptiert wird, sind das wunderschöne sinnliche Erfahrungen, besondere Momente in Authentizität.

Sollte das Gefühl der Trauer nicht abklingen und immer wiederkehren oder zu einem depressiven Ausbruch führen, sollten wir akzeptieren, dass wir hier einen wunden Punkt haben, der uns noch sehr ergreift und schmerzt. Hier benötigen wir Menschen, denen wir uns gegenüber vertrauensvoll öffnen können. Dann wäre es gut, dies in einer Therapie zu besprechen. Das betrifft vor allem die Dinge, die man selbst nicht gerne anspricht, weil man weiß, dass man sie allein nur schlecht erträgt.

Aufarbeitung befreit

Alles, was noch nicht verarbeitet ist, benötigt eine behutsame, unablässige Aufdeckung, damit Themen verarbeitet werden und Wunden heilen können. Keine Sorge, Sie verlieren dadurch nicht Ihre innere Stärke, im Gegenteil, das Schmerzhafte darf dem Schönen weichen und mehr Klarheit und Überzeugung entsteht. Durch Achtsamkeit kann ein Sich-Einlassen erfolgen. Das Zulassen von Berührtheit ist bereits Teil der Verarbeitung. Hass und Enttäuschung können durch Akzeptanz und Anerkennung zu Vergebung führen. Die Annahme wandelt Verbitterung in Trauer. Die Härte schmilzt zu einer weichen, warmen Erleichterung, der Schmerz wird spürbar, bis ein innerer Friede einkehrt. Solche Prozesse werden am besten therapeutisch angeregt und begleitet. Sie können sich vorstellen, wie anstrengend es für uns ist, all diesen noch nicht aufgearbeiteten Ballast ständig in uns mitzutragen, ihn zurückzuhalten und die dahinterstehenden Kränkungen und Verletzungen zu beschwichtigen. Diese aufgestaute Energie wird, sobald wir genau hinsehen, endlich für Heilung und Regeneration nutzbar gemacht. Die Folge: weniger Belastung, mehr Ressourcen und Wohlbefinden. Eine wunderbare Spirale der Genesung entsteht.

Mehr Kraft, Energie und Freude stehen uns zur Verfügung, wenn wir durch unsere persönliche Geisterbahn gefahren sind und das Grausame hinter uns haben. Wir müssen dann keine Rollen spielen. Rollen sind Maskerade. Wir müssen in unserem Leben ohnehin genügend Rollen in uns vereinen, sei es im Beruf oder in der Familie. Diese dürfen uns aber nicht unserer Menschlichkeit berauben. Ein Polizist wird sich sein Mitgefühl beruflich zwangsläufig oft verkneifen, er wird vorwiegend seine mahnende, auffordernde und strenge Seite zeigen. Wenn er diese Rolle auch privat verinnerlicht, kann dies – gepaart mit einem in der Herkunftsfamilie erlernten stereotypischen Männerbild (immer stark sein zu müssen) – in ungesunder Einseitigkeit enden, und krank machen und auch die ganze Familie belasten.

Ein konträres Beispiel: Eine Krankenschwester ist beruflich in ihrer Empathiefähigkeit sehr gefordert. Das viele Leid um sie herum kann sie jedoch abstumpfen lassen. Wenn sie nicht achtsam mit sich umgeht, wird sie vielleicht zu einer Zynikerin oder sie erleidet eine Erschöpfungsdepression, wie es häufig bei Pflegepersonal und in sozialen Berufen vorkommt. Auch eine

Vollzeitmutter, die ständig für das Wohl kleiner Kinder zu sorgen hat, kann durch das Zurückhalten der eigenen Bedürfnisse Emotionen anstauen oder abstumpfen, sich ausgelaugt und leer fühlen, wenn sie dauerhaft keinen Ausgleich findet.

Bewusstwerdung erfordert auch, dass wir uns der aktuellen Lebenssituation stellen müssen. Wir müssen raus aus der Bequemlichkeit und aktiv in das Fahrwasser der Veränderung. Wenn wir unsere Handlungsoptionen in ihrer ganzen Bandbreite erkennen und zugleich wissen, was uns fehlt und was uns guttut, können wir leichter wichtige Entscheidungen treffen. Wir können aktiv Veränderungen gestalten und diese im Anschluss leichter verantworten. Es war unsere Entscheidung! Ein gutes Gefühl, selbstbestimmt zu sein. So verhält es sich in jeder Lebenslage, natürlich auch im Zusammenhang mit unserer Gesundheit. Wenn wir möglichst wenig blinde Flecken mit uns herumschleppen, also ein ausgeprägtes Bewusstsein haben und viel über uns wissen, treffen wir eher die richtigen Entscheidungen. Aber selbst wenn wir eine getroffene Entscheidung noch einmal überprüfen und zur Erkenntnis kommen, dass sie falsch war, sollten wir nicht zögern, unser Leben in neue Bahnen zu lenken. Wir alle machen Fehler und müssen uns diese nicht vorhalten. Es ist nie zu spät für eine Kurskorrektur.

Bewusstseinsarbeit

Lange Zeit versuchte ich, trotz meiner Krankheit meinen Körper zu beherrschen, ohne es zu merken. Trotz meiner chronischen Darmentzündung erwartete ich von mir Höchstleistungen im Sport, privat und in der Arbeit. Ich unterlag einem falschen Pflichtbewusstsein. Genau das Gleiche galt für das Ausblenden mancher Gefühle, ich wollte mich damit natürlich nicht selbst verletzen, sondern schützen. Letztlich meint man es nie absichtlich böse. Man handelt aus bestem Gewissen und manchmal aus einer Überforderung heraus. Deshalb sind Enttäuschungen auch so schmerzhaft, aber immerhin ist man danach ent-täuscht, man hat die Täuschung also durchschaut. Welch Segen!

Was mir half, zu meiner Lebendigkeit zurückzukehren, waren die Schulung meiner Wahrnehmung und die wertfreie Annahme von all dem, was wir dann in der Therapie verarbeiteten. Dies war nicht immer leicht und benötigte viele psychotherapeutische Sitzungen. Wenn man in einer Rolle und in Vorstellungen fixiert ist und anderen inneren Anteilen kein Gehör schenkt, wird man sich zunehmend fremd, und das kann mit der Zeit verunsichern. Ich habe selbst erlebt, wie krankmachend diese Teufelskreise sind. Und zwar in allen Facetten und Ausdrucksformen. Körper und Seele sprechen umso lauter, je länger sie füreinander Boten spielen müssen, wenn wir unsere Ganzheitlichkeit nicht erkennen oder akzeptieren können. Denn die Unterdrückung und Verleugnung der eigenen Gefühle und Gedanken führt zu noch mehr Schwitzen, Herzklopfen, Entzündungen und Verwirrung. Heute weiß ich, dass diese Zusammenhänge der Grund dafür sind, warum viele Menschen unbewusst eine Psychotherapie vermeiden. Sie wollen sich der eigenen Ungewissheit nicht stellen, haben Angst vor den eigenen Abgründen, der eigenen Verletzlichkeit. Möglicherweise schämen sie sich für alles Grausame, was war, und für die eigene Angewiesenheit und Fehlbarkeit. Manche haben so viel Ego auf den Schultern aufgebaut, dass sie der Meinung sind, eine Therapie nicht nötig zu haben.

Ich darf Ihnen aus eigener Erfahrung garantieren, dass es in der Bewusstseinsarbeit extrem Spannendes und Hilfreiches über sich zu lernen gibt, vor allem in Begleitung von Therapeuten. Für den Körper mag dies der Physiotherapeut sein, für das Psychosoziale ist es der Psychotherapeut. Aus eigenem Erleben darf ich sagen: Meine physiotherapeutische Arbeit gewann durch meine psychotherapeutische Ausbildung stark an Qualität und umgekehrt. Die stärksten Synergien erfuhr ich allerdings in der Arbeit als Osteopath, in der Psyche und Körper verschmelzen. Osteopathie ist eine Form der manuellen Therapie. Sie wird als Komplementärmedizin von medizinischen Fachleuten in Österreich angeboten, die eine mehrjährige osteopathische Ausbildung absolviert haben. Mit den Händen werden die Funktionen und Strukturen des Körpers diagnostiziert und behandelt. Es ist eine schonende und sehr berührende Therapieform, im wahrsten Sinne des Wortes, in der Beziehung eine große Rolle spielt. Durch Interventionen werden neuronale, hormonelle und immunologische Anregungen geschaffen, die die Selbstheilung der Patienten anregen. Welche Dimensionen die Osteopathie erreichen kann, werde ich später an einem Beispiel demonstrieren.

Grundsätzlich ist festzuhalten, dass Therapien immer besondere Formen der Begegnung sind, die Chancen zu Wachstum und Erkenntnis in sich bergen, wenn man sich darauf einlassen kann. Ich erkannte zum Beispiel, dass es mich furchtbar aufregt, wenn ich vor mir unbekannten Personen über meine Probleme reden soll. Ich erkannte auch, dass ich bei manchen Themen völlig gefühllos war, bei anderen wiederum hochsensibel und stark emotional. Ohne meine Therapeutin wäre mir das niemals bewusst geworden. Sie machte mich immer wieder auf Abspaltungen meiner Gefühle aufmerksam. Es waren meine Widerstände, die verhindern wollten, zum Kern des Problems vorzustoßen. Es sind die Verletzungen und Erlebnisse, die uns so gekränkt haben, dass wir damals keine bessere Möglichkeit hatten, als sie tief in uns zu verschütten und in einem Bergwerk des Unbewussten zu begraben. Damals war diese Strategie hilfreich, heute sind es die Berggeister, die uns heimsuchen und immer wieder quälen, bis wir sie aufsuchen, um sie vom Fluch der Verdrängung zu befreien. Ohne die Therapie hätte ich diese Zusammenhänge nicht erkannt.

Meine Psychotherapeutin half mir also bei allen seelischen Bezügen auf die Sprünge. Die körperlichen Bezüge habe ich glücklicherweise als Physiotherapeut selbst erlernt. Die Physiotherapie hat einen sehr spezifischen biomechanischen Bezug und orientiert sich stark an der Biomedizin. Das bewusste Erleben des Zusammenspiels am eigenen Leib war für mich neu und verblüffte mich immer wieder. Ob ich mich psychisch oder physisch annäherte, es änderte sich immer meine Ganzheit. Ob beim Training im Fitnessstudio, beim Erzählen von Eindrücken des vergangenen Tages oder beim Fühlen von ergreifenden Augenblicken. Wenn man es erfassen kann und dann zulässt.

Den Körper spüren

Es lohnt sich also, seine Sinne zu schärfen. Das ist nicht anstrengend, im Gegenteil, es kann sehr angenehm sein. Ein entspannter Weg, durch achtsames Wahrnehmen in der Gegenwart zu verweilen. Ein Beispiel: Schließen Sie die Augen, wenn die Sonne durchs Fenster scheint, und wenden Sie Ihr Gesicht der Sonne zu. Genießen Sie die Wärme auf der Haut und lassen Sie Ihre Gedanken ruhen. Spüren Sie, wie die Luft Ihren Körper durchströmt und Sie bei jedem Ausatmen Erleichterung und Entlastung wahrnehmen. Sie erleben dabei eine Entschleunigung des Alltags. Das ist wohltuend und auch wichtig, denn viele Wahrnehmungen gehen durch die Hektik des Alltags verloren.

Wenn man sich exzessiv um sein Äußeres bemüht, kann man sich gut von seinen blinden Flecken ablenken. Glücklicherweise konnte ich meinen jugendlichen Drang nach körperlicher Perfektionierung ablegen. Ich mache heute keinen Sport mehr, sondern Bewegung. Das kann auch mal intensiver sein, jedenfalls hat es mehr mit Lust zu tun als mit Zwang. Ich zähle keine Wiederholungen mehr und notiere kein Gewicht, ich benutze keine Pulsuhr und auch keinen Trainingsplan. Es tut mir unglaublich gut. Ich fühle mich sehr wohl und frei damit. Natürlich braucht es auch Erfahrung, um sich selbst gut zu spüren. Bis man weiß, was man braucht und wo die Grenzen sind, ist es hilfreich, einen Physiotherapeuten an seiner Seite zu haben.

Es bedarf einer differenzierten Bewusstmachung des eigenen Seins in der Welt. Dies beginnt bereits bei der Körperhaltung. Nehmen Sie an, man würde eine ganze Woche lang von morgens bis abends ständig Fotos von Ihnen machen. Was würden Sie auf den meisten Fotos machen? Würde man Sie vorwiegend liegend, sitzend oder stehend sehen? Welche Haltung hätten Sie in diesen Handlungen? Auch ohne Fotos können wir immer wieder innehalten und uns mittels eines Bodyscans unserer augenblicklichen Haltung bewusst werden. Beim Bodyscan lenken wir unsere Aufmerksamkeit systematisch durch den Körper, von der Scheitelspitze bis zu den Füßen, um physische Empfindungen und Muskelspannungen zu erkennen. Durch diese Achtsamkeitsübung können wir uns im Alltag besser wahrnehmen. Dies ist vor allem sinnvoll, wenn wir unter körperlichen Symptomen leiden, die mit der Haltung im Zusammenhang stehen. Man kann einen Bodyscan auch in Bewegung, beispielsweise im Gehen, ausprobieren.

Auch schwierige Aufgaben lassen sich meistern

Auch bereits fortgeschrittene Krankheiten sind kein Grund zum Verzweifeln. Gesundheit und Krankheit sind ohnehin keine statischen Pole. Egal in welcher Verfassung wir uns im Leben befinden, es ist unser Ziel, Verbesserungen und Lebensqualität zu finden. Der kranke Mensch kann durch bewusstes Wahrnehmen prüfen, an welchen Stellschrauben er noch zu drehen hat, ob an der körperlichen, an der psychosozialen oder an beiden. Vieles lässt sich gewinnen, wenn man sich Zeit nimmt für einen möglichst umfassenden Blick. Man kann Momente der Vitalität und der Lebensfreude empfinden, selbst wenn man beeinträchtigt ist. An einem Tag geht es besser, am anderen vielleicht schlechter. Wichtig ist, dass man diese Dynamik toleriert, es darf Fort- und Rückschritte geben. Was zählt, ist die Lebensqualität in der Zeit, die uns gegeben ist. Solange wir selbst entscheiden können, was wir mit unserer restlichen Lebenszeit anfangen wollen, muss diese Dynamik des Auf und Ab akzeptiert werden. Die Selbstbestimmung schließt meiner Meinung nach auch den Freitod ein. Manch leidvoller Zustand sehnt den Gedanken nach Erlösung durch den Tod herbei. Auch dieser Entscheidung haben wir Mitmenschen Anerkennung und Toleranz zu zollen, wenn sie aus der vollen Klarheit des Bewusstseins getroffen wird.

Wir müssen lernen, mit den Ungewissheiten des Lebens umzugehen. Niemand weiß, ob Schlechtes eintritt, niemand kann vorhersagen, wann uns welches Schicksal ereilt. Aber wir können und sollen unser Möglichstes tun, um ein Leben in Würde zu führen, im Guten und im Einklang mit uns und der Welt. Indem wir die wechselseitige Angewiesenheit anerkennen und uns aufeinander einlassen, können wir Wohlbefinden erzeugen. Dieses Bewusstsein schürt in mir große Zuversicht, dass sich aus dieser Haltung heraus auch die schwierigsten Lebensbedingungen meistern lassen. Es ist entscheidend, Vertrauen in andere Menschen zu haben oder es zumindest wieder aufzubauen. Im Leben bedarf es sowohl einer Abgrenzung als auch einer Angrenzung und der Fähigkeit zu unterscheiden, wann was gerade angebracht ist. Unterstützung zuzulassen ist genauso wesentlich wie denen Unterstützung angedeihen zu lassen, die sie nötig haben. Dazu ist es wichtig, zu verstehen, dass wir alle aufeinander angewiesen sind und uns gegenseitig helfen können.

Sich vertrauensvoll der Welt öffnen

Nach und nach ließ ich engstirnige Gedanken und Zukunftspläne ziehen. Zunehmend gelang mir die Befreiung von fixen Vorstellungen, wie mein Leben zu sein hat. Durch das Ablassen von verbissenen Bestrebungen kehrte allmählich wieder Leichtigkeit zurück zu mir. Ich lasse das Leben nun mehr auf mich zukommen. Natürlich bewahre ich mir Träume und Wünsche, aber ich entledige mich dieser inneren Unruhe und Getriebenheit, indem ich meine Erwartungen und Ansprüche angemessen reguliere. Durch die Aufgabe meiner abgeklärten Haltung wandte ich mich Schritt für Schritt vertrauensvoll der Welt zu. Selbstverständlich tat ich das vorsichtig und langsam. Es war nicht immer leicht für mich. Sich zu öffnen und Hoffnung sowie Vertrauen in sein Leben zu lassen, braucht Behutsamkeit und Geduld. Es lohnte sich aber mit der Zeit. In mir wuchs die ehrliche Überzeugung, dass das Leben trotz meiner Erkrankung gut und schön verläuft, wenn ich mir selbst keinen Druck und Stress mache, mir von anderen helfen lasse und ihrer Hilfe vertraue.

Es ist eine enorme Entlastung, sich bewusst auf andere zu verlassen und nicht immer zu versuchen, selbst die Kontrolle über jede Situation zu haben. Wir müssen nicht die ganze Verantwortung allein tragen. Verantwortung kann auch geteilt und abgegeben werden. Dazu ist es nötig, dass wir lernen, uns auf andere zu verlassen, Aufgaben zu übertragen und unsere Ansprüche an uns selbst maßvoll zu halten. Egal ob es um Arbeit, Familie oder anderes geht, es hilft die Einsicht, anzuerkennen, dass wir entbehrlich sind. Es geht auch ohne uns. Deswegen sind wir keine schlechten Kinder, Eltern oder Kollegen. Wir sind Menschen mit Möglichkeiten und Grenzen. Wenn wir diese Einsicht in die Tat umsetzen und bestimmte Aufgaben an andere delegieren oder Anforderungen einfach weglassen, entsteht eine riesige Entlastung.

Natürlich benötigt es immer eine ordentliche Portion Selbstschutz. Achtsam zu sein ist immer sinnvoll. Das wissen alle, denen das Leben auf die eine oder andere Art übel mitgespielt hat. Daher ist es ja von so großer Bedeutung, neue Vertrauenserfahrungen zu machen. Naivität lässt sich von Leichtsinn abgrenzen, wenn wir es schaffen, ein Gespür dafür zu entwickeln, bei wem wir uns wann und wo fallen lassen können und wann es besser ist, vorsichtig zu sein.

Heute begreife ich, dass Leichtigkeit im Leben erst dann entsteht, wenn wir den Drang nach Kontrolle zurückstellen. Souveränität entwickeln wir am besten, wenn wir genügend Vertrauen in uns tragen und die Ungewissheiten und Mehrdeutigkeiten des Lebens ertragen. Denn die absolute Kontrolle können wir nicht erreichen. Es ist also vergeudete Mühe, danach zu streben. Wir können aber Vertrauen in die Welt und in uns selbst entfalten, indem wir mehr zulassen, uns einlassen und prüfen, ob es für uns eine Erleichterung darstellt. Zuerst sind wir vielleicht nervös oder besorgt. Das darf aber sein und ist logisch, weil es ja so lange für uns anders war. Wenn wir aber merken, dass nichts passiert, dürfen uns Warmherzigkeit und Geborgenheit auffangen, die umso intensiver erlebt und genossen werden können, je bewusster wir sie erfahren. Ein Geschenk ist der Augenblick, wenn dieses Vertrauen in die Welt und in uns selbst uns durchströmt und wir ein Gefühl von Verbundenheit und Einigkeit mit ihr wahrnehmen. Wir erleben diesen Moment in der Natur, wenn wir gemeinsam etwas ergreifend Schönes erleben oder wenn wir in aller Ruhe auf unserer Couch liegen und aus dem Fenster blicken. Dann ist es einfach nur gut und wir genießen den Augenblick.

Mich beeindruckt das bekannte Gelassenheitsgebet des amerikanischen Theologen Reinhold Niebuhr: „Gott, gib mir die Gelassenheit, Dinge anzunehmen, die ich nicht ändern kann, den Mut, Dinge zu ändern, die ich ändern kann, und die Weisheit, das eine vom anderen zu unterscheiden." Wir können nicht alle Faktoren, die mit unserer Krankheit zusammenhängen, kontrollieren und beeinflussen. Es gibt immer Aspekte der Unzugänglichkeit und Ungewissheit, obwohl wir unsere Einflussmöglichkeiten durch bewusstes Handeln und die Bereitschaft, Neues zuzulassen, erweitern können. Bewusstsein und radikale Akzeptanz sind Schlüssel, um mit unkontrollierbaren Gegebenheiten souverän umzugehen. Natürlich gelingt dies nicht immer. Wenn wir von Gefühlen der Hilflosigkeit und des Ausgeliefertseins geplagt werden, wenn wir uns unfähig fühlen, unseren Zustand zu beherrschen, und wenn wir einen scheinbaren Kontrollverlust über unseren Leib (Körper, Geist und Seele) erleiden, fühlen wir uns verzweifelt und verloren. Der unbändige Geist, der nicht aufhören will zu arbeiten und uns in der Nacht wach hält, ist genauso zermürbend wie ein Körper, der durch Symptome seinen Verschleiß signalisiert. Es ist wichtig, solche Momente des Leids auch durch Worte und Gefühle ausdrücken zu können und sich dies auch zuzugestehen. Bedenken Sie, dass jegliche Empfindung ein Verlangen nach Ausdruck hat.

Wie Emotionen auf den Körper wirken

Kommen wir zurück zur Bewusstseinsarbeit. Wenn wir über körperliche Krankheiten klagen, sollten wir auf die damit verbundenen Emotionen achten. Denn wie Sie mittlerweile wissen, stehen unsere Emotionen mit unserem Körper in Wechselwirkung. Wenn der Körper von Angst ergriffen wird, wirkt Stress auf unser Nervensystem und dies macht sich körperlich durch Erregung und Anspannung bemerkbar.

Wichtig ist, dass wir uns dieser Wechselwirkungen im Alltag bewusst werden. Sie werden vielleicht bemerken, dass sich Ihre Stimmung, Gestik und

Mimik ändert, wenn Sie bestimmte Menschen treffen, oder dass Ihnen besonders mulmig zumute wird, wenn Sie eine Rede halten müssen. Der Körper reagiert immer auf das, was in und um uns vorgeht. Vielleicht fällt Ihnen auf, dass Sie bei einem Arbeitsmeeting eine spezielle Sitzhaltung einnehmen oder dass Sie die Arme verschränken, wenn Sie mit einem bestimmten Menschen zu tun haben. Wenn Sie dann auf Ihre Atmung achten: Ist sie unregelmäßig und flach? Möglicherweise besonders dann, wenn Sie ein unangenehmes Thema sachlich behandeln und dabei Ihre Emotionen unterdrücken müssen? Dann entsteht eine Schwere und Enge in der Brust oder eine Anspannung im Rücken oder Nacken, oder Ihnen wird heiß. Möglicherweise empfinden Sie körperliche Starre oder aber den Drang zu hektischen Bewegungen, so, als wollten Sie weglaufen.

Körperliche Wahrnehmung üben

Umgekehrt haben Haltung, Bewegung, Mimik und Gestik einen starken Einfluss auf unsere Emotionen. Das lässt sich leicht ausprobieren: Setzen Sie sich vor einen Spiegel und lächeln Sie sich eine Minute lang an. Versuchen Sie dabei, ein echtes Lächeln zu erzeugen, nicht ein künstliches. Wenn Sie nach einer Minute wahrnehmen, dass sich Ihre Stimmung aufhellt und Sie sich tatsächlich fröhlicher fühlen, so ist das Ihrer Ganzheitlichkeit geschuldet. Durch die Anspannung von Muskelgruppen im Gesicht, welche wir zum Lächeln benutzen, lässt sich Erheiterung erzeugen. Gefühlsveränderungen können auch durch Bewegungen entstehen. Wir können über unseren Körper unsere Stimmung verbessern. Wir müssen nur damit anfangen.

Atmung und Bewegung können in Körperübungen integriert werden, die einen Ausgleich zu unserem Alltag bilden. Trainiert werden kann in fast jedem Zustand, sogar mit Schmerzen. Es geht darum, sanfte Bewegungen zu machen, das geht auch ohne große Last und auf sensible Weise. Wir benötigen dafür nur unser Bewusstsein und eine Offenheit zum Experimentieren. Bereits morgens im Bett können wir anfangen, in Rückenlage unser Becken zu kippen oder mit den Beinen in der Luft „Rad zu fahren". Wir können uns zu Hause bewegen oder in der Natur, auf dem Sportplatz und im Fitnessstudio.

Beim Training ist es nützlich, einen Spiegel zu verwenden und enge Kleidung anzuziehen oder möglichst viele Kleidungsstücke abzulegen. Es geht dabei nicht darum, narzisstisch zu sein, sondern dass wir unsere Körperhaltung beim Training beobachten können und uns bewusst werden, wie unsere Bewegungen aussehen. Dadurch können wir falsche Bewegungsmuster erkennen und Korrekturen bewusster und gezielter ausführen. Wir können dann auch die Augen schließen und prüfen, wie sich die Bewegung anfühlt, die wir gerade vor dem Spiegel einstudiert haben.

Ein Beispiel: Setzen Sie sich aufrecht hin und strecken Sie die Arme seitlich vom Körper weg. Beginnen Sie nun, den Oberkörper so zu drehen, dass einmal der linke Arm im Raum nach vorne kommt und einmal der rechte. Dabei bleiben die Arme immer seitlich vom Rumpf ausgestreckt und die Handflächen sind offen. Stellen Sie sich nun vor, dass Sie bei der linken Vorwärtsdrehung mit dem linken gestreckten Arm eine Last von sich wegschieben. Nach einigen Wiederholungen stellen Sie sich nun vor, dass Sie mit dem gleichen Arm bei der gleichen Drehbewegung immer eine Last zurückziehen. Merken Sie die unterschiedliche Anspannung der Muskulatur? Wenn Sie im Schwimmbad in einem Becken bis zum Hals im Wasser stehen, können Sie diesen Unterschied durch den Wasserwiderstand noch deutlicher wahrnehmen.

Es spielt also eine große Rolle, worauf wir uns konzentrieren. Wir können einfach nur gehen oder bewusst die Aufmerksamkeit auf die Länge unserer Schritte lenken und ausprobieren, was passiert, wenn wir diese verändern. Wir können uns bewusst auf unser Gesäß konzentrieren und versuchen, bei jedem Schritt die Hüfte mehr zu strecken. Wir können auch mit unserer Gehgeschwindigkeit experimentieren und prüfen, was das mit uns macht. Diese Fokussierungen sind von besonderer Bedeutung, weil wir dadurch ausgleichende Bewegungen zu unserem sitzenden Alltag schaffen. Den ganzen Tag ist die Hüfte angewinkelt und die Muskulatur am Gesäß wird schlaff und verkürzt. Dem können wir bewusst entgegentreten – im wahrsten Sinne des Wortes. Oder wir bemühen uns während des Stehens, den Unterbauch etwas zusammenzuziehen, gleichzeitig den Beckenboden (Muskulatur zwischen Schambein und Steißbein) leicht anzuheben und dabei die Atmung fließen zu lassen.

Physiotherapie hilft sehr gut bei der Entfaltung der eigenen körperlichen Wahrnehmung. Generell sollten wir beim Körpertraining den Fokus weniger auf den Aufbau einzelner Muskeln legen, sondern mehr Übungen machen, die uns helfen, Bewegungen im Alltag besser zu meistern. Ein Beispiel wäre das Aufheben eines Gegenstandes oder eines Gewichts vom Boden. Die dazu passende Übung wäre Kreuzheben, dabei wird ein Gewicht ökonomisch vom Boden aufgehoben. Diese Übung lässt sich sowohl mit gestreckter Wirbelsäule als auch – wie wir es häufig im Alltag machen – mit Abrollen der Wirbelsäule trainieren. Der Fokus liegt auf dem richtigen Zusammenspiel zwischen den beteiligten Muskelgruppen.

Bewusstes Atmen

Ein wichtiger Aspekt beim Körpertraining ist auch die Atmung. Es gibt verschiedene Ansichten, in welcher Phase einer Übung man einatmen und ausatmen soll. Ich schlage meinen Patienten vor, einfach in der Atmung zu bleiben, das bedeutet, den Atemfluss nicht zu verlieren. Dadurch entsteht keine Pressatmung und es kommt zu keinen kritischen Bluthochdruckspitzen. Ist die Belastung zu hoch, verliert sich der Atemfluss. Falls dies geschieht, muss das Übungsgewicht verringert werden.

Die Atmung hat viel mehr Funktionen als nur den Transport von Sauerstoff und Kohlenstoffdioxid. Durch das Heben und Senken des Zwerchfells werden Brust- und Bauchorgane nicht nur durchbewegt, sondern auch in ihrer Funktion angeregt. Durch die rhythmische Zwerchfellbewegung kommt es zu einer Beeinflussung des Lymphflusses. Ein gut funktionierendes Lymphsystem stellt einen wichtigen Aspekt für unser Immunsystem dar und dient der Entgiftung.

Die Atmung hat auch einen deutlichen Einfluss auf unser Nervensystem. Bewusstes Atmen in den Bauch führt zu Entspannung und kann dadurch die Herzfrequenz und den Herzrhythmus reduzieren sowie die Muskulatur entspannen. Studien weisen auf diverse Korrelate zwischen Atemtechniken und unseren Körperfunktionen hin. Durch Atemübungen lässt sich offenbar unsere Gehirn-Darm-Achse beeinflussen. Die Verdauung kann dadurch angeregt werden. Geistig schaffen Atemmeditationen eine Möglichkeit, Gedankenkreisen zu unterbrechen. Es gibt Hinweise, dass tiefes und langsames Atmen eine regulierende Wirkung auf die Ausschüttung von Stresshormonen hat. Andererseits kann schnelles und starkes Einatmen das sympathische Nervensystem aktivieren.

Ausatmen hilft uns auch loszulassen und Kontrolle abzugeben. Dies ermöglicht es uns, Emotionen zuzulassen und uns in sie einzufinden. Ein langsamer und kontrollierter Atem kann dazu beitragen, Emotionen zu halten und zu verlängern. Durch die Atmung haben wir also einen Einfluss auf unseren gesamten Leib. Die Atmung gilt als Brücke zwischen Bewusstsein und Unbewusstsein. Umgekehrt wird die Atmung durch Stress beeinflusst. Stress führt zu muskulären Verspannungen und diese beeinflussen wiederum die Atmung. Bei gestressten Personen ist häufig die Atemhilfsmuskulatur massiv verspannt. Dies betrifft vor allem Muskeln im Hals-Nacken-Bereich. Aber auch zwischen den Rippen können Muskeln sehr verspannt sein. Gepaart mit starren Sitzhaltungen kann es zu Zwerchfellverkrampfungen kommen.

Die Atmung reagiert nicht nur auf Stress, sondern auch auf Emotionen. Verschiedene Emotionen können unterschiedliche Atemmuster auslösen. Bei Angst atmen wir schneller und flacher, während wir bei Freude zu einer langsameren und tieferen Atmung neigen. Beim Lachen wird meist tief eingeatmet und mehrmals schnell ausgeatmet. Dies kann zu einer erhöhten Sauerstoffversorgung im Körper führen. Das Lachen löst außerdem eine Ausschüttung von Endorphinen aus und hat damit einen schmerzreduzierenden Effekt.

Atmung kann aber noch viel mehr. Unsere Atmung gilt als Ausdrucksorgan unserer Befindlichkeit. Wenn wir andauernd Emotionen unterdrücken und Anspannung in uns tragen, so verändert sich auch unser Atemmuster. Wir leiden dann unter chronischen Atemmusterstörungen, indem wir ständig flacher, unregelmäßig und nur noch in den Brustkorb atmen; es wird eng in uns. Irgendwann atmen wir nur mehr flach und oberflächlich in den Brustkorb statt tief in den Bauch. Gefühle können durch ein Atemtraining wiederentdeckt und ausgelöst werden. Die Atmung ist ein gutes Werkzeug, um emotionale Erregungen aufzudecken. Wenn wir also unsere Aufmerksamkeit in Stressmomenten auf unsere Atmung lenken und ganz bewusst in diese hineinspüren, können wir unsere Stressatemmuster erkennen und diese bewusst verändern. Wir können anfangen, wieder tiefer in den Bauch zu atmen. Es gibt sogar Atemtechniken, die Emotionen auslösen können. Diese lassen sich in speziellen Atemkursen erlernen.

Die Atmung kann uns helfen, achtsamer mit uns in Kontakt zu kommen. Dabei stehen das Beobachten und das Laufenlassen der eigenen Atmung im Zusammenhang mit unseren alltäglichen Erlebnissen und Erfahrungen im Vordergrund. Die Atmung ist wie ein Seismograf unseres inneren Befindens. Wir können sie beobachten, um uns klarer zu werden, welchen Eindruck die Umwelt auf uns im Moment macht, ob wir gestresst oder entspannt sind. Sie kann uns auch mitteilen, welches Bedürfnis wir ausdrücken wollen. Atmen wir nur noch flach, braucht es vielleicht Bewegung, um wieder in eine tiefe Atmung zu kommen. Es ist von großer Bedeutung, dass wir uns die Worte „Panta rhei" hier wieder ins Gedächtnis rufen. Alles bewegt sich, alles verändert sich, alles ist im Fluss. Alles, was uns an Eindrücken widerfährt, will anschließend auch raus. Daher ist es so wichtig, sich den Momenten der Eindrücke und des Bedürfnisses des Ausdrucks bewusst zu sein. Ohne diese Zusammenhänge finden wir keine Erdung und keine Stabilität. Wir benötigen diese unbedingt, um eine vertrauensvolle Verbindung mit unserer Lebenswelt aufzubauen. Indem wir uns zeigen, wer wir sind und was uns gerade bewegt, treten wir in echten Kontakt zu unserem Umfeld. Wir können dann erleben, dass wir akzeptiert werden, so wie wir sind. Diese Anerkennung schenkt uns die Geborgenheit und Sicherheit, um wieder zuversichtlich und vertrauensvoll mit unserem sozialen Netz verbunden zu sein. Wenn wir eine sanfte und liebevolle Einbettung in der Welt erleben, können wir diese aktiv mitgestalten.

Essen, was der Körper sagt

Eine bedeutsame Erfahrung der Bewusstseinsarbeit während meiner Krankheitsphase galt dem bewussten Essen. Wenn man mit dem Darm zu kämpfen hat, ist es naheliegend, ihn durch eine gezielte Ernährung zu beruhigen. Tatsächlich kommt der Ernährung aber auch bei vielen anderen chronischen Erkrankungen eine große Bedeutung zu. Mehr als 70 Prozent aller Erkrankungen in den westlichen Industrieländern sind ernährungsbedingt oder auf den Lebensstil zurückzuführen und damit vermeidbar. Angesichts dieser Tragik möchte ich dem Stellenwert der Ernährung einen kurzen Abschnitt ohne Anspruch auf Vollständigkeit widmen.

Vorweg möchte ich nur eines klarstellen: Keineswegs möchte ich Sie vom Genuss abhalten. Vielmehr ist es mir ein Anliegen, Ihnen hilfreiches Wissen zur Verfügung zu stellen, mit dem Sie selbst entscheiden können, wie Sie sich ernähren wollen. Es geht mir darum, Sie auf unbewusste schädigende Automatismen aufmerksam zu machen. Genuss entsteht aus Enthaltsamkeit. Natürlich können Sie heute Abend eine Pizza essen und dazu ein Bier trinken, aber dann im vollen Bewusstsein und ohne Schuldgefühle. Dies setzt Ehrlichkeit zu sich selbst voraus. Wer täglich Alkohol trinkt, kein Gemüse isst, stundenlang fernsieht, keine Bewegung macht und in einem Negativkonzept verhaftet ist, darf sich nicht wundern, wenn „das Schicksal" seinen Lauf nimmt. Es gleicht einer Selbstaufgabe und schleichender Selbstzerstörung.

Mein Rat an Sie: Probieren Sie aus, was Ihnen guttut! So könnte zum Beispiel eine zweimonatige Auszeit von Milchprodukten hilfreich sein, um zu erkennen, ob diese – unabhängig davon, welches Ergebnis eine Austestung gebracht hat – einen Einfluss auf Ihr Befinden hat. Bemerken Sie in diesen zwei Monaten keinen Unterschied, können Sie Milchprodukte bedenkenlos wieder in den Speiseplan aufnehmen. Danach probieren Sie das Gleiche mit Zucker (Fruktose) und dann mit Gluten. Wichtig ist, dass eine Austestung zeitlich streng getrennt von der nächsten stattfindet, da Sie sonst kein klares Ergebnis bekommen.

Ich konnte in meinen Ernährungsexperimenten feststellen, dass gewisse Lebensmittel den Darm beruhigen, also die Entzündung hemmen. Weiters habe ich bemerkt, dass das Weglassen von bestimmten Substanzen wie Zucker, Alkohol und Transfetten zu einer starken Symptomverbesserung führt.

Entzündungshemmer nutzen

Es ist durch Studien erwiesen, dass der Konsum gewisser Nahrungsmittel die Entzündungsprozesse im Körper stark beeinflusst. Entzündungshemmend wirken Omega-3-Fettsäuren. Man findet sie insbesondere in fettreichem Fisch wie Lachs, Makrele und Hering. Auch in pflanzlichen Quellen wie Leinsamen, Walnüssen, Chiasamen und grünem Tee sind sie vorhanden. Omega-3-Fettsäuren wirken günstig auf die Herz-Kreislauf-Gesundheit sowie auf unser Immun- und Nervensystem.

Auch einfach ungesättigte Fettsäuren, wie man sie in Olivenöl und Avocados findet, sind entzündungshemmend. Sie haben auch eine positive Auswirkung auf die Herzgesundheit und können zur Stabilisierung des Blutzuckers beitragen. Aber auch die entzündungshemmende Wirkung von Zimt, Fenchel, Ingwer und Knoblauch kann helfen.

Es gibt auch eine Reihe von Nahrungsmitteln, die aufgrund ihrer Bakterienkulturen sehr gesund sind. Bei den sogenannten Probiotika handelt es sich um lebende Mikroorganismen, die bei ausreichender Zufuhr eine positive

Wirkung haben. Der Einsatz von Probiotika ist so unterschiedlich wie ihr Einfluss. Sie werden zur Verdauungsregulierung eingesetzt, bei Autoimmunerkrankungen und Allergien sowie zur Unterstützung des Immunsystems. Des Weiteren unterstützen sie die Gewichtsabnahme, indem sie den Stoffwechsel anregen. Probiotika können auch entzündungshemmend wirken und verhindern, dass sich krankmachende Bakterien im Darm ansiedeln. Ihre Wirkung wird auch bei psychischen Erkrankungen untersucht. Möglicherweise können damit auch Angsterkrankungen und Depressionen gelindert werden. Derzeit wird über den Nutzen von Probiotika im Zusammenhang mit kognitiven Erkrankungen wie Demenz geforscht. Probiotika sind vor allem in Kefir, Joghurt und Sauerkraut enthalten. Allerdings gilt auch hier das Prinzip des freien Experimentierens. Denn nicht alles, was in der Öffentlichkeit als gesund gilt, hilft auch Ihnen.

Weitere nützliche Lebensmittel sind Nüsse, Beeren, grüner Tee, dunkle Schokolade, Gemüse und Obst. Sie enthalten viele Antioxidantien. Diese sind in der Lage, auf zellulärer Ebene freie Radikale zu binden und dadurch Zellschädigungen zu verhindern. Freie Radikale entstehen durch Stressoren wie beispielsweise UV-Einstrahlung, Tabakrauch, psychosoziale Belastungen und Entzündungen, aber eben auch durch Fehlernährung. Daher ist es auch wichtig, über die Nahrungsmittel zu sprechen, die man meiden sollte. Viele davon werden viel zu häufig konsumiert.

Entzündungstreiber vermeiden

Bestimmte Lebensmittel können Entzündungen im Körper auslösen. Dazu zählen Fertigprodukte, Fast Food, Chips, verarbeitete Wurstwaren, Alkohol und Butter. Diese Lebensmittel enthalten zu viele gesättigte Fettsäuren oder Transfette und sollten daher vermieden werden. Transfette sind entzündungsfördernde Fettsäuren, die hauptsächlich in industriell verarbeiteten Lebensmitteln wie Backwaren vorkommen. Der regelmäßige Konsum von Transfetten wird mit einem erhöhten Risiko für entzündliche Erkrankungen, Herz-Kreislauf-Probleme und andere Gesundheitsprobleme in Verbindung gebracht. Es ist ratsam, den Konsum von Lebensmitteln, die reich an Transfetten sind, zu minimieren, um die Entzündungsreaktionen im Körper zu reduzieren.

Besonders gefährlich ist raffinierter Zucker. Wir konsumieren im Schnitt viel zu viel davon. Er steckt in allen möglichen Lebensmitteln – in Limonaden und Softdrinks, Keksen, Kuchen und Gebäck, Frühstückscerealien, Schokolade und Bonbons, Fertigsoßen und Dressings, Sirup oder Fruchtjoghurt und natürlich auch in Alkohol. Übermäßiger Zuckerkonsum stellt einen großen Risikofaktor für Diabetes Typ 2, Adipositas und Herz-Kreislauf-Erkrankungen dar.

Die Liste der hier genannten Lebensmittel und die Beschreibung ihrer Wirkweisen durch Mikroorganismen oder Nährstoffe muss an dieser Stelle unvollständig bleiben. Eine detaillierte Beschreibung würde den Rahmen dieses Buches sprengen.

Unabhängig davon ist es sinnvoll, in Sachen Ernährung ein Individualist zu sein und bewusst zu experimentieren. Hören Sie auf das, was Ihnen Ihr Körper sagt. Er signalisiert Ihnen oft sehr deutlich, was gut für Sie ist und was nicht. Es kann auch sein, dass Sie bestimmte Lebensmittel in einem bestimmten Stadium Ihrer Erkrankung gut vertragen und in einem anderen Stadium schlecht. Generelle Ratschläge sind zwar oft gut gemeint, aber fehl am Platz. So ist beispielsweise auch nicht jedes „Superfood" für jemanden, der an einer chronischen Darmkrankheit leidet, gut. Viele Empfehlungen, welche ich von Ernährungsexperten bekam, waren für mich nicht hilfreich – einige Nahrungsmittel lösten schwere Durchfälle und Bauchkrämpfe bei mir aus. Es lohnt sich, eine Liste gut verträglicher Lebensmittel zu erstellen und sich daraus seine Mahlzeiten zuzubereiten. Lassen Sie sich zudem von einem Diätologen begleiten. Diätologen sind Ernährungsexperten im Kontext von Erkrankungen und können hilfreiche Hinweise geben. Grundsätzlich sollte man nur das essen, was einem guttut. Mein Vorteil war, dass ich durch mein empfindliches Verdauungsorgan sehr genau wusste, was mir guttut und was nicht. Es hing jedoch davon ab, wie stark die Entzündungen gerade waren. So konnte ich in entzündungsfreien Intervallen so ziemlich alles essen und in Schüben nur sehr wenig.

Heilfasten

Wie schwierig die Entwöhnung von Zucker sein kann, habe ich selbst beim Heilfasten erfahren. Heilfasten ist eine wunderbare Erfahrung, bei der man beispielsweise eine Woche lang ausschließlich Gemüsebrühe, Tee und Mineralwasser konsumiert. Vor dem Fasten ist außerdem eine Darmreinigung sinnvoll, etwa durch einen Einlauf mit Salzwasser.

Ich faste einmal jährlich für eine Woche. Mein Ziel ist es, zu erleben, wie es mir geht, wenn meine Verdauung eine Woche lang praktisch zum Stillstand kommt. Die bisherigen Erfahrungen meiner Fastenwochen waren aufschlussreich und wertvoll. An den ersten Tagen litt ich unter den Erscheinungen des Zuckerentzugs. Ich hatte Kopfschmerzen, Konzentrations- und Gedächtnisschwierigkeiten, Heißhunger, ich war müde, abgeschlagen und gereizt. Ab dem vierten Tag wurden diese Beschwerden zunehmend weniger und ich begann mich wohlzufühlen. Am Ende der jeweiligen Woche hatte ich den Eindruck, noch wochenlang weiterfasten zu können. Mein Energielevel war hoch wie schon lange nicht, meine Müdigkeit war völlig weg und meine Gedanken waren klar. Ich war leistungsfähig und frei von Durchfällen und Bauchkrämpfen. Meine persönlichen Erfahrungen waren sehr gut. Nach nur einer Woche Heilfasten war ich monatelang schmerz- und entzündungsfrei.

Studien belegen die phänomenale Wirkung des Heilfastens bei vielen Krankheitsbildern, vor allem bei chronischen Erkrankungen. Eine Heilfastenwoche hat viele positive Effekte, sie bringt uns aber vor allem neue Erfahrungen. Der erste große Benefit: Allein dadurch, dass wir daran teilnehmen, stellen wir uns einer neuen Herausforderung und bringen Veränderung in unser Leben. Eine Fastenwoche bringt Entbehrungen mit sich und intensive emotionale Erlebnisse – all das kann uns an unsere Grenzen bringen. Doch im Rahmen einer gut geführten Heilfastenwoche wird man durch Fachpersonal und auch durch die anderen Teilnehmenden unterstützt, sodass man kleinere Krisen gut übersteht und langsam in einen persönlichen Wachstumsprozess eintritt. Man erlebt sich als selbstwirksam und ist stolz auf sich und den Erfolg. Man erkennt, dass man Disziplin entwickeln kann, und erfährt durch die Zucker-Entwöhnung am eigenen Körper, wie dramatisch die Abhängigkeit davon bereits ist. Und vor allem erfährt man hautnah, wie gut es tut, wenn Veränderungen eintreten und wir unseren gewohnten Alltag hinter uns lassen. Während der einwöchigen Nahrungspause kann der Körper seinen Stoffwechsel neu regulieren und wir verlieren an Gewicht. Wenn wir das mit leichter Bewegung kombinieren, verstärkt sich der Effekt. Durch das Fasten kommen wir in den Genuss der sogenannten Autophagie, einer Art Recyclingprogramm auf zellulärer Ebene. Der Körper regeneriert sich dabei und kann Entzündungsprozesse abschließen. Der Prozess der Autophagie wird von der Wissenschaft mit der Prävention chronischer Erkrankungen in Verbindung gebracht, darunter Diabetes, Krebs, aber auch neurodegenerative Erkrankungen wie Alzheimer und Parkinson.

Fasten hat eine starke Wirkung, deshalb ist eine ärztliche Abklärung vor Heilfastenkuren Pflicht. Schwangere, Kinder und Jugendliche, Personen mit Essstörungen, untergewichtige Menschen, Diabetiker sowie akut Erkrankte sollten nicht radikal fasten. Es gibt jedoch auch Heilfastenkuren, die nicht so streng sind. Es gibt eine Vielzahl von Angeboten, wie etwa die F.-X.-Mayr-Kur, Buchinger-Fasten oder Saftkuren. Wie lange die gesundheitlichen Vorteile einer Fastenkur andauern, können wir selbst beeinflussen. Wenn wir nach der Nahrungskarenz schnell wieder in die gewohnte ungesunde Ernährung zurückfallen, werden auch die positiven Effekte rasch verblassen. Sinnvoll wäre es, wenn wir ein generelles Ernährungsbewusstsein entwickeln und darauf achten, was und wie viel wir essen. Freilich muss sich niemand kasteien und schon gar nicht irgendwelchen Diäten hinterherlaufen.

Da wir uns nun umfangreich der vielfältigen Bewusstseinsarbeit gewidmet haben, können wir uns dem zweiten Heilweg zuwenden. Da die Wege der Heilung miteinander in Verbindung stehen, wurde dieser Weg bereits zuvor immer wieder erwähnt. Es ist ein wichtiger Parameter, um Resonanz aus unserer Umwelt zu erfahren, zugleich auch Selbsterkenntnis zu erlangen: unser soziales Netz.

Zweiter Heilweg: Beziehungen und soziales Netz

Durch Begegnungen mit anderen Menschen erleben wir uns immer wieder in unterschiedlichen Herausforderungen und Situationen und lernen uns selbst dadurch stets aufs Neue kennen. Beziehungen können heilend, aber auch zerstörerisch wirken. Es ist wichtig, dies durch Bewusstseinsarbeit zu erkennen, aber auch die Chance zu nutzen, sich durch den Kontakt zu anderen selbst zu erforschen.

Als es mir in meinem Leben schlecht ging, hatte ich das Glück, immer auf meinen Freund Stefan bauen zu können. Er war da, als Liebesbeziehungen zu Ende gingen, er war da, als meine Erkrankung ausbrach. Wir teilten aber auch all die Lebensphasen, in denen sich Schönes und Heiteres entwickeln konnte, wie lustige Tanzabende in der Jugend oder später die Geburt meiner Kinder. Unsere Freundschaft hält nun bereits seit 25 Jahren. Sie ist geprägt von Offenheit und Ehrlichkeit, von Schwerem wie auch von Leichtem, von jugendlichen Eskalationen und von den trivialen Dingen des Lebens. Wir haben vieles gemeinsam erlebt. Wir haben herzlich gelacht, aber auch die bitteren, ernsten Themen, die Sorgen und Ängste geteilt. Stefans Präsenz war mir stets eine große Unterstützung, natürlich auch während der schwierigen Momente meiner Erkrankung. Durch seine Hilfe konnte ich mein Handeln reflektieren, weil mich seine Irritationen, seine Bestätigungen und seine Fragen über mein Handeln nachdenken ließen. Seine Meinung bedeutet mir etwas. Langfristige gesunde Beziehungen wie diese sind ein wahrer Segen.

Ich kann von Glück sprechen, dass ich heute auch durch meine Partnerin eine starke Möglichkeit der Selbstreflexion und Unterstützung erfahre – oftmals aber auf ganz andere Weise als durch meinen besten Freund. Da diese Beziehungen sehr unterschiedlich sind, geschieht die Reflexion auf ganz andere Weise. Es ist eine Gnade, dass es eine gute Handvoll weiterer freundschaftlicher und persönlicher Beziehungen in meinem Leben gibt. Meine Kinder zeigen mir ebenfalls viele Facetten von mir, von deren Existenz ich gar nichts gewusst habe; nur sie sind in der Lage, diese inneren Anteile hervorzuholen. Bei ihnen kann mein inneres Kind wieder lebendig werden. Sie lassen mich nicht nur als Vater, sondern auch als Mensch reifen. Von ihnen erhalte ich geballte Liebe, gleichzeitig können sie mich aber auch kritisieren. Wir können uns übereinander ärgern und sind kurz darauf wieder versöhnt. Kinder sind so wunderbar ehrlich und können verzeihen. Sie lösen in mir eine unvergleichbare Vaterliebe aus und lassen mich meine Verantwortung, Fürsorge und viele andere Aspekte auf ganz spezielle Weise wahrnehmen.

Außerdem habe ich meine Eltern und meinen Bruder sowie einige Freunde, die mir sehr am Herzen liegen. Besonders spannend und bereichernd sind die Momente, in denen sich ihre Fremdwahrnehmung mit meiner Selbstwahrnehmung nicht deckt, wo ich ein ganz anderes Bild von mir habe als sie – zum Beispiel, wenn es um mein Pflichtbewusstsein oder um meine Selbstfürsorge geht. Durch diese Menschen lerne ich zu reflektieren und mein Handeln neu zu überdenken.

Aus all diesen Beziehungen sowie aus den Begegnungen mit anderen Menschen schöpfe ich die Lernstunden meines Lebens. Ich lerne über mich und über die anderen in den unterschiedlichsten Kontexten. So kann eine Situation im Beisein meiner Mutter ganz andere Gefühle und Gedanken in mir auslösen, als wenn ich sie mit meiner Frau oder meinen Kindern erlebe. Dementsprechend ist dann auch mein Verhalten anders. Alle diese Menschen fügen sich zu meinem persönlichen Kompass zusammen, der mich auf meinem Lebensweg unterstützt. Sie helfen mir, meine Mitte nicht zu verlassen, und geben mir immer die Möglichkeit, etwas Neues über mich zu erfahren und mich in der Vielfalt, die ich bin, zu erleben. Umgekehrt versuche ich, ihnen die gleiche Hilfestellung und Unterstützung anzubieten.

Ich spüre die Verbundenheit vor allem dadurch, dass wir füreinander da sind, Sorgen, Ängste, Zweifel und Probleme, aber auch unser Glück teilen, Momente der Freude, des Einklangs und des Lachens. Durch mein soziales Netz erlebe ich mich, aber auch meine Umwelt stärker und klarer. Diese Menschen rütteln mich wach, wenn ich in alte Muster abgleite, zum Beispiel zu viel zu arbeiten anstatt miteinander Zeit zu genießen. Viele weitere Menschen haben meinen Lebensweg in der Vergangenheit gekreuzt und waren hilfreich, um mich selbst zu erkennen. Beziehungen sind ein Schlüsselfaktor im Schaffen von Selbstbewusstsein und Identität. Sie können entscheidenden Einfluss auf Krankheit und Heilung haben.

Beziehung ist überall

Von Beziehung können wir sprechen, wenn eine gewisse Dauer und Konsistenz einer Begegnung (auch mit Kontaktpausen dazwischen) aufrechterhalten bleibt. Die Qualität von Beziehungen kann sehr unterschiedlich sein. Wir kennen in unserem Leben oberflächliche Beziehungen genauso wie tiefgreifende. Problematisch können Beziehungen sein, die in bestimmten Kontexten wichtig sind, auf zwischenmenschlicher Ebene aber oberflächlich und von einseitigem Interesse sind. Zum Beispiel ist die Beziehung zu unserem Chef wichtig, dennoch ist sie oft oberflächlich. Mit Kollegen muss man zusammenarbeiten, doch kann es auch zu Anfeindungen und Mobbing kommen. Wenn ich regelmäßig im selben Supermarkt einkaufe, entwickelt sich eventuell eine oberflächliche Geschäftsbeziehung zwischen mir und der Verkäuferin. Zuerst haben wir nur eine kurze Begegnung. Gehe ich täglich dort einkaufen, können die wiederholten Begegnungen in eine Beziehung führen, es entwickeln sich Bekanntheit und Vertrautheit. Dann ist der Einkauf immer öfter von einem freundlichen Lächeln und vielleicht sogar einer Frage nach dem Befinden begleitet. Die Vertiefung einer Beziehung ist abhängig von gegenseitigem Interesse und der Bereitschaft, sich zu öffnen.

In verschiedenen Situationen agieren wir in verschiedenen Anteilen unserer Identität: Wir haben ein Geschäftsmeeting, bei dem wir ein Projekt besprechen, wir treffen uns mit Freunden, um Karten zu spielen, wir gehen mit einem Bekannten zu einem Sportevent oder wir verbringen einen lustigen Abend im engsten persönlichen Kreis. Das Aufeinandertreffen unserer Selbstwahrnehmung und der Wahrnehmung von anderen ist ein interessanter, oft spannungsreicher Moment, in dem wir viel über uns erfahren, entweder in Form von Bestätigung oder als Irritation:

- „Du hast einen tollen Kleidergeschmack."
- „Du bist ganz wie dein Vater."
- „Du bist viel zu entscheidungsschwach."

Eine Fremdeinschätzung kann ganz anders sein als die eigene Wahrnehmung. Sie weckt den Wunsch nach einer Überprüfung und Klärung. Manche Einschätzungen können uns überraschen, sowohl positiv als auch negativ. Wenn wir uns anders einschätzen als die anderen, ist es wichtig, diese Unterschiedlichkeit zu prüfen, indem wir uns selbst hinterfragen und unsere Erfahrungen mit anderen teilen. Wir können dadurch etwas Interessantes über uns erfahren.

Gute Beziehungen vermitteln uns das Gefühl von Sicherheit, Geborgenheit und Verbundenheit, bieten aber auch Grenzen und zeigen urteilsfrei unsere Verfehlungen auf. Ein gesundes soziales Netz verbindet uns mit der Welt, wir haben das Gefühl, in diese Welt eingebettet zu sein, miteinander und füreinander da zu sein. Durch die gegenseitige wohlwollende Zuwendung erleben wir ein Gefühl von Gemeinschaft und Willkommensein in der Welt, einen freundlichen und wertschätzenden Austausch. Wir erleben dabei, dass wir gesehen werden als die Person, die wir sind, und nicht auf eine Rolle reduziert werden, die wir einst zugeschrieben bekommen haben und uns vielleicht durch destruktive Glaubenssätze auch selbst zuschreiben. Um dies zu erreichen, müssen wir Ängste gegenüber Andersheit und Fremden überwinden. Um von der Unterschiedlichkeit zu profitieren, muss Rivalität durch Solidarität ersetzt werden.

Bereitschaft zu neuen Beziehungen

Es lohnt sich, immer wieder neue Kontakte und Beziehungen aufzubauen. Das Gute daran ist, dass die alten Zuschreibungen, wer und wie wir angeblich sind, bei neuen Begegnungen keine Gültigkeit haben. Dort werden wir neu gesehen. Dabei ergeben sich Chancen, verschüttete innere Anteile von sich wahrzunehmen und wiederzuentdecken, zum Beispiel unseren lustigen, draufgängerischen, lockeren oder spontanen Anteil. Wir haben die Möglichkeit, uns auszuprobieren und uns selbst darin zu erleben, wie gut uns das Ausleben jener Anteile tut, die wir uns in eingefahrenen Rollen und Beziehungen kaum erlauben.

Aber verfallen Sie nicht dem Irrglauben, dass alle Menschen, die Ihnen morgen auf der Straße begegnen, Ihr wahres Ich erkennen und widerspiegeln. Auch Sie haben sicherlich die Erfahrung gemacht, wie falsch manche Menschen Sie einschätzen. Der Grund liegt darin, dass diese Menschen versuchen, sich mit ihrem Weltverständnis und ihren Erfahrungen sowie den wenigen Informationen, die sie über Sie in kurzer Zeit gewinnen konnten, ein Bild zu machen. So kann es leicht zu Vorurteilen und Fehleinschätzungen kommen. Deshalb ist es so wichtig, dass wir lernen, uns und unser Gegenüber aufmerksam wahrzunehmen und uns Zeit für ehrliche Reflexion zu nehmen. Die Entwicklung von stabilen Beziehungen braucht Zeit und Offenheit. Sie benötigt einen ehrlichen und wertschätzenden Umgang miteinander. Vorurteile und Bewertungen sind beim Aufbau guter Beziehungen selten hilfreich, können aber durch gute Kommunikation und Selbstreflexion abgelegt werden.

So wichtig die Nähe zu anderen ist, so wichtig ist auch die Fähigkeit der Abgrenzung. Wenn sich Beziehungen als toxisch erweisen, weil Demütigungen, Ausnutzung und Abwertung den Alltag bestimmen, dann ist es besser, sie zu beenden, vor allem wenn keine Hoffnung und Bereitschaft auf Veränderung besteht. Das ist nicht immer so leicht. Angst, Hoffnung, Schuldgefühle oder finanzielle Gründe können uns zurückhalten. In solchen Situationen sind gute Freunde wichtig, es gibt aber auch Einrichtungen, die Hilfestellungen anbieten. Frauenberatungsstellen, Kinder- und Jugendhilfe oder psychosoziale Beratungsstellen stellen ihre Dienste niederschwellig zur Verfügung. Es lohnt sich immer, Hilfe in Anspruch zu nehmen und Rat einzuholen.

Die vielfältigen Funktionen von Beziehungen

Menschen brauchen Beziehungen, um sich integriert und gesehen zu fühlen. Partnerschaften dienen heutzutage nicht nur der Absicherung, Fortpflanzung und Entlastung, sie können auch unser Bedürfnis nach Anerkennung und Anteilnahme stillen. Durch Beziehungen definieren wir auch unsere Identität. Wir wollen gesehen und wahrgenommen werden in unserem Leben. Und zwar auch dann, wenn es uns nicht gut geht, zum Beispiel, wenn wir uns hilflos fühlen, weil wir durch eine schwere Erkrankung in den Zustand starker Abhängigkeit zurückfallen. Das Bekennen zu unserem Leid gelingt, wenn wir erfahren, dass unsere Hilflosigkeit ernst genommen wird und wir nicht missachtet werden. Krankheit kann in manchen Fällen als Ausdruck des Bedürfnisses nach Entlastung gedeutet werden, sich endlich auch einmal versorgen zu lassen und nicht immer funktionieren zu müssen. Die Anerkennung und Solidarität von anderen in diesen leidvollen Stunden hilft uns, die Scham zu überwinden und uns zu öffnen. Denn wenn wir unser Leid vor Zeugen kundtun, ist die Katharsis – die reinigende und erleichternde emotionale Wirkung, die durch das Ausdrücken von starken Gefühlen erzielt werden kann – sehr intensiv.

Bleibt diese solidarische, unterstützende Erfahrung aus, kann eine Ehe oder Partnerschaft zugrunde gehen. Das Gefühl, nicht anerkannt, nicht verstanden, nicht gesehen zu werden, führt entweder zur Abwendung oder zum Glauben, man müsse immer voll leistungsfähig durch die Welt laufen, um vollwertig zu sein. Das treibt auch die Entwicklung von Krankheiten voran. In guten Partnerschaften können wir erwarten, als die Person angenommen zu werden, die wir wirklich sind, und zwar ohne dafür etwas leisten zu müssen.

In Beziehungen können wir lernen, wer wir sind und was uns ausmacht. Beziehungen lassen uns unsere Identität erkennen. Identität meint unser Selbstbild; sie kann sich im Laufe des Lebens stark verändern. Identität bedeutet auch, wie wir uns über Arbeit, Geschlecht, Sexualität, Religion, Materialismus, aber auch durch unsere Werte, das soziale Netz und unseren Leib (Körper, Geist, Seele) definieren. Durch den Austausch mit und den Kontakt zu unseren Mitmenschen erfahren wir nicht nur etwas über sie, sondern immer auch etwas über uns selbst. In Beziehungen sehen wir, wie andere auf uns reagieren. Ob sich unser Gegenüber respektvoll, verurteilend, empathisch oder distanziert zeigt, beeinflusst, wie wir uns selbst verhalten, und umgekehrt. Diese Einblicke sind wichtig, um zu verstehen, wer wir sind und was wir wollen.

Besonders in schwierigen Zeiten oder wenn wir krank sind, können Beziehungen unser Selbstbild verändern. Wenn jemand aufgrund seiner Einschränkungen bisherige Aufgaben, Hobbys und Aktivitäten nicht mehr ausführen kann, bedeutet das einen tiefen Einschnitt in den Selbstwert und die Selbstwirksamkeit. Diese Veränderungen müssen Betroffene erkennen und anerkennen, sie müssen die neuen Gegebenheiten in den Alltag integrieren. Das Umfeld kann dabei helfen, die Identitätsveränderungen zu akzeptieren und auch zu kompensieren. Als Kranker darf man sich erwarten, von seinen Liebsten aufgefangen zu werden. In schweren Zeiten ist Solidarität unbedingt erforderlich. Denken Sie an den Spruch: „Geteiltes Leid ist halbes Leid."

Es ist wichtig, tolerant gegenüber anderen Menschen zu sein, um gut miteinander auszukommen und ihre Würde und Integrität zu respektieren. Wenn wir offen sind, um voneinander zu lernen, uns gegenseitige Unterstützung bieten und uns nicht verurteilen, können wir wachsen und unser volles Potenzial erkennen und nutzen. Nur in einem respektvollen Miteinander, in dem man gehört und ernst genommen wird, kann Heilung geschehen.

Gelungene Kommunikation

Kommunikation ist ein wichtiger Bestandteil zwischenmenschlicher Beziehungen. Wenn wir andere so behandeln, wie wir selbst behandelt werden möchten, haben wir gute Karten. Jede gelungene zwischenmenschliche Interaktion beruht auf einem anerkennenden, wertschätzenden und empathischen Umgang. Wir wollen von anderen akzeptiert werden, wie wir sind, wir wollen verstanden werden. Das bedeutet, dass wir aktiv zuhören müssen, um die Perspektive des Gegenübers verstehen zu können. Wie fühlt sich mein Gegenüber, wenn es von Stress, Trauer und Belastungen erzählt? Menschen wollen keine ungefragten Ratschläge. Oftmals will das Gegenüber gar keine Lösung, sondern sich nur mitteilen und gesehen werden. Ratgebende meinen oft, die Lösung eines Problems zu kennen, so als ob sie genau wüssten, was der andere wirklich braucht. Den anderen zu verstehen ist jedoch nur möglich, wenn wir nachfragen. Selbst dann verstehen wir immer anders. Wir glauben es zu wissen, haben aber bestenfalls eine Ahnung. Kommunikation sollte authentisch sein. Wenn wir uns bewusst geworden sind, welche Gefühle und Gedanken eine Person in uns auslöst, können wir uns in einem guten Vertrauensverhältnis erlauben, diese auch auszudrücken. Gute Kommunikation gelingt, wenn wir unser Gegenüber so behandeln, wie wir uns es von diesem ebenfalls wünschen. Wertschätzung, Empathie und Authentizität sind die Grundlagen eines guten Miteinanders.

Abgrenzung ist gar nicht so leicht. Vor allem wenn es sich um Personen handelt, die in uns starke Konflikte auslösen. Beispielsweise der Chef, der uns immer nur kritisiert und unter Druck setzt, oder die Eltern, die uns noch wie in Kindertagen herumkommandieren, fordern und durch unbedachte Aussagen entwerten. Wenn wir als Kinder gelernt haben, dass wir immer brav und dankbar sein müssen, besteht die Gefahr, dass wir als Erwachsene Demütigungen hinnehmen und nicht dagegen aufbegehren; das passiert vor allem dann, wenn wir tief in uns Schuldgefühle tragen. Es bedarf einer guten Verarbeitung vergangener Zerwürfnisse, wenn man an Beziehungen arbeiten möchte. Dies gilt vor allem für Konflikte in der Herkunftsfamilie. Ein gutes Gespräch kann entlasten, indem man seine Sicht darstellt und ohne Anschuldigungen erklärt, was die Erziehung oder das Verhalten anderer mit einem gemacht hat, wie man es erlebt hat. Dazu gehören nicht selten eine Portion Mut sowie gegenseitiges Interesse und Offenheit. Ein gelungenes Gespräch ist also nicht nur von uns allein abhängig.

Es ist wichtig, sich seiner Grenzen in Beziehungen bewusst zu sein. Die Tochter, die seit Jahrzehnten immer die gleichen Vorwürfe gegenüber ihren Eltern äußert und diese für ihre lieblose Kindheit anprangert, wird mit dieser Haltung nicht zu einer Verbesserung der Beziehung gelangen. Manche unterliegen dem Irrglauben, dass sie sich auf der Vergangenheit ausruhen und den schwarzen Peter ewig anderen zuschieben können. Sie wollen oder können keine Verantwortung für ihr eigenes Leben übernehmen und geben diese in ihrer Not lieber ab. Meist erreichen sie dadurch aber das Gegenteil von dem, was sie wollen. Durch Anschuldigungen drängen sie ihr Gegenüber in die Gegenoffensive oder aber in die Reserve und damit in die Distanz. Außerdem binden sie ihr Schicksal an außenstehende Personen oder Dinge und machen sich damit von ihnen abhängig.

Umgekehrt muss man sich Anschuldigungen auch nicht gefallen lassen. Hilfreich ist es, den anderen wissen zu lassen, welche Wirkung sein Handeln auf einen hat. Dabei ist es wichtig, ihm den Ernst des Anliegens und auch die Bedeutung, die es für einen hat, begreifbar zu machen. Ich meine damit nicht, dass Sie einer aufgestauten Wut bei einem Gespräch freien Lauf lassen sollen. Es reicht, wenn Sie deutlich machen, wie verärgert oder gekränkt Sie sind. Wenn Sie den Eindruck haben, Ihr Gesprächspartner hat Sie nicht verstanden, dann stellen Sie dies in einem zweiten Versuch dar und drücken Sie sich noch deutlicher aus. Funktioniert das nicht, so ist es besser, dies für den Moment zu akzeptieren und es dabei zu belassen. Manchmal hat man keine Chance, sich zu erklären, weil das Gegenüber aus diversen Gründen nicht verstehen will oder kann. Man muss auch nicht in allem einer Meinung sein. Wichtig ist nur, dass Sie Ihre Sicht und Ihre Meinung gegenüber anderen wahren können. Sie stehen damit für sich ein und lassen sich nicht von der Meinung der anderen überrollen. Wenn wir den Konsens haben, dass wir im Dissens sind, dann sind wir auch schon weitergekommen und einiges ist klarer geworden.

Was Eindruck macht, muss auch ausgedrückt werden

Gesundheit bedeutet Authentizität. Gesund ist es, das, was sich in uns aufgestaut hat, auszudrücken, bevor es anfängt, innerlich zu wuchern und uns zu zerfressen. Wenn wir unsere Meinung nicht sagen können, kommt das Unterdrückte oft später in anderer Form wieder hoch. Die unterdrückte Emotion, die in uns gestaut ist, raubt uns auf die Dauer viel Energie. Irgendwann wollen wir die Stauung der Emotionen loswerden. Ventile dafür gibt es viele – so kann man sich zum Beispiel von Wut und Ärger, Frust und Zorn am Arbeitsplatz befreien, indem man sich auf der Heimfahrt im Auto durch laute Musik und einen Schrei aus tiefster Seele Erleichterung verschafft. Oder man verzieht sich in einen Raum und macht schnelle Boxbewegungen, Tritte und Sprünge. Man kann die Energie auch explosiv und schnell durch den Körper fließen lassen, indem man ein Kissen gegen das Bett schlägt. Hilfreich ist es auch, wenn man in einem Wald einen Schrei loslässt, frei und ohne Zurückhaltung – ein herrliches Gefühl. Befreiung und Genugtuung steigern sich weiter, wenn man mit einem Ast fest gegen einen Baumstamm schlägt, bis der Ast zerbricht. Wie gesagt: Was in uns ist, muss Ausdruck finden.

Schwierige Beziehungen und Abgrenzung

In Beziehungen haben wir die Möglichkeit, eine gesunde Balance zwischen Ab- und Angrenzung zu erlernen. Es geht um die Integration zwischen dem Gemeinschaftlichen und dem Individuellen. Einerseits suchen wir Halt und Geborgenheit in der Verbundenheit. Andererseits wollen wir uns als frei und unabhängig erfahren, selbstständig sein und uns aus dem intensiven Kontakt lösen können. Viele Beziehungsstörungen beruhen auf der Unfähigkeit, hier eine Ausgewogenheit herzustellen. Da wir uns unserer eigenen Bedürfnisse manchmal nur bedingt bewusst sind, kommt es oft zu Missverständnissen. Diese Verständnisprobleme orten wir dann sowohl bei uns als auch bei unserem Gegenüber. Kurz gesagt: Wir wissen nicht, was wir wollen, und werfen das schlussendlich unserem Gegenüber vor (Abwehrmechanismus: Projektion).

Vielleicht kennen Sie Menschen, die sich allein nicht wohlfühlen. Möglicherweise handelt es sich um Personen, bei denen die Loslösung von der engen Bindung zur erwachsenen Bezugsperson in der Kindheit nicht reibungslos verlaufen ist. Sie haben ein ständiges Bedürfnis nach Schutz und Nähe. Gleichzeitig verspüren sie aber bei zu intensiven Begegnungen möglicherweise wieder einen starken Drang nach Abstand, weil sie zu viel Nähe nicht aushalten. Diese Diskrepanz zwischen den unterschiedlichen Bedürfnissen raubt eine Menge Energie.

Es gibt viele Beziehungsmuster und Verhaltensweisen, die uns nicht guttun. Manchmal sind wir innerlich zerrissen und wissen nicht, ob wir eine Beziehung beenden oder an ihr arbeiten sollen. Innere Zerrissenheit in Beziehungen verursacht permanent Stress. Die schlechte Behandlung durch Mitmenschen stresst ebenso wie unsere übertriebenen Pflichtvorstellungen und Uneigennützigkeit. Aber auch unsere Bedürfnisse nach Zugehörigkeit, Anerkennung und Liebe können lang andauernden Stress in Beziehungen auslösen, wenn sie nicht erfüllt werden. In der Rolle des Bedürftigen ist man stets auf das Wohlwollen seines Umfeldes angewiesen. Die dramatischen Folgen sind jahrelanges krankmachendes Aufrechterhalten von Beziehungen durch Abhängigkeit und Unterdrückung.

Manche Menschen haben Schwierigkeiten, ihre eigenen Bedürfnisse zu verstehen. Das kann sie dazu verleiten, immer nur die Bedürfnisse ihres Partners im Blick zu haben. Ein anderer Versuch, die eigene Unsicherheit in den Griff zu bekommen, ist ein ausgeprägter Egozentrismus. Beide Verhaltensweisen bieten zwar kurzfristige Ablenkung, lösen aber nicht die eigenen Probleme. Das kann zu ungesunden Beziehungsmustern führen, bei denen die eigenen Bedürfnisse auf Kosten anderen erfüllt werden.

In manchen Situationen wird zu schnell und voreilig geurteilt. In anderen Fällen werden Probleme vermieden und nicht angesprochen, was zu Tabus, zu einer Anstauung an Emotionen und einem Verlust an Lebensenergie führen kann. Es ist manchmal notwendig, sich aus solch destruktiven Beziehungen vorübergehend zurückzuziehen oder im Extremfall sogar den Kontakt abzubrechen. Dafür muss man allerdings auch toxische Beziehungen als solche erkennen. Diese Einsicht gelingt durch die vertrauensvolle Zuwendung und geteilte Reflexion mit unseren liebevollen Freunden oder der Familie. Manchmal ist es auch hilfreich, eine außenstehende, unvoreingenommene Person zu involvieren, wie einen Psychotherapeuten.

Es ist auch sehr ungesund, wenn eine Person sich ständig selbst abwertet und der Partner die Abwertung bestärkt. Solche ungesunden Beziehungen beinhalten oft eine zerstörerische Abhängigkeit. Das muss aber nicht so sein, es gibt Auswege. Entweder bricht man die Beziehung ab und beendet den Kontakt oder man versucht, Kompromisse zu finden und die Beziehung zu verbessern. Wichtig ist dabei, dass man in der Lage ist, sich selbst treu zu bleiben und sich bewusst zu sein, wie man sich in der Beziehung fühlt. Man sollte sich fragen, warum es widersprüchliche Gefühle gibt und wie sie einen beeinflussen. Welchen Preis manche Kompromisse haben, lässt sich oft erst rückblickend feststellen, falls dies überhaupt gelingt. Jedenfalls sollten wir lernen, unserem Gegenüber unser Befinden mitzuteilen.

Beziehungen müssen nicht zwingend beendet werden, wenn man Probleme hat. Viele Paare finden wieder zueinander, wenn beide daran interessiert sind. Die Beziehung als Chance, zu lernen, sich selbst und den anderen zu verstehen, sich auszudrücken und Eindrücke richtig zu deuten, ist etwas sehr Heilsames und kann Stress reduzieren. Eine vertrauensvolle gegenseitige Zuwendung ist möglich, wenn wir uns Zeit nehmen, zuhören, uns selbst gut wahrnehmen, aber auch in der Lage sind, unser Gegenüber empathisch wahrzunehmen. Die Fähigkeit, unsere Bedürfnisse nach Nähe und Distanz ausgewogen zu regulieren, hat mit den Bindungstypen zu tun (siehe Kapitel „Bindungstypen“, S. 79 ff.). Bindungsstörungen, entwickelt in frühester Kindheit, werden häufig unwillkürlich und unbewusst auch in soziale Beziehungen im Erwachsenenleben übertragen. Dadurch haben wir Schwierigkeiten im Aufbau und in der Aufrechterhaltung liebevoller und inniger Beziehungen. Auch ein Beziehungswandel wie die Ablösung vom Elternhaus kann schwierig sein, wenn die Gemeinschaft zu starken Einfluss auf das Individuum ausübt. Die Emanzipationsversuche werden dann umso rebellischer und heftiger ausfallen oder aber Abhängigkeit wird übernommen und Teil der Persönlichkeit.

Neugierig bleiben!

Jeder von uns kann einen immer höheren Grad an Reife erlangen, wenn er offen und neugierig bleibt. Ich habe vor Kurzem auf einem Plakat einen sehr aufbauenden Satz gelesen: „Ich habe es noch nie gemacht, deshalb glaube ich ganz fest daran, dass ich es schaffe!“ Man könnte den Satz als naiv abtun, ich verstehe ihn aber als Anregung zu mehr Optimismus. Der Optimist erkennt die Realität an, konzentriert sich aber auf die Chancen und die positiven Aspekte. Er schätzt Situationen positiv und vernünftig ein und kann sogar in schlechten Situationen etwas Gutes finden. Das bedeutet, dass er selbst in schwierigen Zeiten zuversichtlich und positiv bleibt. Wenn wir diesen Optimismus trotz oder gerade wegen allen schlechten Erfahrungen in uns entdecken, haben wir einen wichtigen Glaubenssatz entwickelt: die innere Überzeugung, dass wir zu viel mehr fähig sind, als wir bisher dachten. Für unsere Gesundheit ist das durchaus positiv, denn es gibt Hinweise darauf, dass Optimismus die Effekte von Stressoren auf das Immunsystem abmildert.

Viele Schicksalsschläge erscheinen tatsächlich sinnlos und als reine Qual im Leben. Dennoch ergeben sich daraus immer wieder Erfahrungen und

Herausforderungen, die uns auf außergewöhnliche Weise eine Chance zu Wachstum und Reifung bieten. Entscheidend ist, dass wir uns darauf einlassen. An dieser Stelle möchte ich eine wichtige Botschaft an alle Kranken vermitteln, welche mir selbst in schweren Stunden viel Kraft gegeben hat: Erkennen Sie hinter Ihrem Leid Ihre eigene Leidensfähigkeit! Lernen Sie diese zu würdigen, denn sie ist es, die Krankheiten erträglicher macht. Wir können darin unsere Widerstandsfähigkeit und Zähigkeit erkennen.

Es ist genau diese Zähigkeit, die ich von meinem Elternhaus mitbekommen habe, die Fähigkeit, nicht aufzugeben. Der Wille zu etwas kann wahrlich Berge versetzen. Durch meine Eltern lernte ich Verantwortung zu übernehmen. In meiner aktiven Bewältigungsstrategie, mich den Herausforderungen immer zu stellen, steckt auch die Zuversicht, sie erfolgreich zu meistern. Dadurch erfahre ich stets aufs Neue meine Selbstwirksamkeit. Menschen, die sich nicht aufgeben, haben einen starken Selbstwert, der die Möglichkeit bietet, an Herausforderungen zu wachsen. Es ist nur wichtig zu bedenken: kleine Brötchen backen! Dies gilt vor allem bei Langzeitprojekten wie unserer Genesung. Um große Ziele zu erreichen, ist es hilfreich, stetig und beständig in kleinen Schritten auf sie zuzugehen.

In meinem Leben musste ich mich sehr früh mit Gesundheit auseinandersetzen, weil mich Krankheit ebenso früh eingeholt hat. Ich habe mir meine Morbus-Crohn-Erkrankung natürlich nicht gewünscht. Andererseits hätte ich vermutlich nie den dadurch entstandenen Reifungsprozess erleben dürfen, weil ich dazu sonst keine Anregung gefunden hätte. Heute bin ich stolz und dankbar zugleich, dass ich durch meine Erkrankung meinen Weg gegangen bin, den ich Ihnen hier in diesem Buch vorstellen darf, in der Überzeugung, dass auch Sie davon profitieren können.

Chronische Krankheit und Einsamkeit

Es ist enorm wichtig, in ein gut funktionierendes soziales Netzwerk eingebunden zu sein, also Freunde zu haben und diese Freundschaften auch aktiv zu pflegen. Viele Menschen verlieren dieses Netzwerk aber im Laufe ihres Lebens. Das betrifft leider häufig die Kranken, die sich infolge der Erkrankung zurückziehen oder aufgrund ihres Handicaps keinen gesellschaftlichen Umgang mehr pflegen können. Wenn man krank ist, möchte man seine Ruhe haben. Bei akuten Krankheiten ist das ein logischer Mechanismus. Auch bei chronischen Krankheiten ist es nachvollziehbar, allerdings ist es hier kontraproduktiv. Denn langfristiger Rückzug löst die sicheren, altbekannten Verbindungen in die Welt und schürt Misstrauen und Entfremdung.

Ich kann Ihnen an dieser Stelle dramatische Einblicke in meine therapeutische Arbeit mit Alten und schwer Erkrankten geben. Sehr viele betagte Menschen müssen aufgrund ihrer Einschränkungen Wochen und Monate, manchmal sogar Jahre fast ausschließlich allein in ihren Wohnungen verweilen, abgeschnitten von der Außenwelt. Der einzige Kontakt nach außen sind oft ein Telefon, ein Fernseher und ein Radio sowie die Fenster nach draußen. Wenn kein Kontakt zur Verwandtschaft besteht, kommt kaum Besuch. Im Leben dieser Menschen sind die Auswirkungen von Isolation in Form von Verunsicherung, Krankheit und Entfremdung jeglicher Art deutlich erkennbar. Wenn ich diese Menschen als Physiotherapeut behandle, erkenne ich, dass die heilsamen Momente nicht nur durch die körperliche Therapie bewirkt werden, sondern in hohem Maße auch durch meine Zuwendung und die Verbundenheit, die dadurch entsteht.

Vertrauen Sie auf die Annahme durch Ihr Umfeld, auch wenn Sie nicht mehr aktiv am sozialen Leben teilnehmen können. Dennoch können Sie mit den Menschen in Kontakt bleiben, Spaß haben und lachen. Sie werden für Ihre Persönlichkeit geliebt und nicht, weil Sie in bestimmten Sachen besonders gut sind. Heilung finden wir im Zusammenhalt, im Miteinander. Es geht um das gemeinsame Sein. In jedem Moment des aufrichtigen Interesses, durch jede liebevolle Berührung entsteht Heilung. Der Wert von Berührungen kann gar nicht hoch genug eingeschätzt werden.

Der Wert von Berührungen

Der Körper schüttet bei Berührungen Oxytocin aus, das berühmte Kuschelhormon, welches Geborgenheit und Verbundenheit bewirkt. Es hat eine beruhigende Wirkung auf das Nervensystem und reduziert Stress. Studien deuten zudem an, dass der Einfluss die Wundheilung verbessert, eine regulierende Wirkung auf unser Immunsystem hat und entzündungshemmend wirkt.

Berührungen erfolgen allerdings nicht nur durch Menschen. Unsere Haut ist ständig in Kontakt mit verschiedenen Oberflächen, sei es beim Berühren von Gegenständen oder unserer eigenen Haut. Bei jeder Berührung werden Rezeptoren in der Haut aktiviert. Diese Rezeptoren sind wie kleine Fühler, die Informationen über Qualität der Berührung und Druck an unser Gehirn senden. Sobald diese Informationen unser Gehirn erreichen, werden sie ins limbische System weitergeleitet. Das limbische System ist ein Teil unseres Gehirns, der eng mit Emotionen und Erinnerungen verknüpft ist. Das bedeutet, dass Berührungen nicht nur körperliche Empfindungen, sondern auch emotionale Reaktionen und sogar innere Bilder oder Erinnerungen auslösen können. Zum Beispiel kann das Berühren eines weichen und warmen Stoffes angenehme und beruhigende Gefühle auslösen. Auf der anderen Seite kann das Berühren von etwas Heißem oder Scharfem Schmerzen und Stress verursachen. Berührungen können also auch unsere Gefühle und Gedanken beeinflussen, sie sind eine wichtige Verbindung zwischen unserer Haut, unserem Gehirn und unseren Erinnerungen und Emotionen.

Berührung und emotionale Berührtheit sind eng miteinander verbunden. Eine behutsame, einfühlsame Berührung kann Menschen ein Gefühl der Hoffnung und Wertschätzung vermitteln. Allerdings ist Berührung nicht für alle Menschen eine erfreuliche Erfahrung. Es gibt Menschen, die Massagen hassen, weil sie sich dabei nicht entspannen können. Ich erinnere mich an eine Patientin, die mir beschrieb, dass ihr Mann in den ersten Monaten der Beziehung bei jeglicher Berührung zusammenzuckte. Als Kind war er jahrelang von seiner großen Schwester geschlagen und gequält worden.

Menschen mit traumatischen Erfahrungen empfinden Berührungen manchmal nicht als angenehm und wünschen sich Abstand, was jedenfalls zu respektieren ist. Ihr Vertrauen in sich und die anderen wurde möglicherweise durch schlechte Erfahrungen gestört. Sie sind verschlossen und nehmen ihren Körper anders wahr. Dennoch steckt auch hier die Heilung im Kontakt, wenn auch vorerst nicht im körperlichen. Auch ein ehrlicher, mitfühlender Blick kann intensiv berühren und der Person vermitteln, dass sie gesehen und verstanden wird. Er ist die Brücke, um wieder Vertrauen zu fassen. Das verschüttete Vertrauen kann wiederentdeckt werden und manchmal gelingt dann ein Händehalten. Später kann es sogar eine Umarmung werden. Dieser Moment kann eine größere Bedeutung und mächtigere Wirkung haben als jede medizinische Therapie. Neue positive Erfahrungen können alte negative überwinden. Sie helfen uns, uns wieder der Sonnenseite des Lebens zuzuwenden.

Berührungen in der Therapie

In der Osteopathie arbeite ich ständig mit achtsamen Berührungen. Sie beruhigen und schaffen Sicherheit und Vertrauen. Manchmal lösen sie auch starke Reaktionen aus, wenn Ruhe und Stille einkehrt: ein Chaos an Gefühlen und Gedanken. Ich sage meinen Patienten dann immer, dass dies wunderbar ist, weil das Unbewusste Material freigibt, an dem man arbeiten kann. Ein Wahrnehmungschaos zu klären und zu erforschen und neue Erfahrungen der Vertrautheit mit sich und der Umwelt zu gewinnen sind heilsame Therapieprozesse. Als Beispiel nenne ich einen Patienten, der mit Mitte zwanzig und andauernden Brustschmerzen zu mir kam. Obwohl das Herz, die Wirbelsäule und der Magen gesund waren, hatte er seit Jahren immer ein starkes Beklemmungsgefühl und Krämpfe in der Brust, die ihn verunsicherten und zur Verzweiflung trieben. Vor allem nachts belasteten ihn diese Beschwerden sehr und er konnte aus Angst vor einer schweren Erkrankung kaum mehr schlafen. Nachdem ich ihn ausführlich zu seiner Krankheitsgeschichte befragt hatte, bat ich ihn, sich auf die Behandlungsliege zu legen. Ich begann die Therapie, indem ich seinen Kopf mit einem sicheren Griff sanft umfasste und ihn fragte, ob er die Augen schließen wolle und sich auf seine Atmung konzentrieren könne. Nach wenigen Minuten sah ich, wie die Ader an seinem Hals schneller und kräftiger pulsierte, ich spürte eine Anspannung im Kopf und sah, wie sich seine Augen unter den verschlossenen Liedern heftig bewegten. Ich fragte ihn, was er gerade wahrnahm. Da brach er in Tränen aus und beschrieb mir eine Szene, in der er im Alter von ungefähr sieben Jahren einen selbstverursachten Skiunfall erlitt, bei dem sich sein Stock tief in sein Brustbein rammte. Seine Familie, die offenbar die Situation falsch einschätzte, sah den weinenden Knaben und fuhr an ihm vorbei. Als ich ihn fragte, wo er den Schmerz im Körper wahrnahm, antwortete er mir: in der linken Brust. Ich fragte, ob ich meine Hand auf diese Stelle legen durfte, was er bejahte. Nachdem ich meine Hand darauf platziert und mit ruhiger Stimme auf den Patienten eingesprochen hatte, konnten wir diese traumatische Szene durcharbeiten und er beruhigte sich. Durch meine psychotherapeutischen Kenntnisse konnte die Sitzung gut abgeschlossen und danach ausführlich besprochen werden. Dieses Phänomen hatten wir anschließend noch zweimal. Immer gaben dem Patienten die Berührungen die nötige Sicherheit, um sich zu öffnen, und ermöglichten einen direkten Zugang zu tief vergrabenen Geschehnissen und Ängsten. Beim vierten Besuch erzählte er mir, dass seine Schmerzen in der Brust zum ersten Mal seit Jahren abgeklungen seien. Er wollte dennoch weiterhin psychotherapeutisch arbeiten. Seine Beklemmungen und Brustschmerzen blieben nachhaltig aus und er konnte wieder ruhig schlafen. In solchen Fällen ist meine Mehrfachausbildung wirklich ein Segen. Mit meinem osteopathischen Wissen allein wäre ich oftmals ziemlich ratlos.

Erlebnisse, die vor der Sprachentwicklung, also im Säuglings- und Kleinkindalter, stattgefunden haben, sind mit Worten nicht gut auszudrücken. Es gibt und gab dafür keinen versprachlichten Gedanken, nur ein starkes Gefühl. Vielleicht erschließen sich geistig Bilder und Szenen, die mit Gefühlen zusammenhängen, welche aus einer Berührung entstanden sind. Diese können wiederum neue Körperphänomene wie hohen Puls, schnellen Atem und eine Anspannung in der gesamten Muskulatur sowie Schrecken oder Hilflosigkeit und Angst auslösen. Diese Belastungen können gut verarbeitet werden, wenn wir uns auf professionelle Hilfe einlassen.

Alle diese Aufdeckungen sind hilfreich. Sie können Patienten krankmachende, unverstandene Verbindungen zwischen aktuellen Körpersymptomen und vergangenen Erfahrungen aufzeigen. Diese Zusammenhänge bestehen öfter, als man denkt. Meine Erfahrungen in der Therapie zeigen, dass körperliche Beschwerden viel häufiger im Zusammenhang mit vergangenen Erlebnissen und psychosomatischen Auswirkungen stehen, als wir vermuten. Wichtig beim Aufdecken von solchen Zusammenhängen ist eine zwanglose, empathische und rücksichtsvolle therapeutische Begleitung durch einen Psychotherapeuten, der einen schützenden, sicheren Rahmen schafft, damit sich keine Verschlechterung oder Retraumatisierung ereignen kann.

Sich selbst berühren

Durch Berührungen können wir lernen, uns und anderen wieder mehr zu vertrauen. Wir können beispielsweise bei einer Massage loslassen lernen und uns endlich entspannen. Es ist so wohltuend, sich fallenzulassen und die Kontrolle abzugeben. Auch Selbstberührungen sind von großer Bedeutung und können sehr heilsam wirken. Wenn es Betroffenen gelingt, sich dem eigenen Körper wieder positiv zuzuwenden, gewinnen sie Zuversicht und Vertrauen zurück, welche die Grundsteine der Heilung sind. Durch die liebevolle Selbstberührung können wir wieder einen fürsorglichen Kontakt zu unseren Körperteilen entwickeln. Beispielsweise können wir ein schmerzendes Knie sanft massieren oder mit den Händen unseren Bauch halten und schützen. Durch liebevolle Selbstberührung sind Selbstfürsorge und Selbstwert deutlich wahrnehmbar. Vor allem erinnert sie uns daran, dass es auch in unseren eigenen Händen liegt, wie es uns heute geht. Es ist also auch eine Selbstwirksamkeit daraus ableitbar.

Dritter Heilweg: Ressourcenaktivierung – positive Erfahrungen

Nun kommen wir zum letzten Heilweg, dem Aktivieren von Ressourcen und Erlebnissen. Hier geht es darum, in die Aktivität zu kommen, und zwar auf möglichst vielfältige und gesunde Weise.

Wenn wir auf unser Leben zurückschauen, so haben wir schon Zigtausende unterschiedliche Erfahrungen gemacht. Dabei merken wir uns die schmerzhaften leider oft viel besser als die wunderbaren Momente, in denen wir Lust und Freude erfahren durften. Dabei gibt es davon so viele: Wir haben an duftenden Blumen gerochen, sind Wiesen hinuntergerollt, ins Wasser gesprungen, haben schöne Zeichnungen gemacht, sind mit anderen um die Wette gelaufen, haben beim Spielen gewonnen, haben die Schule erfolgreich abgeschlossen, sind das erste Mal am Lenkrad eines Fahrzeuges gesessen, waren das erste Mal verliebt, haben den ersten Kuss bekommen, und viele Tausende weitere Erlebnisse, die uns das Gefühl von Lebendigkeit gegeben haben. Wir waren kreativ und neugierig. Die Zuversicht zum Leben und die Lust am Erleben haben dazu geführt, dass wir gut geschlafen haben, morgens voller Elan aufgewacht und in den Tag gestartet sind.

Heute dominieren die Sorgen und das Pflichtgefühl in den Köpfen vieler Menschen, vor allem wenn sie chronisch krank sind, Einschränkungen oder Schmerzen haben. Aus dem vorigen Kapitel kennen wir die vielfältigen Verstrickungen in Bezug auf die Krankheitsentstehung. Krankheit steht immer mit Stress in Verbindung, auf jede erdenkliche Weise. Wenn man sich bewusst ist, dass man chronisch krank ist, stehen Hilflosigkeit und Angst im Vordergrund. Sie durchfluten uns unterschwellig und lassen uns zweifelnd und skeptisch zurück. Das führt oft zu Frust und Groll.

Um uns aus der Hilflosigkeit zu befreien, benötigen wir ein Bewusstsein, worin unsere Ressourcen bestehen und wie wir diese aktivieren können. Aus diesen positiven Erlebnissen gewinnen wir Zuversicht und Optimismus. Die daraus gewonnene Kraft macht uns widerstandsfähiger gegenüber Stress und reguliert diesen auf ein gesundes Maß. Erinnerungen daran, was uns in düsteren Stunden unseres Lebens aufgemuntert und geholfen hat, ermöglichen die (Re-)Aktivierung unserer Ressourcen. Dabei ist es wichtig, sich des Potenzials bewusst zu werden, welches wir eigentlich zur Verfügung haben. Wir müssen die Scham ablegen und uns wieder trauen, genauso mutig und leichtsinnig an die Dinge heranzugehen wie vor der Erkrankung. In jedem Leben gab es glückliche Momente, deren wir uns wieder gewahr werden können. Mit wem waren wir wo und was haben wir erlebt? Sie erahnen vielleicht bereits, wie gut die Erinnerungen an diese Erlebnisse tun werden. Knüpfen Sie wieder daran an und erleben Sie diese Momente von Freude und Glück. Entdecken Sie wieder Ihren kindlichen Anteil in sich und folgen Sie ihm auf eine Reise voller Buntheit und Kreativität. Die Vielfalt der Erfahrungsmöglichkeiten ist genauso divers wie wir, es ist für jeden etwas dabei.

Die Lust an der Bewegung wiederentdecken

Kinder lieben Bewegung in jeder spielerischen Form. Sie laufen und springen, tanzen und jubeln dabei. Wir können etwas von ihnen lernen. Entdecken auch Sie Ihren ganz persönlichen Zugang zu sich selbst und zur Lust, den eigenen Körper wieder zu spüren. Manche Menschen lieben es zu joggen oder Nordic Walking zu betreiben. Dabei verbrennt man nicht nur Kalorien, sondern tut auch gleich etwas Gutes für die Psyche. Haben Sie gewusst, dass regelmäßige körperliche Bewegung ein Schutzfaktor gegen Depressionen ist? Bewegung kann sogar genauso gute Ergebnisse erzielen wie Psychopharmaka, wenn man an einer Depression leidet. Die Effekte von Therapie-Kombinationen sind hierbci den Einzelwirkungen weit überlegen. So kann eine Psychotherapie kombiniert mit regelmäßiger Bewegung kurz-, mittel- und langfristig bessere Ergebnisse erreichen als nur die Psychotherapie oder die Körperaktivität allein. Dabei gibt es unterschiedliche Angaben, welche Bewegungsarten, Intensität und Dauer empfohlen werden. Grundsätzlich gilt: Je intensiver man trainiert, desto kürzer sollten die Bewegungseinheiten sein.

Wenn man chronisch krank ist, ist es wichtig, sich nicht zu überfordern. Beginnen Sie im Kleinen und nehmen Sie achtsam wahr, welche Auswirkungen körperliche Aktivität auf Sie hat. Es gibt keine Vorgaben, was Sie machen sollen, Hauptsache, Sie kommen in Bewegung. Aus persönlicher Erfahrung empfehle ich, verschiedene Aktivitäten gut zu durchmischen. Sie können beispielsweise Ausdauertraining mit Kräftigungseinheiten kombinieren. Überlegen Sie, ob saisonale Bewegungsarten für Sie geeignet sind. Ich gehe beispielsweise gerne bei schönem Wetter schwimmen, Rad fahren oder wandern. Wenn es kalt ist, ziehe ich mich in ein Fitnessstudio zurück und komme dort ins Schwitzen. Wichtig ist nur, dass es Spaß macht. Indem Sie Verschiedenes nach Lust und Laune ausprobieren, erhalten Sie die nötige Motivation, um dranzubleiben. Das Allerwichtigste: Freude beim Austoben zu haben. Scheuen Sie bitte auch nichts Neues. Das gilt auch für Aktivitäten, von denen Sie der Meinung sind, dass Sie sie schon zu lange nicht mehr gemacht haben. Nur weil Sie schon seit Jahrzehnten nicht mehr auf einem Trampolin gesprungen sind, heißt das nicht, dass es nicht ein tolles Erlebnis wird. Natürlich soll es nicht in eine Mutprobe ausarten. Manchmal kann uns aber ein bisschen Überwindung schon die Augen öffnen. Wir brauchen etwas Mut zum Glück. Je nach Befinden und Stimmung wird sich sicher ein passendes Bewegungsprogramm finden. Wenn Sie chronisch krank sind, vergessen Sie nicht, vorher einen Arzt aufzusuchen, um sich Sicherheit zu verschaffen.

Auch Tanzen ist sehr zu empfehlen. Sie können ganz einfach zu Hause Musik anmachen und frei nach Lust und Laune nur für sich lostanzen. Das kostet nichts und ist sehr befreiend. Wer Lust hat, kann auch mit anderen tanzen und einen Tanzkurs besuchen. Das hellt die Stimmung auf, ist spannend und bringt Freude. Außerdem lernt man neue Leute kennen und kommt aus seiner Komfortzone heraus. Musik lädt förmlich zur Bewegung ein, wir können ganz darin aufgehen. Manchmal reicht es aber auch aus, wenn wir nur zuhören und uns ergreifen lassen. Oder wir lassen uns das Herz von Melodien aus unserer Vergangenheit erwärmen. Kindheits- und Jugenderinnerungen sind oft mit Musik verknüpft. Musik entfesselt in uns Gefühle und durchflutet unseren Leib mit Erinnerungen. Diese wollen wir ausdrücken, wir wollen tanzen und jubeln und uns freuen. Auch eine stille Ergriffenheit ist möglich, die in aller Ruhe und Andacht erlebt werden möchte. Andere Rhythmen lösen Aggression aus, die wir dann im Sport einsetzen können. Man lässt sich einfach von der Musik erfassen und folgt dem eigenen Impuls und Rhythmus aus den tiefsten Empfindungen heraus. Es tanzt oder bewegt sich von selbst.

Musik wird heutzutage von Musiktherapeuten bei verschiedensten Krankheitsbildern angewendet, weil sie intensive kreative Ausdrucksmöglichkeiten bietet. In der Musiktherapie bekommt man die Möglichkeit, Instrumente selbst für sich oder in der Gruppe auszuprobieren. Dabei geht es nicht darum, nach Noten zu spielen oder Instrumente zu beherrschen, vielmehr ist es ein Erlebnis, das sich Alltag sonst nie bietet. Es ist erstaunlich, wie schön, aber auch emotional diese Erfahrungen sein können. Sie werden überrascht sein, welche Potenziale Sie in sich entdecken.

Yoga, Qigong & Co.

Um Bewegung zu machen, muss man heutzutage nicht einmal mehr das Haus verlassen. Im Internet findet man eine riesige Auswahl an Anleitungsvideos, die einen durch die tollsten Bewegungsarten führen, vom Anfänger bis zum Fortgeschrittenen. Empfehlenswert sind Bewegungen, welche Sie einfühlsam und achtsam machen können, welche Sie erden und zentrieren. Fernöstliche Praktiken wie Yoga, Qigong oder Thai-Chi bieten sich hier an. Durch ruhige, achtsame Bewegungen kommen Sie mit sich in Einklang. Wenn es Ihnen Spaß macht, besuchen Sie angeleitete Kurse oder kaufen Sie sich Literatur zu den Praktiken.

Eine besondere Form der Erlebnisaktivierung ist die Budotherapie. Japanische Kampfkünste werden hierbei als Heilkunst eingesetzt. Die Budotherapie besteht aus Bewegungen verschiedener Kampfkünste des Fernen Ostens wie Karate, Kung-Fu, Aikido und vielen mehr, wobei auch Disziplin, Achtsamkeit und Ausgeglichenheit eine Rolle spielen. Durch den Einsatz achtsamer, kontrollierter Bewegungen kombiniert mit Atem- und Entspannungstechniken verhilft sie zu einer verbesserten Selbstbeherrschung und Disziplin sowie zu körperlicher und mentaler Stärke. Die achtsame Bewegung kombiniert mit bewusster Atmung führt zu einer hohen Konzentrations- und Koordinationsfähigkeit. Die Budotherapie wird sowohl bei körperlichen als auch bei psychischen Störungen eingesetzt.

Kampfkunst als Therapie ist im deutschsprachigen Raum bisweilen kaum bekannt. Der Schwerpunkt des Angebots liegt eindeutig auf dem Kampfsport und seinen Techniken. Die körperliche und mentale Wahrnehmung sowie Atmung und Achtsamkeit bleiben leider meist im Hintergrund. Mein Rat: Suchen Sie nach Therapeuten, welche die Budotherapie explizit anbieten. Sowohl in Deutschland als auch in Österreich und in der Schweiz gibt es dazu Ausbildungen für Therapeuten. Wenn Sie an den heilenden Aspekten der Kampfkunst interessiert sind, besuchen Sie Institute, in denen die östliche Philosophie und das Ganzheitliche im Vordergrund stehen. Viele Einrichtungen bieten Schnuppereinheiten an, in denen Sie sich ein Bild machen können. Folgen Sie Ihrem Bauchgefühl und lassen Sie sich intuitiv auf das Erleben ein, um dann zu prüfen, was es mit Ihnen macht.

Eine weitere erwähnenswerte Methode für eine fokussierte Körperwahrnehmung und Selbstregulation ist die Feldenkrais-Methode. Diese zielt durch achtsame Bewegungen auf ein verbessertes Körperbewusstsein ab. Sie führt zu Haltungsverbesserung, Spannungs-, Schmerz- und Stressreduktion, Erhöhung der Selbstwirksamkeit und damit einhergehend zu einer Entspannung und Steigerung der Lebensqualität. Feldenkrais kann prinzipiell in jedem Alter und auch bei schwerwiegenden körperlichen Einschränkungen durchgeführt werden. Für diese Übungen benötigen Sie keine Geräte, Sie können die feinsten Körperbewegungen per Internet oder Literatur von zu Hause aus einstudieren.

Kochen und Genießen

Wie Ihnen sicher bereits aufgefallen ist, können wir durch die Wahrnehmung über unsere Sinne viel in Bewegung bringen. Eine für mich besonders schöne Form, seine Sinne einzusetzen, ist das Kochen. Essen und Kochen sind unweigerlich miteinander verbunden. In der Zubereitung von Mahlzeiten steckt ein immenses gesundheitsförderndes Potenzial.

Zunächst einmal ist es wichtig, sich für das Kochen bewusst Zeit zu nehmen und darauf zu achten, möglichst frische und gesunde Nahrungsmittel zu verwenden. Dann geht es ans Zubereiten der Speisen. Allein die Vorbereitung der Zutaten kann bereits Stress abbauen. Wenn man sich freudig darauf einlässt, sind die vielen kleinen Handgriffe entspannend. Das Kleinhacken von Petersilie oder Zwiebel wirkt beruhigend, ebenso wie der herrliche Duft der Kräuter oder der Zwiebel, wenn diese in Butter erhitzt werden und eine Explosion an Aromen entwickeln. Die Fokussierung auf die Tätigkeit mit allen Sinnen bringt uns ins Hier und Jetzt und lenkt uns von Schmerzen und Sorgen ab. Wir spüren die haptischen Reize der Lebensmittel auf unseren Fingern und unser Tun fördert unsere Fokussierung und Achtsamkeit. Wir hören die Geräusche, wenn die Zwiebel im heißen Öl zischt. Die aufsteigenden Düfte regen unseren Appetit an. Das Abschmecken intensiviert das Erlebnis und bestätigt unsere Fähigkeit, etwas Köstliches zu schaffen. Wenn wir die Mahlzeit dann noch schön anrichten, schaffen wir zum Gaumenschmaus zudem einen Augenschmaus. Natürlich ist es besonders fein, wenn wir diese Leckerbissen dann in angenehmer Gesellschaft verzehren. Man sollte es sich aber auch wert sein, so oft wie möglich für sich allein zu kochen.

Kochen ist in seiner Wirkung auf unsere Gesundheit weitgehend unbeachtet und unterschätzt. Wenn wir uns wieder mehr dem Erlebnis Essen durch Achtsamkeit auch in seiner Zubereitung widmen, so erleben wir Genuss, Stressabbau und Wohlgefühl.

Kreativer Ausdruck

Wenn wir unsere Gefühle ausdrücken, erfahren wir Erleichterung und reduzieren Stress. Es ist ungemein entlastend, Schmerz, Frust und Trauer von der Seele zu lassen. Eine wirkungsvolle Form des Ausdrucks ist das Niederschreiben seiner Gedanken, Gefühle und Erlebnisse. Man kann das in Form von Tagebüchern, Briefen und Geschichten machen. Durch das anschließende Lesen des Geschriebenen bekommen wir einen interessanten Blickwinkel auf uns selbst, denn wir können von außen darauf schauen. Wir haben eine tiefe Verbindung zum Geschriebenen, weil es einen Teil von uns selbst beleuchtet, dennoch ist der Blick ein externer, aus der dritten Person heraus. Das verschafft eine Möglichkeit der Distanzierung von Problemen und Belastungen. Außerdem können wir die Botschaften, die in uns sind und die wir dadurch ans Licht befördern, besser verstehen.

Das Lesen von Büchern kann generell große Freude bereiten. Es gibt so viele aufbauende Literatur, egal ob in Form von Romanen, Sachbüchern, Ratgebern oder auch Lyrik, die unser Herz erwärmt, Halt und Zuversicht gibt und Mut macht. Oft erkennen wir beim Lesen auch, dass es vielen anderen genauso ergeht wie uns selbst und dass wir mit unseren Problemen und unserem Bemühen, ein besseres Leben zu finden, nicht allein sind.

Jegliche Form künstlerischen Ausdrucks ist in der Lage, Weltschmerz und Groll oder Verzweiflung aus uns herauszuarbeiten und damit abzubauen. Dies gelingt insbesondere durch das Malen. Für das Malen benötigen wir keine außerordentliche Begabung, es ist aber durchaus möglich, dass der ein oder andere bei den ersten Malversuchen von seinem eigenen Talent überrascht wird. Therapeutisch bietet das Malen eine einfache und effiziente Möglichkeit der Entlastung. Im Laufe der Zeit lässt sich anhand des Gemalten auch eine Wandlung der eigenen Stimmung erkennen. So kann es sein, dass das Malen anfänglich dem Stressabbau dient, indem wir dunkle Atmosphären zu Papier bringen, und sich später der Fokus ins Positive verrückt, sodass Heiterkeit, Lust und Freude zu erkennen sind.

Kreativität kennt bekanntlich keine Grenzen. Wer möchte, kann auch das Material Ton als Ausdrucksmedium verwenden. Mit Ton zu arbeiten ist sehr anregend. Wir kneten den Ton, können durch die Zugabe von Wasser die Konsistenz verändern, spüren die glitschige und formbare Masse. Tonarbeit kann sehr schön sein und tolle Werkstücke entstehen lassen. In der Psychotherapie wird Ton von manchen Therapeuten als Medium eingesetzt, da es sich gut zur Darstellung von Dingen eignet, die sonst schwer ausdrückbar oder unsagbar sind.

Welche Kunstform für Sie persönlich geeignet ist, entdecken Sie am besten durch Ausprobieren. Letzten Endes soll diese künstlerische Expression zu einer Erleichterung führen, indem etwas ausgedrückt wird und damit aus uns heraustritt. Es ist die Schaffung von etwas, zum Beispiel von einem kunstvollen Bild als Ausdruck von Schmerz oder einem Gedicht über die eigene Sehnsucht. So wird unser Innenleben greifbar und bekommt eine Gestalt. Es bleibt nicht mehr diffus und undefiniert in uns drinnen. Auch wenn der Weg dorthin manchmal holprig ist und wir mitunter durch unsere ganz persönliche Geisterbahn fahren müssen, lohnt sich die Darstellung in einer expliziten Form, um Konflikte und Belastungen klarer zu machen und mit Dingen abzuschließen. Wenn unerwartet negative oder diffuse Gefühle entstehen, die Sie nicht verstehen, sollten Sie professionelle Hilfe durch einen Psychotherapeuten in Anspruch nehmen. Vor allem, wenn sich Ihr Zustand dadurch nachhaltig verschlechtert. Dann schlummert vielleicht noch ein Geheimnis in Ihnen, das gelüftet werden möchte – jedenfalls ist es eine gute Möglichkeit, einen blinden Fleck aufzudecken. Begreifen Sie diese Aufdeckungen als aufregende Abenteuer, die durch ihre Klärung und Auflösung zu nachhaltiger Entlastung führen.

Meditation und Natur

Eine Positivspirale in Gang zu setzen bedeutet auch zu lernen, wie man sich am besten entspannt. Um Stress abzubauen, kann man auch verschiedene

Arten der Meditation heranziehen. Sicherlich kennen Sie Atemmeditationen, welche gerne und häufig empfohlen werden. Auch Imaginationsreisen sowie Autogenes Training können hilfreich sein, vor allem wenn es gute Anleitungen dazu gibt. Diese bekommen Sie bei geschulten Therapeuten oder im Internet.

Viele Menschen können sich aber nicht in der Stille entspannen, weil sie dabei erst recht die innere Erregung wahrnehmen und nicht wissen, wie sie mit ihr umgehen sollen. Bei diesen Menschen wird die klassische Meditation daher eher nicht funktionieren, doch sie haben die Möglichkeit, etwas Aktiveres auszuprobieren. So gibt es tolle Bewegungsmeditationen, in denen Musik, Bewegung und Atmung kombiniert werden. Bewegungsmeditationen sind eine gute Alternative zu ruhenden Entspannungstechniken und für manche die erste Wahl. Anleitungen dazu findet man auf YouTube.

Natürlich benötigen wir nicht immer zwingend Fachleute und Anleitungen, um uns selbst näherzukommen. Ein ausgiebiger Spaziergang an sich kann anregende Gedanken bringen und fördert unsere körperliche Gesundheit. Die Bewegung an der frischen Luft ordnet den Geist, stärkt das Herz-Kreislauf-System und regt den Stoffwechsel an. Gedankliche Lösungen können wachsen und Herausforderungen können bereits in Gedanken gemeistert werden. Am besten gelingt dies bei einem ausgiebigen Waldspaziergang oder beim Wandern. Durch den Blick von außen können wir den nötigen Abstand von unseren Problemen gewinnen. Die Selbstbetrachtung aus der Ferne bringt uns einen hilfreichen Perspektivenwechsel und wir entwickeln Lösungen, die uns vorher nicht eingefallen wären. Beim Wandern im Wald oder auf einen imposanten Berg erleben wir unsere Lebendigkeit. Wir spüren unsere Muskulatur, spüren unser Herz pochen, kommen ins Schwitzen und erleben unsere vertiefte Atmung. In der Natur erfahren wir die Erhabenheit der Welt und bekommen die Möglichkeit, unsere ständigen und immer gleichen Gedanken in Relation zu setzen. Wir können unsere kleine persönliche Welt der großen weiten Welt da draußen gegenüberstellen und neue Perspektiven einnehmen. Wir können in der Natur Halt und Geborgenheit finden. Durch achtsames Wandern geht die Erhabenheit der Natur auf uns über und wir werden mit allerlei positiven Gefühlen wie Zuversicht, Begeisterung oder Demut belohnt. Ob Sonne und Regen, Nebel oder Schnee, Berge oder Meer – die Ästhetik der Natur mit unseren Sinnen zu erfassen kann eine sehr heilsame Wirkung haben.

Naturerfahrungen können wir nicht nur in abgelegenen Wäldern machen. Wir können uns auch in der Stadt mit der Natur in Verbindung bringen. In größeren Städten gibt es mittlerweile immer mehr Gemeinschaftsgärten, in denen man Hand anlegen kann. Das Umackern der Erde, das Setzen von Pflanzen und das Beobachten, wie diese heranwachsen, ist eine Erfüllung. Gartenarbeit ist zudem eine körperliche Anstrengung, die uns fit hält. Das Zurückschneiden von Ästen, das Umpflanzen und das Rasenmähen können uns körperlich einiges abverlangen. Wir kümmern uns nicht nur um unsere Umwelt, wir gestalten sie auch. Auch das Begrünen von Wohnungen und Balkonen ist eine freudvolle Sache.

Schönheit und Gemeinschaft

Ästhetik ist ein heilsamer Aspekt in unserem Leben. Wir verweilen gerne in Momenten der Schönheit, sei es ein Sonnenuntergang, der Sternenhimmel, das Gesicht eines geliebten Menschen, ein Gemälde oder ein Gebäude. Die Atmosphäre einer Operette wäre in einem biederen Turnsaal nie die gleiche wie in einem ästhetischen Zuschauerraum mit toller Bühnenausstattung. Ästhetik ist nicht reduziert auf das Visuelle, vielmehr durchdringt sie die Vielfältigkeit von Natur und Kultur. Es kann ein Duft sein, eine schöne Musik, die uns heiter stimmt, der Geschmack eines köstlichen Gerichts, der Text eines geschätzten Schriftstellers oder das Bild eines Malers. Was jemand als ästhetisch empfindet, bleibt subjektiv. Klar ist, dass es uns anrührt und heilsam ergreift.

Auch wenn wir Gemeinschaftserfahrungen machen, also uns mit anderen Menschen unterhalten, mit ihnen Sport treiben oder gemeinsam Hobbys nachgehen, stärkt das unser Eingebundensein in der Welt. Der Austausch zwischen den Generationen ist besonders bereichernd. Wenn wir Kindern zusehen und zuhören, lernen wir wieder etwas über Neugier und Zuversicht, wir sehen die Begeisterungsfähigkeit und die Gabe, im Moment zu leben und darin aufzugehen. Wenn wir unseren Großeltern und Eltern zuhören, lernen wir etwas aus deren Lebenserfahrungen und können uns an deren Weisheiten bereichern. Was wir dafür brauchen, ist ehrliches Interesse und die Bereitschaft, uns Zeit dafür zu nehmen. Der Lohn ist beachtlich, denn wir lernen durch diesen Austausch das Leben zu verstehen, wir sind mit der Zukunft und der Vergangenheit verbunden. Vor allem erfahren wir eine starke Resonanz. Wir sehen, woher wir selbst kommen und wohin wir gehen. Umgekehrt haben wir auch die Möglichkeit, für andere Vorbild und Anregung zu sein, uns für sie einzusetzen, sie zu unterstützen. Diese Solidarität sollte nicht nur auf Pflichtempfinden beruhen. Es tut gut, etwas zurückzugeben und unseren Liebsten beizustehen, wenn im Alter die Bedürftigkeit zunimmt.

Solidarität kann auch durch Haustiere erlebt werden. Sie sind immer an unserer Seite, egal in welchem physischen und psychischen Zustand wir sind. Sie sind die treuen Zuhörer, die uns aufheitern, wenn die Stimmung im Keller ist. Ich kann dies aus eigener Erfahrung sagen, unsere Hauskatze Moses war hier ein herausragendes Beispiel. Viele Erkrankte finden in ihren Haustieren eine große Unterstützung und nicht selten die ausschlaggebende Motivation, um nicht aufzugeben und weiterzumachen. Nicht umsonst werden Tiere therapeutisch eingesetzt. Haustiere erzwingen das morgendliche Aufstehen und halten uns Menschen aktiv. Sie ermöglichen einen lebendigen Kontakt und verhindern Einsamkeit. Sie machen das Leid erträglicher und spenden Trost.

Der Schneeballeffekt

Wer Neues wagt, ist meistens überrascht von sich selbst und seinen Fähigkeiten. Diese waren oft lange Zeit verschüttet oder man hat sich eingeredet, dass man kein Talent habe. Korrigierende Erfahrungen zu machen eröffnet die Chance, in neuen Hobbys einen Ausgleich zu finden. In dieser Vielfalt steckt mehr als nur die Möglichkeit auf Regulation. Es ist der Königsweg der Heilung, indem wir die Positivspirale anwerfen. Unsere Lebendigkeit lässt sich durch eine Bandbreite an unterschiedlichsten Erlebnissen und Entdeckungen aktivieren. Die Anhäufung dieser Wirkungen ist heilsam. Ähnlich einem Schneeball, der bergab rollt und dabei immer größer wird, vermehren sich mit jedem neuen positiven Erlebnis die positiven Wirkungen für unsere Gesundheit. Lassen wir unseren Schneeball der Gesundheit rollen und rollen, wird er immer robuster, größer und fester.

Neue Aktivitäten kann man allein oder gemeinsam mit anderen machen. Die Erfahrung zeigt, dass Gruppenaktivitäten besonders motivierend sind. Freilich sollte die jeweilige Aktivität keine Verpflichtung sein, sondern Sie sollten das tun, worauf Sie im Moment Lust haben. Oberstes Prinzip bleibt das Fordern, jedoch ohne sich zu überfordern. Generell gilt: Auch wenn manchmal vielleicht etwas Überwindung nötig ist, kann ich Ihnen versprechen, die Entdeckungsreise zu den eigenen Ressourcen lohnt sich.

Das Leben ist schön - trotzdem!

Alle in diesem Kapitel vorgestellten Ansätze, die das Leben auf Aktivität und Erleben ausrichten wollen, dienen dazu, den Weg in die Gesundheit auf breiter Front anzustoßen. Es geht darum, Stress zu reduzieren, Einschränkungen zu verbessern und Beschwerden zu lindern. Im Idealfall werden chronische Erkrankungen auch gänzlich geheilt. Gelingt das nicht, lernen wir immerhin Wege zu finden, um mit der Erkrankung besser umzugehen und unser Leid zu reduzieren. Eines ist gewiss: Wenn sich Heilung einstellt, war es kein Wunder und kein Zufall, sondern Ihr Zutun, das die Heilung vorangetrieben hat.

Die hier vorgestellten Therapieansätze sind kein Heilsversprechen, sondern sind als Augenöffner zu verstehen. Ich möchte Ihnen vermitteln, wie unterschiedlich Heilung erfahren werden kann, wie viele Möglichkeiten wir haben, an unserer Gesundheit zu arbeiten. Es ist mir ein besonderes Anliegen, Sie zur Überzeugung zu führen, dass ein reduziertes Schwarz-Weiß-Denken komplizierte Sachverhalte zwar vereinfachen kann, aber einer guten Lebensführung nicht gerecht wird. Ich möchte Sie ermutigen, sich der Komplexität des Lebens zu stellen und ein momentanes Ohnmachtsgefühl auszuhalten mit dem Trost, dass es sich ändern kann. Das benötigt Zeit und ausreichend Unterstützung durch Freunde, Familie und Experten wie Mediziner und Therapeuten. Lassen Sie sich nicht von Ihrem Problem erschlagen, auch wenn es Sie im ersten Augenblick überfordert. Wir dürfen nie den Anspruch stellen, alles irgendwann endgultig zu durchschauen. Mit diesem Anspruch würden wir einen Punkt definieren, an dem wir aufhören, uns für uns und die Welt zu interessieren. Es reicht, wenn wir uns auf dem Weg befinden und Achtsamkeit in unserem Leben pflegen. Außerdem braucht es das Eingeständnis, dass Ungewissheiten uns immer begleiten werden. Wenn wir uns bewusst mit der Welt und uns selbst auseinandersetzen, lässt sich diese kleine Bürde würdevoll tragen. Wenn Sie an einer chronischen Erkrankung leiden und bisweilen frustrierende Therapieversuche durchlebt haben, können Sie darüber nachdenken, ob es vielleicht andere Wege gibt, die Sie noch nicht berücksichtigt haben. Viele Wege führen zur Gesundheit, so wie auch verschiedene krankmachende Einflüsse auf uns wirken können.

Ich persönlich habe anhand dieser Heilstrategien meinen eigenen Weg erkannt und gelernt, ihn zu gehen. Immer öfter durchdringt mich heute eine tiefe Dankbarkeit. Zum Beispiel, wenn ich in die Gesichter meiner Kinder sehe und ihre Lebensfreude wahrnehme, die mich sofort ergreift. Ich fühle mich dann so stark mit ihnen und mit der Welt verbunden und bin mit mir im Reinen. Dann zieht sich mein Hals ganz eng zusammen und meine Augen werden feucht. Ich glaube, es ist der Moment, den man als Glückseligkeit bezeichnen darf. Das Leben ist schön – trotzdem! Das ist ein wichtiger Satz, den ich oft von meiner Mutter gehört und als chronisch Kranker schätzen gelernt habe. Es macht mich sehr glücklich, die Freude am Entdecken wiedergefunden zu haben und meine Erfahrungen hier mit Ihnen teilen zu können. Mein Wunsch ist es, dass Sie durch dieses Buch auch zu diesem positiven Schneeballeffekt gelangen und sich auf Ihren Heilweg begeben. Ich habe durch diese Prinzipien ein hohes Maß an Zufriedenheit und Festigung erreicht und fühle mich heute sehr lebendig. Die alte Schwere und Traurigkeit, die mich lange Jahre begleitet hat, ist nicht mehr in mir. Ich kenne meine Grenzen und habe Freude daran, mich immer wieder an sie heranzutasten und Neues auszuprobieren, wodurch ich neue Perspektiven gewinne.

Den eigenen Weg entdecken

Es ist ein schönes Gefühl, den eigenen Weg entdeckt zu haben, der Freude und Gesundheit bringt. Seit einiger Zeit fühle ich mich nicht mehr krank. Ich konnte meine Sorgen und den Groll gegen mich, gegen meine Erkrankung und die Welt weitgehend ablegen. Natürlich ist meine Reise nicht abgeschlossen. Ich brauche ab und an medizinische Unterstützung. Wenn man älter wird und chronisch krank ist, sind Medikamente gut und hilfreich. Sie sollen aber nur die Löcher im Estrich des Lebens stopfen, die Grundlage, um darüber einen wunderschönen Parkettboden zu erschaffen, dessen Muster wir uns selbst aussuchen. Wir bestimmen, wie wir mit den Dingen umgehen, die uns widerfahren. In uns steckt alles, was wir für ein zufriedenes Leben brauchen.

Wenn mir mein Darm meine Grenzen aufzeigt, deute ich dies als meine persönlichen Alarmglocken, meine Schutzglocken. Ich weiß mittlerweile sehr gut, was er mir sagen möchte und woran es liegt, wenn er laut aufschreit. Dann folge ich dieser inneren Stimme und gehe ihr nach. Manchmal hole ich mir therapeutische Unterstützung, um die nötigen Impulse zu finden, die mich wieder regenerieren lassen. Ich weiß mittlerweile, auf wen ich mich verlassen kann, und habe ein gesundes soziales Netz an Freunden, Kollegen und meiner Familie um mich. Sollten Sie im Moment in einer schlimmen Situation sein: Machen Sie sich bitte nicht zu viele Sorgen, Sie werden das schaffen! Es wird jedenfalls gut werden.

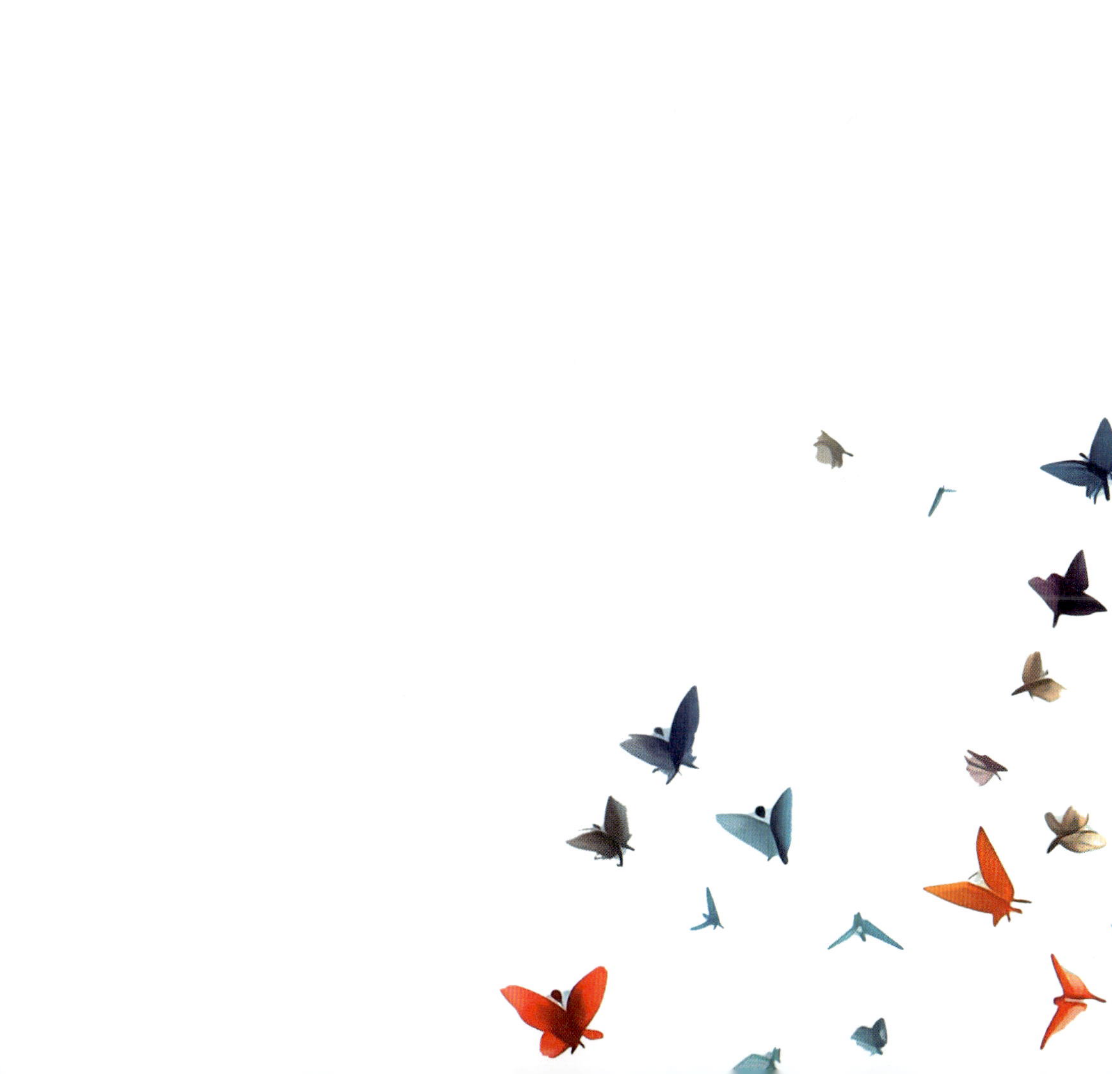

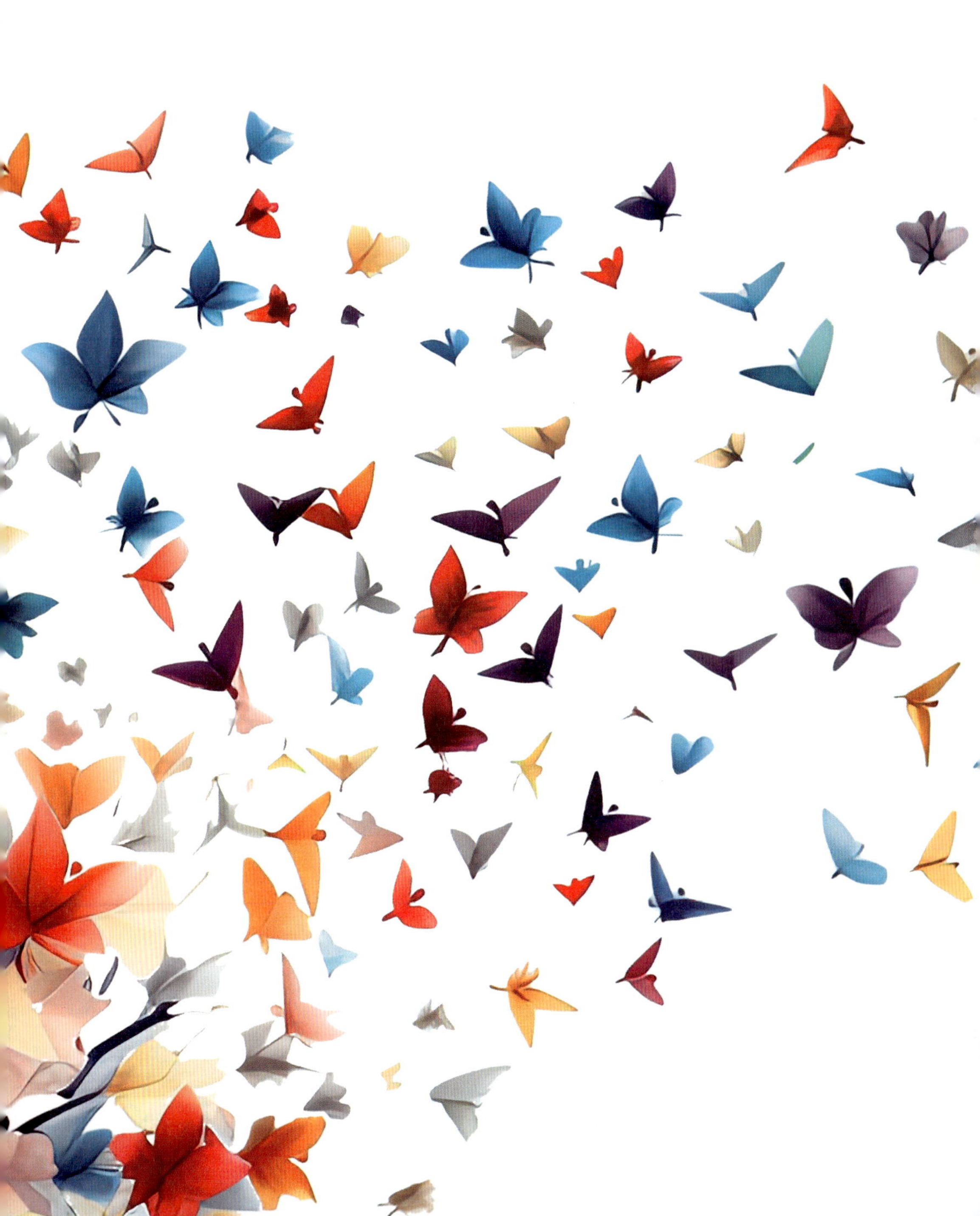

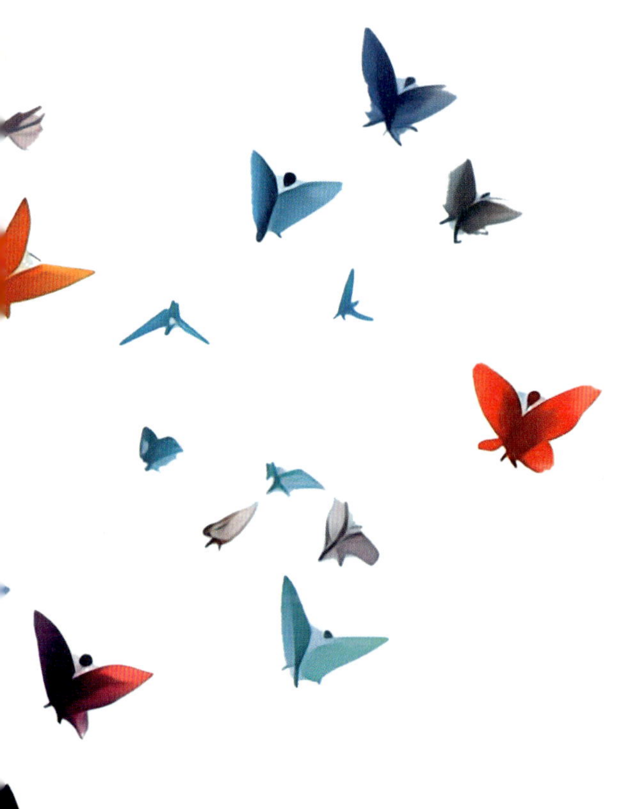

5 Licht

Die Kernaussagen der Heilstrategie

Die Schwerpunkte sind individuell

Meine Erkenntnis der letzten Jahre lautet: Gleiche Therapien für alle funktionieren nicht. Die Schwerpunkte der persönlichen Heilstrategie sind immer individuell zu finden. Dieses Behandlungsmodell lässt sich am besten als Humantherapie bezeichnen. Dieser Begriff wird dem Bemühen um die Integration der Vielfalt an Möglichkeiten gerecht, die ein Mensch benötigt, um im Falle chronischer Erkrankung Kraft zu sammeln und Heilung in sich selbst zu generieren.

Die Humantherapie ist ein Konzept, das auf die Unterschiedlichkeit der Menschen achtet. Sie berücksichtigt das Individuum und versucht, Diversität anzuerkennen. Defizite und Potenziale werden identifiziert, verbessert und gefördert. Die persönlichen Risikofaktoren werden erfasst, um sie zu reduzieren oder möglichst ganz auszuschalten. Ungesunde Verhaltens- und Denkweisen müssen aufgedeckt und bewusst gemacht werden. Für neue Perspektiven benötigen wir die Unterstützung unserer Familie und von aufgeschlossenen Gesundheitsexperten. Es braucht viel Hilfe von anderen, um eine kritische und konstruktive Reflexion zu erhalten. Sie ist die Basis, um Einstellungen, die man jahrzehntelang ungewollt und unbewusst abgespeichert hat, aufzugeben und in die Veränderung zu gelangen. Viele Menschen haben Angst vor Veränderung, denn Fremdes wirkt für viele verunsichernd. Dies ist vor allem der Fall, wenn wir ohnehin bereits vom Schlechtesten ausgehen und verzweifelt sind. Es braucht Zuversicht und Hoffnung, sich dem Neuen zuzuwenden und alten, krankmachenden Schemen eine Abfuhr zu erteilen. Möglich ist es auf jeden Fall. Eine Bereitschaft muss allerdings von den Betroffenen selbst kommen. Es ist wichtig, dass man den Willen zur Veränderung fasst und bereit ist, Hilfe anzunehmen. Dies gilt in den schweren Stunden einer Erkrankung noch mehr als in der Anfangsphase, wo wir noch voll bei Kräften und nahezu unbeeinträchtigt erscheinen, oftmals dank medikamentöser Unterstützung. Veränderung kostet kurzfristig Kraft, aber nie so viel wie der Teufelskreis anhaltender stressender Verwicklungen. Wenn wir schon sehr ausgelaugt sind von krankmachenden Faktoren, ist der Aufwand für einen Kurswechsel ohne Hilfe oft nicht möglich.

Es ist wichtig, schädliche Einflüsse aus der sozialen Umgebung, der Arbeit und der Umwelt zu erkennen und gegen unterstützende Netzwerke und eine positive Umgebung einzutauschen, in der man sich in Ruhe regenerieren und entfalten kann. Genauso bedarf es einer Ausrichtung, einer Perspektive in die Zukunft, der man folgen möchte. Es braucht Wünsche, Träume und Vorstellungen, wie eine gute Zukunft konkret aussehen könnte. Nur so entsteht eine Bereitschaft, sein Leben umzukrempeln. Das Ende der Raucherkarriere, der Beginn eines regelmäßigen Bewegungsprogramms, die Umstellung des Essverhaltens, die Zuwendung zu lieben Menschen, die Einbindung in die Gemeinschaft, die Beendigung von Rivalität, eine Aussöhnung mit der Welt. Das Versöhnliche mit sich und der Welt beendet die Unzufriedenheit, indem wir uns und die Welt in der Unvollkommenheit anerkennen. Wir sollten unsere Wahrnehmung schulen, indem wir uns achtsam mit uns und der Welt auseinandersetzen. Durch das Verständnis von Wechselwirkungen erfahren wir Entlastung und sehen Optionen, die es uns ermöglichen, aus der Negativspirale zu entkommen.

Jeder Mensch ist einzigartig

Es braucht ein differenzierteres Therapieangebot, welches die Individualität des Einzelnen berücksichtigt. Unser Leben ist genauso einzigartig wie unsere Art und Weise, mit Krankheiten umzugehen. Unsere individuellen Umstände unterscheiden sich immer von denen anderer Menschen. Wir tragen unterschiedliche Rucksäcke von Ballast aus unseren Lebensgeschichten mit uns, sind mit unterschiedlichen Genen ausgestattet, haben unterschiedliche Herkunftsfamilien, gehen unterschiedlichen Arbeiten nach, haben unterschiedliche finanzielle Grundlagen, leben an unterschiedlichen Orten in unterschiedlichen Lebenskonstellationen mit unterschiedlichen sozialen Netzwerken.

Dies alles gilt es zu berücksichtigen und zu bedenken, wenn wir über Krankheit und Heilung sprechen. Therapie muss versuchen, dieser Komplexität gerecht zu werden. Es ist wichtig, dass die individuelle Behandlung geduldig in das alltägliche Leben der Patienten integriert wird, indem sie gut darauf abgestimmt wird. Das kann nur durch ein enges Zusammenarbeiten zwischen Erkrankten und Behandlern entstehen. Wenn Therapien frustrierend sind, sollten wir die Ansätze kritisch prüfen. Es hilft nichts, immer die gleichen Spritzen oder Tabletten zu bekommen und zu hoffen, dass die Behandlung irgendwann wirkt. Der gewünschte Effekt wird auch beim fünften Mal nicht eintreten.

Chronische Erkrankungen sind multifaktoriell – sowohl in der Entstehung als auch in den Folgen auf das Leben des einzelnen Menschen. Die meisten chronischen Erkrankungen wären durch ein gesundes Verhalten zu vermeiden. Die Entwicklung und die Aufrechterhaltung chronischer Erkrankungen sind nicht rein körperlich, sondern werden auch von psychischen, sozialen und ökologischen Faktoren beeinflusst. Diese verschiedenen Aspekte beeinflussen sich gegenseitig. Die Aufgabe von Betroffenen ist es, sich all diesen Aspekten zu stellen, wenn sie langfristig gesund werden und bleiben möchten. Wer seine Beschwerden nicht loswird, sollte sich anhand der in diesem Buch vorgestellten Heilwege die Frage stellen: Welche Einflüsse halten den langfristigen und nachhaltigen Therapieerfolg zurück?

Problematisch sind Therapien nach dem Gießkannenprinzip. Sie sind oft einseitig ausgelegt, denn sie behandeln nur das Körperliche einer chronischen Erkrankung. Und das ist unzureichend. Umgekehrt ist es genauso unangebracht, bei psychischen Störungen wie Depressionen, Angstzuständen und Panikattacken nur eine Gesprächstherapie zu machen. Eine körperliche Anamnese ist unerlässlich, um mögliche Ursachen wie Tumorerkrankungen, neurologische Störungen, Hormonstörungen oder Herz-Kreislauf-Erkrankungen zu erkennen oder auszuschließen. Auch Parkinson und Multiple Sklerose können psychische Probleme begünstigen. Eine Krebsdiagnose und die Behandlung durch Chemotherapie können zu großer Verunsicherung, Müdigkeit und Angst führen. Es ist wichtig, diese Auswirkungen und Begleiterkrankungen zu thematisieren und den Betroffenen ausreichend Verständnis und Unterstützung durch Psychotherapie zukommen zu lassen.

Wer profitiert von der Humantherapie?

Viele Patienten leiden nicht nur an ihren Beschwerden, sondern auch an unsinnigen und überschießenden Behandlungen, die oft in alle Richtungen ausarten. Manche Therapieeinrichtungen verschreiben inflationär Therapieprogramme ohne Nachhaltigkeitsgedanken. Hier deutet sich ein Paradoxon an. Wäre niemand mehr krank, hätten Mediziner und Therapeuten in einem Reparatursystem wie dem unsrigen nicht viel zu tun. Ihre Arbeit entsteht durch unsere Krankheiten. Je mehr Menschen krank sind, desto ausgelasteter ist das System. Jeder Kranke möchte aber möglichst schnell behandelt werden. Wir haben mittlerweile eine Mehrklassenmedizin, die von diesem Bedürfnis profitiert. Wer am meisten zahlt, wird zuerst bedient.

Unser Gesundheitssystem lebt auch von Macht und Lobbyismus. Die Pharmaindustrie ist ein Milliardenmarkt. Sie hat kein Interesse, sich selbst zu sabotieren. Wären alle Menschen gesund, bräuchte niemand Medikamente. Daher pflegt die Industrie eine ausgezeichnete Vernetzung mit Ärzten. Das System sorgt dafür, dass Nachfrage und Angebot erhalten bleiben. Wenn man sich die heutigen Therapiemaßnahmen ansieht, die in medizinischen Institutionen angeboten werden, so besteht für mich kein Zweifel, dass eine nachhaltige Gesundheit der Menschen kaum erwünscht ist. Verstehen Sie mich nicht falsch, auch ich verdiene mein Geld als Therapeut und versuche meiner Familie und mir durch diese Arbeit ein vernünftiges und gesundes Leben zu ermöglichen. Ich kann Ihnen aber an dieser Stelle versichern, dass mir daraus kein Luxusleben entsteht. Ich liebe es, mit Menschen zusammenzuarbeiten und ihren Weg in die Heilung zu begleiten. Das ist meine Berufung. Ich kenne aber Behandler, die sich damit eine goldene Nase verdient haben. Sie denken dabei weniger an die Gesundheit der Menschen als vielmehr an den größtmöglichen Profit.

Diese Macht- und Interessenkonflikte gehören aufgedeckt und transparent gemacht. Patienten müssen sich darüber im Klaren sein, dass sie Gesundheitskonsumenten sind, die immer, wenn sie eine Behandlung erhalten, andere Menschen dadurch bereichern. Auch Untersuchungen, Rezepte und Therapien, die von der Krankenkasse übernommen werden, bedeuten einen Geldfluss. Das Geld fließt nicht direkt aus der eigenen Börse, doch sind es wir, die erwerbstätigen Bürger, die zum Erhalt und zur Finanzierung unseres Gesundheitssystems beitragen. Grundsätzlich spricht überhaupt nichts gegen dieses Solidaritätsprinzip. Es ist sogar wünschenswert, dass eine integre Medizin für ihre hohe Verantwortung und Leistung auch gut entlohnt wird, um die Qualität zu gewährleisten. Es ist aber wichtig, dass sich die Patienten bewusst sind, dass sie Teil eines gigantischen Industriebetriebes sind, in dem Milliarden umgesetzt werden, aufbauend auf Krankheit. Sie sollten nicht naiv sein und die Interessen und persönlichen Bereicherungen der Beteiligten ausblenden. Liebe Leserin, lieber Leser, Sie wären möglicherweise überrascht, wenn Ihnen Ihr Zahnarzt oder Ihr Orthopäde seinen Jahresgewinn nennen würde. Privatversicherte werden häufiger operiert als ausschließlich Pflichtversicherte.

Wie gesagt, trifft all dies nicht auf alle Ärzte und Therapeuten zu, und das ist letztlich auch beruhigend. Ich möchte Patienten dazu ermutigen, vorgeschlagene Behandlungen zu hinterfragen, im Bewusstsein, dass auch der Arzt oder Therapeut womöglich bestimmte Interessen an bestimmten Therapien hat. Eine wichtige Frage, die Sie immer bei einem Arzttermin stellen können, ist die nach der persönlichen Einschätzung: „Wenn es Ihr Knie wäre, würden Sie sich operieren lassen?“

Den Menschen als ganzheitliches Wesen verstehen

Die Humantherapie ist als ganzheitlicher Ansatz zu verstehen. Dementsprechend gilt es, uns in unserer Vielfalt zu erforschen, damit wir erkennen können, was uns fehlt und wie wir ticken. Sind wir total vergeistigt, nur mehr analytisch und rational unterwegs, ständig am Planen und Intellektualisieren? Oder bemühen wir uns vor allem um unseren Körper und vernachlässigen dabei unsere Gefühle? Haben wir nie gelernt, auf Gefühle oder auf den Körper zu achten, weil dies in unserer Herkunftsfamilie keine Rolle spielte? Sind wir egozentriert und stellen nur uns selbst in den Mittelpunkt? Oder sind wir selbstaufopfernd der Gemeinschaft zugewandt? Alles, was von der Balance zu sehr abweicht, stellt ein gewisses Risikopotenzial dar. Solange Kompensationen gut funktionieren, stellt dies kein Problem dar. So ist ein Mensch im Rollstuhl zwar körperlich eingeschränkt, kann aber dennoch ein glücklicheres Leben führen als andere Menschen ohne Handicap, solange er gut in eine Gemeinschaft eingebettet ist und mit seinen Werten und Vorstellungen im Einklang steht.

Nicht nur der Mensch selbst sollte sich als ganzheitliches Wesen erkennen. Auch die Ärzte und Therapeuten müssen die Sichtweise ihrer Patienten einnehmen, wenn sie ihnen wirklich helfen wollen. Eine gute Patientenbetreuung gelingt am besten in interdisziplinären Teams. Arbeiten Gesundheitsexperten verschiedener Fachrichtungen gemeinsam an der Lösung eines Problems, kann das durch die verschiedenen Sichtweisen auf die Erkrankung den Weg zur Heilung für die Patienten bringen. Wichtig ist dabei die Absprache untereinander unter Einbindung der Patienten. Eine gute Kommunikation stellt die Grundlage jedes Behandlungserfolges dar. Es ist fatal, wenn Berufsgruppen nur nebeneinanderher therapieren, ohne miteinander zu reden. Wichtig ist eine gemeinsame Herangehensweise auf Augenhöhe, bei der sich niemand in den Mittelpunkt stellt. In der therapeutischen Arbeit muss jeder Narzissmus zurückgestellt werden und die Grenzen der eigenen Kompetenzen müssen akzeptiert werden.

Heilende Therapieangebote, die in Kombination einen synergistischen Mehrwert erreichen, können (ohne Anspruch auf Vollständigkeit) darstellen: Diätologie, Psychotherapie, Physiotherapie, Ergotherapie, Musiktherapie, Maltherapie, Tanztherapie, Schreibtherapie und viele mehr. Um Patienten die bestmöglichen Hilfestellungen zu geben, sollte das gesamte therapeutische Spektrum zur Verfügung stehen, zuvor sollte aber eine weitreichende Erfassung der Notwendigkeit und Sinnhaftigkeit stattfinden. Das schließt die Medikamente und Operationen nicht aus. Im Gegenteil, es wäre fahrlässig, auf eine erfolgversprechende ärztliche Therapie bei einem Herzinfarkt oder einer Krebserkrankung zu verzichten. Bedenken gegenüber den durchgeführten Therapien gehören jedoch klar ausgesprochen und dürfen nicht tabuisiert werden. Erwartungshaltungen, Einstellungen und Verunsicherungen der Patienten müssen bei der Behandlung einer chronischen Erkrankung von Anfang an berücksichtigt werden. Therapeuten und Ärzte müssen ihre Kommunikation und ihre Angebote reflektieren, um mögliche Behandlungsfehler und unnötige Therapien zu erkennen. Sie sollten ihre Patienten auf Augenhöhe begleiten und nicht nur kurzfristige Erleichterung verschaffen.

Das Zusammenspiel von Körper, Geist und Seele nutzen

Unser Leib ist ein Konglomerat aus unserem Körper, unserer Seele und unserem Geist. Krankheit und Gesundheit hängen davon ab, wie unser Leib im Verlauf unseres gesamten Lebens mit der Umwelt interagieren kann. Der Körper umfasst alles Biologische an uns: unsere Organe, den Bewegungsapparat, die Nerven, die Immunabwehr und die Hormonregulierung. Der Geist leistet unsere kognitiven Prozesse. Durch ihn sind wir in der Lage, zu planen, zu strukturieren und nachzudenken. Unsere Seele zeichnet sich durch unsere Gefühle und die Fähigkeit aus, Willen und Motivation aufzubauen. Körper, Geist und Seele sind permanent in Austausch. Sie werden zudem ständig von der Umwelt beeinflusst, die wiederum von uns beeinflusst wird. Dies betrifft sowohl unser soziales Umfeld als auch die Ökologie. In diesem Rahmen entstehen sowohl förderliche als auch belastende Entwicklungen für unsere Gesundheit. Es ist unsere Aufgabe, zu lernen, damit gut umzugehen. Diese Fähigkeit zur Anpassung wird bestimmen, ob wir uns wohlfühlen werden oder nicht. Wir müssen diese Zusammenhänge und Wechselspiele kennen, um sie für unsere Gesundheit einsetzen zu können und unser Leben neu zu ordnen. Haben wir sie erkannt und verstanden, können wir die Zügel in die Hand nehmen und unser Leben und unser Befinden selbstbestimmt mitgestalten.

Lassen Sie mich noch einmal auf die Synergien der einzelnen Leibanteile (Körper, Geist, Seele) eingehen. Unser Körper ist Ein- und Ausdrucksorgan von Emotionen und Gedanken, die wir aus Erinnerungen, Erwartungen, Zuschreibungen, Lernerfahrungen und unmittelbaren Resonanzen aus der Umwelt bilden. Die Art, wie wir unsere Welt wahrnehmen, hängt davon ab, welche Bedeutung wir Ereignissen und Erlebnissen beimessen. Wenn wir Emotionen nicht gut regulieren oder diese schwer wahrnehmen können oder wenn wir nicht gelernt haben, sie auszudrücken, da dies unerwünscht oder verboten war, können sie sich durch Körpersymptome ausdrücken, sozusagen als Ersatzprogramm. Dann entwickelt der Körper anstatt Wut, Angst oder Traurigkeit eben eine starke Erregung im Nervensystem. Dies kann zu Magen-Darm-Beschwerden, Schmerzen und vielen anderen Problemen führen. Klassisches Beispiel ist das Magengeschwür, welches lebensbedrohlich werden kann. Ein Magendurchbruch ist wahrlich nichts Lustiges. Der Hintergrund ist meist stressbedingt. Stress erhöht die Produktion von Magensäure, einer ätzenden Salzsäure. Stressbedingt kann es auch zu Durchblutungsstörungen des lokalen Gewebes kommen. Diese Komponenten können in Verbindung mit einer Fehlernährung ein Magengeschwür auslösen.

Unsere Denkprozesse entstehen, wenn unsere Sinne, wie Berührung, Riechen und Sehen, mit dem Gehirn und unseren Emotionen verknüpft werden. So kann das Betreten des Hauses der Großmutter durch Gerüche, Geräusche und den Anblick der vertrauten Einrichtung Erinnerungen an vergangene Kindheitstage auslösen. Je nachdem, wie die gespeicherten Erinnerungen ausfallen, ist man vielleicht besonders glücklich oder aber verängstigt und angespannt. Die Erinnerungen müssen noch nicht einmal präsent sein. Der Körper kann sich auch ohne das bewusste Abrufen dieser Gedanken und Bilder erinnern. Er hat ein eigenes Gedächtnis, das sogenannte Embodiment (Körpergedächtnis).

Wie wir uns und die Welt wahrnehmen, hängt von unseren leiblichen Fähigkeiten ab. Können wir Gefühle gut wahrnehmen und voneinander unterscheiden? Was passiert bei Ärger, Scham, Angst und Traurigkeit? Wie gut können wir diese Gefühle zulassen? Ersticken wir manche davon bereits beim ersten Anzeichen, weil sie uns unangenehm sind, ja, wir uns vielleicht sogar schämen? Nehmen wir die mit Gefühlen natürlich einhergehenden Körpersensationen wahr, wie eine zusammengeschnürte Kehle bei Trauer, eine Enge in der Brust und Hitze im Körper bei Wut? Gelingt es uns wahrzunehmen, dass wir bei Angst die Schultern zusammen- und hochziehen? Das wäre wichtig, denn dann könnten wir auch zukünftig feststellen, wenn wir unsere zusammengezogenen Schultern bemerken, dass wir uns gerade aus Angst kleinmachen. Bei chronischem Stress bemerkt man oft nur mehr die Anspannung im Körper, die dahinterstehende Emotion bleibt verborgen. Viele Menschen bemerken nicht sofort, dass sie unter Stress stehen, sondern zuerst einmal den Schmerz im Rücken, die Verspannung im Nacken, das Herzrasen oder die gestörte Verdauung. Dass dies stressbedingt ist, ist nur wenigen Menschen bewusst. Häufiger werden aber falsche Rückschlüsse gezogen oder es wird zu kurz gedacht. Durchfall kann zwar auch von Junkfood und Alkohol kommen, man sollte sich aber fragen: Warum war mein Essverhalten in letzter Zeit so schlecht? Oder: Warum rebelliert der Magen immer am Sonntagabend, wenn ich mich widerwillig mit dem arbeitsreichen Montag auseinandersetze?

Wer bin ich eigentlich? Rollen und Identität erkennen

Wir Menschen sind Individuen aus verschiedenen Ethnien, Kulturen und Herkunftsfamilien, wir haben verschiedene Gene, sind Angehörige verschiedener Gesellschaftsschichten.

Unsere Identität entsteht durch die Art und Weise, wie andere uns sehen und wie wir uns selbst sehen. Sie ist eine Kombination aus den Meinungen und Beschreibungen von anderen über uns sowie unseren eigenen Überzeugungen und Erfahrungen. Wenn Selbstbild und Fremdbild einigermaßen übereinstimmen, fühlen wir uns sicher und stabil. Wir identifizieren uns gerne mit Idolen (vor allem in der Jugend), idealisieren bestimmte Verhaltensweisen und schlüpfen täglich in verschiedene Identitätsrollen. Wenn wir Eltern werden, kommt eine Elternidentität hinzu. Wir haben Berufsidentitäten, Freizeitidentitäten, Familien- und Freundesidentitäten. Wir sind also viele! In uns stecken vorige Generationen, wir haben unsere Ideale und Wunschprogramme: „So will ich einmal werden!" Sie steuern unser Verhalten, unsere Motivation, unsere Ausrichtungen.

Wir haben auch eine bestimmte Vorstellung davon, wie wir uns in welcher sozialen Situation zu verhalten haben. Wir agieren unterschiedlich als Schüler, Mutter, Vater, Freund, Kranker, Erzieher, Tochter, Sohn, Teammitglied, Partner und so weiter. Identitätsrollen können uns in der Entwicklung einschränken, wenn wir sie verinnerlicht haben, unbewusst darin gefangen sind und deshalb andere Verhaltensmöglichkeiten kategorisch ausschließen. Dann spielt beispielsweise der Polizist auch noch zu Hause bei seiner Familie Polizei, wenn er längst seine Uniform ausgezogen hat, und kann somit nur schwer ein liebevoller, empathischer Papa sein. Oder er verhält sich gespalten, indem er im Beruf kalt und rücksichtslos seinem Dienst nachgeht und zu Hause dann zum überfürsorglichen Pendant mutiert. Wenn wir uns dieser Verhaltensweisen bewusst sind und sie bei Bedarf korrigieren können, ist alles halb so schlimm. Wenn nicht, stehen wir auf der Bananenschale und handeln unreflektiert oftmals irritierend, verletzend und unangebracht.

Auch unsere Kindheit prägt uns. Wir trauen uns als Erwachsene vielleicht gewisse Verhaltensweisen und Rollen nicht zu, weil sie uns als Kind immer abgesprochen wurden. Hinzu kommen gesellschaftliche Zuschreibungen, wie man sich zu verhalten hat und was erwartet wird. Dabei ist das Spielerische, Neugierige, Emotionale in uns doch so natürlich wie ein Sonnenaufgang. Durch diese Abspaltung ergibt sich eine problematische und stark einschränkende Selbstwahrnehmung, die die eigene Vielfalt nicht anerkennt. Als Beispiel dient die verinnerlichte Haltung, dass wir bestimmte Gefühle nicht zeigen dürfen. Wahrscheinlich wurde dieses Dogma von den Bezugspersonen verlangt und vorgelebt.

Innerhalb der eigenen Familie gibt es starke Erwartungshaltungen und Zuschreibungen, die – wenn unbewusst verinnerlicht – schädliche Folgen haben können. Oft werden den einzelnen Familienmitgliedern Eigenschaften zugewiesen, die sie gewissermaßen brandmarken und die unbewusst übernommen werden und schädliche Auswirkungen haben können (wenn sie negativ sind). Dies geschieht sogar dann, wenn man sich bewusst gegen die Position und Einstellung des Familienkreises oder der Bezugsperson stellt. Ob man will oder nicht, man wird durch die jahrelangen Zuschreibungen bestimmter Eigenschaften („Du bist faul, streng dich mehr an!") beeinflusst.

Wir schreiten im Leben voran und jeder Lebensabschnitt bringt neue Herausforderungen mit sich. Wir stellen uns diesen mit den erlernten Mustern. Wenn wir für eine wichtige Herausforderung ein bestimmtes Konzept gelernt haben, fällt es schwer, sich diesem Konzept zu entziehen und es nicht anzuwenden. Alternative Lösungswege zu beschreiten ist anstrengend und erscheint widersinnig, wenn das Erlebte halbwegs annehmbar war. Alternatives Verhalten wird erst dann versucht, wenn wir ein Bewusstsein dafür entwickeln, dass Erfahrungen negativ waren, das eigene Handlungskonzept nicht wirksam war und es unbedingt anders werden muss. Dies geschieht, wenn die Erlebnisse als unerträglich empfunden oder retrospektiv durch eine Therapie als Missstand aufgedeckt werden. Bei unerträglichen Erfahrungen kann das Pendel des Verhaltens reaktiv durchaus in die gegenteilige Richtung schlagen. Beispiel: Eltern, die selbst autoritär erzogen wurden, erziehen ihre Kinder zwang- und strukturlos, um dem Nachwuchs bloß nicht spüren zu lassen, was sie selbst als erdrückend und einengend erlebt haben. Die Eltern erkennen in diesem gut gemeinten, aber doch entgleisten konträren Verhalten nicht, dass sich dadurch neue Störungen für die Kleinen anbahnen, beispielsweise Selbstregulationsschwierigkeiten, Egozentrismus oder Verunsicherung und Probleme in systemischer Einordnung.

Einschränkende Rollenfixierungen treten vor allem im Zusammenhang mit chronischen Erkrankungen auf. Kranke werden anders behandelt als Gesunde. In der Krankenrolle werden Menschen anders wahrgenommen als in voller Blüte des Lebens. Auch die Krankenrolle wird in der Familie erlernt. Eventuell gehört in das Repertoire des Kranken ein Gefühl der andauernden Schwere, des Rückzugs und des ständigen Kampfes. Vielleicht werden Kranke in der Familie besonders in den Mittelpunkt gestellt und penibel umsorgt. In manchen Familien stehen die Kranken im Zentrum, um das sich alles dreht. Gleichzeitig verlieren sie im Selbstbild (und Fremdbild) Anerkennung und Einflussnahme, ja sogar Vollwertigkeit. Wir sollten uns also klar sein, dass wir viele Zuschreibungen aufgezwungen bekommen haben. Wir konnten uns diese oft nicht aussuchen. Wir wurden in Rollen gedrängt und identifizieren uns damit. Jeder kennt solche Sätze: „Du bist ganz die Großmutter! Jetzt kommt dein Onkel durch! In dir steckt mehr dein Vater als die Mutter, stimmts?!"

Einerseits lohnt es sich, diesen Fremdzuschreibungen Aufmerksamkeit zu schenken, um zu prüfen, ob sich ein wahrer Kern darin befindet, der anerkannt werden muss, bevor wir diese Bilder von uns ändern können. Andererseits können uns diese Rollenzuschreibungen und externen Erwartungshaltungen sehr in unserer Entfaltung hemmen, vor allem wenn sie traditionell entstanden sind: der große Bruder, der auf den Kleinen aufpassen muss und immer als Vorbild wirken soll. Die Tochter, die immer so brav war und in der Schule die besten Noten hatte. Das Brüderlein, der schlimme Fratz, der mit seinem rebellischen Verhalten nur Sorgen bereitet. Es ist schwer, die gegenteilige Rolle einzunehmen, wenn etwas „immer schon so war". Frauen, die in der Familie nie etwas zu bestimmen hatten, oder Männer, die unentwegt gearbeitet haben, bis sie umgefallen sind. Wenn wir diese Zuschreibungen lang genug vorgelebt bekommen haben und diesen Erwartungen ausgesetzt sind, übernehmen wir sie irgendwann und speichern sie unbewusst in uns ab. Dies sind Rollenfixierungen, die uns im Verhalten und in unseren Handlungen hemmen.

Die eigene Persönlichkeit ist ein relativ stabiles Konstrukt. Wir Menschen haben ein gewisses Temperament, gewisse Verhaltensmuster, die uns charakterisieren. Dennoch passen wir uns ein Leben lang an eine sehr dynamische Umwelt mit immer neuen Anforderungen an. Im gesellschaftlichen Umfeld verhalten wir uns anders als zu Hause mit den eigenen Kindern oder den eigenen Eltern. Durch diese Rollen entsteht unsere Identität. Sie wird sowohl von außen als auch von uns selbst durch Vorstellungen, Erwartungen und gesellschaftliche Normen ausgefüllt. Diese Rollen entsprechen jedoch nur einem Teil der verschiedenen Handlungsoptionen und Möglichkeiten, das Leben zu gestalten. Meine Anregung an dieser Stelle an Sie ist: Entdecken Sie sich selbst mit der Gretchenfrage: „Wer bin ich eigentlich?"

Wer sich offen und ehrlich erforscht, wird sehen, wie bunt sein Wesen ist und dass da viel Potenzial wartet, ausgegraben und aktiviert zu werden. Wir tragen einen immensen Schatz an Gefühlen in uns, der erschlossen werden darf. Unsere Fähigkeiten und Ausprägungen haben wir uns nicht ausgesucht. Jedoch können wir, wenn wir bewusst leben, unser Verhalten selbst bestimmen, wir müssen nicht so sein, wie wir es eingeimpft bekommen haben. Wir haben in uns eine Vielzahl von Gedanken und Emotionen, Talenten, Potenzialen und Charakterzügen. Wir sollten uns von den einengenden Glaubenssätzen und Vorgaben befreien und unseren Weg gehen. Den eigenen Weg zu gehen ist nicht immer angenehm, weil wir ihn selbst erschließen müssen. Dies kann uns verunsichern, aber es lohnt sich dennoch, dranzubleiben. Mein Rat: Nehmen Sie Ihren Mut zusammen und legen Sie die Rollen, die man Ihnen übergestülpt hat, ab. Trauen Sie sich, zu alldem zu stehen, was sonst noch in Ihnen steckt und verschüttet oder untergraben wurde. Die ganze Kreativität, die Warmherzigkeit, aber auch die Selbstbestimmtheit sind dort zu finden. Sie sind einzigartig und mannigfaltig. Entdecken Sie diese Vielfalt und damit Ihre Vitalität.

Heilung beginnt mit Bewusstsein

Jede Heilung beginnt mit mehr Bewusstsein. Damit meine ich, dass wir uns selbst als Person besser begreifen lernen und destruktive Glaubenssätze und alte Sichtweisen identifizieren. Dadurch können wir nach und nach neue Möglichkeiten für Handlungen erschließen. Nur durch ein wachsendes Bewusstsein kann Reifung entstehen. Ziel ist die Aufdeckung unseres Unbewussten. Störungen, Defizite, Konflikte und alte Glaubenssätze, die uns stressen und in ungesunden Verhaltensmustern gefangen halten, gehören aufgedeckt. Erst wenn wir sie erkennen und verstehen lernen, haben wir Optionen für neue Handlungen. Wenn wir unsere blinden Flecken erkennen, erfahren wir Sinn und können uns bewusst für neue Wege entscheiden und uns gesund entwickeln. Indem wir anerkennen, wer wir sind und wer wir sein wollen, begreifen wir die Zusammenhänge unseres Lebens und können erfassen, was uns hindert, so zu handeln, wie wir es eigentlich möchten.

Wir können uns bei Konflikten klar werden, was für uns Priorität hat, und ein Umdenken in eine versöhnlichere Richtung einschlagen, indem wir unsere Werte neu festlegen. Erst wenn wir krankmachende Muster in unserem Denken und Verhalten erkennen, sind wir in der Lage, neue Entscheidungen zu treffen und andere Umgangsformen mit Problemen zu entwickeln. Der Schlüssel besteht im Perspektivenwechsel, darin, dass wir aus unseren Denkspiralen ausbrechen und neue Möglichkeiten zulassen. Wir sollten uns aus der Vogelperspektive begreifen, eine außenstehende Position einnehmen und uns sozusagen beim Leben zusehen. Erst dann können wir uns ausmalen, wie es wäre, wenn wir ab sofort völlig anders denken, fühlen und handeln würden. Wenn wir uns mental nach und nach aus den alten Verstrickungen lösen, können wir uns selbst besser verstehen lernen und neue Wege einschlagen. Durch Bewusstsein erschließen wir unsere Potenziale. Wir entdecken die Möglichkeiten, Neues auszuprobieren und Hinderliches abzuschütteln. Bewusstsein entsteht auch durch das Miteinandersein und das Miteinandererleben. Vieles über uns lernen wir nur durch die Beziehungen zu den Mitmenschen. Es braucht Offenheit, Empathie und Wertschätzung füreinander, um Bewusstsein entfalten zu können.

Bewusstseinsarbeit bedeutet auch, dass wir uns als die akzeptieren, die wir geworden sind. Dafür ist eine ernsthafte Rückschau und Aufdeckung biografischer Schlüsselstellen und wichtiger Lebensstationen hilfreich. Was hat uns im Leben gefehlt, was war zu viel? Welche Risikofaktoren waren vorhanden und was und wer hat uns geholfen und beschützt? All das hat unser Sein geprägt und uns an den heutigen Punkt des Lebens gebracht. Um das eigene Gewordensein zu begreifen, ist es notwendig, über den Tellerrand hinauszuschauen und sich vorgenerationaler Prägungen bewusst zu werden. In ihnen stecken häufig die belastenden Grundlagen und Atmosphären, die wir unbewusst aufgenommen haben. Sie sind ein Ballast, der gar nicht uns gehört. Indem wir unser Bewusstsein für uns selbst schärfen, gelingt uns ein differenzierter Blick auf unsere Probleme und unsere Handlungsmöglichkeiten. Lösungsansätze können erst gefunden werden, wenn wir uns der Problemquellen bewusst sind.

Selbstverantwortung übernehmen

Es braucht Bewusstsein und Widerstandkraft, um nach der Überprüfung der Rollenzuschreibungen nicht in alte Gewohnheiten zu verfallen. Vor allem sollten wir nicht dem Irrglauben erliegen, dass irgendein Arzt oder ein Therapeut uns aus der Krankheit retten kann. Dies wäre ein fataler Trugschluss. Was wir von Medizin und Therapie erwarten dürfen, sind die nötigen Hilfestellungen, um den eigenen Weg zu finden und am Ball zu bleiben. Wir können durch Helfer Boden unter den Füßen bekommen, ein Paar Krücken und jemanden, der uns zeigt, wie wir gehen sollen. Die Schritte müssen wir letztlich selbst machen. Niemand außer uns kann unser Leben zum Guten wenden. Suchen Sie bitte nicht länger nach der schnellen kurzfristigen Lösung und lassen Sie sich nicht von einer medikamentösen Verschleierung täuschen. Sehen Sie in der Medizin eine Chance, die Ihnen ein Zeitfenster bietet, um das Steuer in die eigenen Hände zu nehmen und umzulenken. Medikamente können Sie handlungsfähig machen, ändern aber selten etwas an den Ursachen, die hinter einer Erkrankung stehen, und können durch ihre Nebenwirkungen neue Probleme verursachen. Bewahren Sie Willensstärke und Motivation, indem Sie sich regelmäßig von Ärzten und Therapeuten Ihres Vertrauens begleiten lassen, die Sie in der Umsetzung bestärken und in die Erfahrung der eigenen Selbstwirksamkeit bringen. Damit erhalten Sie neue Möglichkeiten und verhindern Irrwege. Gesundheitsexperten können nicht heilen, sie können Sie nur auf Ihrem Weg begleiten, den Sie selbst gehen müssen. Die letztliche Verantwortung über Ihre Gesundheit liegt bei Ihnen.

Durch eine ehrliche Selbstreflexion gelingt es uns, die eigenen Defizite und Konflikte, die Bedürfnisse und Glaubenssätze, das Unvermögen und die eigene Borniertheit anzuerkennen, die uns bisweilen an einer heilvollen Änderung gehindert haben. Möglicherweise ist der eigene freie Wille durch Glaubenssätze blockiert, wie beispielsweise „Zähne zusammenbeißen und durch!“ oder „Zuerst die Arbeit, dann das Vergnügen.“. Solche und ähnliche Gedanken- und Verhaltensmuster dürfen ein für alle Mal in der persönlichen „Hall of Bullshit Thoughts“ abgelegt werden. Wir benötigen eine Klärung unserer Werte, die uns in der Orientierung und Ausrichtung unseres Lebens unterstützt: Wie soll es einmal werden? Was will ich noch in meinem verbleibenden Leben noch *er*leben? Wie könnte eine gute Zukunft aussehen? Entwerfen Sie eine Vision von Ihrer Zukunft und lassen Sie sich von Bullshit-Gedanken nicht vom Weg abbringen. Verpflichten Sie sich dem Versprechen, welches Sie sich selbst geben, dass Sie alles Ihnen nur Mögliche tun, um ein zufriedenes, gesundes, lustvolles und lustiges Leben zu genießen.

Wir benötigen einen klaren Willen und eine starke Entschlussfähigkeit, um die notwendigen Veränderungen umzusetzen. Es braucht Disziplin und Motivation, um in die Gänge zu kommen. Haben wir den inneren Antrieb verloren oder ist er nur schwach ausgeprägt, müssen wir zuerst daran arbeiten und diesen Antrieb durch eine klare Zukunftsperspektive herstellen. Möglicherweise hat diese Willensschwäche mit unserem Selbstwert und dem, was wir uns zutrauen, zu tun. Egal, was man uns eingeredet hat, wie wir zu sein haben oder wer wir sind, in uns steckt eine Vielfalt, die nur darauf wartet, entdeckt und entwickelt zu werden. Wenn jemand an Ihnen zweifelt, prüfen Sie, ob diese Person grundsätzlich einen „Zweifler" als persönliche Einstellung in sich trägt. Ihre Negativität hat sicherlich mehr mit ihr selbst zu tun als mit Ihnen. Wir müssen versuchen, nicht alles persönlich zu nehmen. Vertrauen Sie sich selbst, um Zweifel und Skepsis zur Ruhe zu bringen, und übernehmen Sie selbst die Verantwortung für sich. Vertrauen in sich selbst entfaltet sich durch das Tun und Aktivieren, durch das Erleben von Dingen, die uns Spaß machen. Zusätzlich schöpfen wir Zuversicht und Vertrauen durch die Unterstützung aus dem sozialen Netz. Zu wissen, wann es angebracht ist, sich von anderen helfen zu lassen, ist ein Zeichen von Souveränität. Überraschen Sie sich selbst und beweisen Sie sich, zu welch eindrucksvoller positiver Veränderung Sie imstande sind!

Der Wert der Gemeinschaft

Wir alle sind eingebettet in eine Gemeinschaft, in eine Gesellschaft, in die Welt. Bewusstsein entsteht aus zwischenmenschlichen Beziehungen, aus dem achtsamen Umgang mit sich und der Welt. Miteinandersein schafft das Gefühl von Eingebundensein. Familie, Freunde und Kollegen geben uns Halt. Durch ihre Unterstützung erfahren wir Solidarität. Gleichzeitig sind wir in der Lage, uns zu entfalten, indem wir diesen Menschen die gleiche Solidarität und Wertschätzung entgegenbringen.

Wir waren, sind und bleiben immer Gemeinschaftswesen. Unser Überleben wird aus der Gemeinschaft und aus gegenseitiger Fürsorge gesichert. Vertrauensvolle Beziehungen führen zu Lebendigkeit und Entfaltung. Wir werden von unserem Umfeld beeinflusst, reagieren darauf und bringen unseren eigenen Beitrag in die Welt, gestalten sie damit, indem wieder andere auf uns reagieren. Dies sind die Kreisläufe des Lebendigen. Alles fließt und ist in Bewegung.

Einfühlsame Beziehungen sind heilsame Beziehungen. Gegenseitige Unterstützung und Anerkennung können Verletzungen und Demütigungen verhindern. Dabei ist es wesentlich zu lernen, sich angemessen auszudrücken. Gleichzeitig sollten wir unterscheiden können, wann es angemessen ist, unsere Offenheit zu erhöhen und wann es besser ist, sich abzugrenzen. Wenn wir uns in Beziehungen öffnen, macht uns das zwar verletzlich, doch diese Öffnung ist wichtig, damit wir erleben können, wie wir von unserem Netzwerk aufgefangen werden. Dies benötigt Vertrauen, und für Menschen, die sehr viel Angst und Stress erlebt haben, bedeutet es eine Überwindung und braucht Mut. Wenn wir dabei erfahren, dass wir nicht in ein bodenloses Loch stürzen, sondern uns fallen lassen können und aufgefangen werden, erleben wir die heilsame Wirkung sozialer Netzwerke. Wir können auf diese bauen und uns Kraft aus ihrer Unterstützung holen. Wir können die Krankheit in eine Herausforderung wandeln, die wir nicht allein durchstehen müssen, sondern der wir gemeinsam begegnen. Erkennen Sie die Netzwerke und nutzen Sie ihr Potenzial! Ob dies ein guter Freund, ein Haustier, ein vertrauensvoller Arzt oder Therapeut ist, denken Sie daran, dass Sie nicht allein sind und Hilfe in Anspruch nehmen können. Fangen Sie an, mit Menschen über Ihre Sorgen, Bedenken und Schmerzen zu sprechen, teilen Sie sich mit und entlasten Sie sich.

Wir sollten uns mit Menschen umgeben, die uns nicht verurteilen, sondern uns anerkennen, wie wir sind. Wir brauchen Menschen, die sich trauen, ihre Meinung zu sagen und uns auf unser Verhalten hinzuweisen, ein Umfeld, in dem wir miteinander wachsen und erleben können, wie schön es ist, sich aktiv in der Welt zu bewegen. Bewegung findet in uns und zwischen uns statt. Das Leben ist voller Bewegung, ständig kreiert sich aus der alten Ordnung etwas Neues, um dann mit der Zeit wieder zu zerfallen, sodass wieder die nächste Ordnung entsteht. Es ist der natürliche Verlauf des Lebens. Wenn Engagement und Begeisterung in uns wieder entflammen, wir Freude am Miteinander-Sein und an einer gegenseitigen Bereicherung entwickeln, setzen wir die Positivspirale in Gang.

Die Positivspirale

Als Kranke benötigen wir einen Perspektivenwechsel raus aus der Negativspirale, die uns lähmt und in Angst versetzt. Wir können uns vom Glanz des Lebens anstrahlen lassen, indem wir uns auch an Kleinigkeiten freuen und diese wertschätzen. Es gilt zu erkennen, was uns hilft und guttut, und diese Dinge immer wieder zu tun. Je vielfältiger unser Erleben ausfällt, desto befriedigender wird sich unser Leben gestalten. Werden Sie kreativ und zapfen Sie die Vielfalt der Möglichkeiten an. Nutzen Sie diverse Angebote, die es gibt, um sich therapeutisch helfen zu lassen. Wenn Ihnen etwas hilft, bleiben Sie dabei, aber prüfen Sie immer wieder, ob es noch immer hilfreich ist. Probieren Sie ab und an etwas Neues aus. Vielleicht etwas, was sie bisher überhaupt nicht in Erwägung gezogen haben, wie eine Psychotherapie oder eine Musiktherapie. Erfahrungen bereichern das Leben. Bleiben Sie auch nach frustrierenden Erfahrungen offen. Es kann sein, dass Sie an diesem bestimmten Tag nicht in der richtigen Stimmung waren oder dass der Therapeut nicht zu Ihnen gepasst hat. Wesentlich ist, dass Ihnen die Experimente Spaß machen, dass sie nicht überfordern, sondern fördern. Es ist wichtig, dass sie guttun und gesund sind. Bewegung, Schreiben, Malen, Musik, Tanz, Kampfkunst, Meditation, Kochen, Gartenarbeit oder Tiere – was auch immer es ist, nutzen Sie es und nehmen Sie sich mehr davon. Erkennen Sie auch, was Ihnen nicht guttut, und lernen Sie zu verstehen, warum dies so ist.

Sich selbst akzeptieren

Anstatt Probleme zu verdrängen oder zu verleugnen, sollten wir uns als diejenigen erkennen, die wir wahrlich sind, ohne dabei Schuldgefühle zu entwickeln. Wir müssen unsere Vorurteile und Bewertungen, unsere Glaubenssätze und Prägungen voll und ganz akzeptieren, bevor wir sie ändern können. Wir sollten uns eingestehen, dass wir Fehler machen, dass wir Menschen wehgetan haben und dass uns wehgetan wurde, dass es nicht immer so gelaufen ist, wie wir es uns gewünscht haben. Erst wenn wir den eigenen

Perfektionisten, den inneren Kritiker, den Stolz und die eigene Bedürftigkeit anerkennen, haben wir uns in unserer Vollständigkeit erkannt und angenommen. Erst in dieser Anerkennung und im Eingeständnis der eigenen Fehlbarkeit können Korrekturen gemacht werden. Nur wenn wir zu uns stehen und dabei feststellen, dass wir deshalb weder von uns selbst noch von unserem vertrauten Kreis verurteilt, belächelt und beschämt werden, fühlen wir die Akzeptanz, die versöhnlich und heilsam einen gesunden Weg frei macht. In der radikalen Annahme liegt die Chance, den eigenen Anspruch zu reduzieren und nicht länger gesellschaftlichem Druck zu unterliegen. Durch das Eingestehen eigener Fehler können wir auch leichter anderen gegenüber menschlich sein, weil wir auch deren Fehler, Verbitterung und Borniertheit annehmen können – wir alle tragen sie ja mehr oder weniger in uns.

Akzeptieren wir unsere Rollenfixierungen. Erst durch deren Annahme können wir sie aufweichen und neu definieren. Akzeptieren wir unsere Abwehrmechanismen. Sie haben uns lange Zeit Schutz und Sicherheit geboten und viele davon werden auch weiterhin nützlich sein. Aber wir können selektieren und uns durch die bewusste Wahrnehmung neu orientieren. Erkennen wir unsere Rollen und den Grund, warum sie da sind. Stehen wir dazu. Wir müssen uns dafür nicht rechtfertigen. Erst durch eine anerkennende Integration unserer Unzulänglichkeit und Schattenseiten wird eine Neuorientierung möglich. Resignieren wir also nicht, sondern glauben wir an die Dynamik und Entwicklungsfähigkeit, die in uns steckt. Wir werden Erfolg haben, sobald wir uns akzeptieren. Das gilt auch für unsere Umwelt, denn auch sie ist unvollkommen und begrenzt. Aus der Akzeptanz heraus lässt sich Energie bündeln, um den Schritt in das Neue, Bessere zu machen. Dann ist der Weg frei, um neue Erfahrungen zu machen und kreative Lösungen für unseren Heilungsweg zu erkennen.

Kleine Schritte machen

Der Weg zur Erfüllung unserer Träume und Wünsche kann in kleinere Schritte aufgeteilt werden. Stellen Sie sich die Aufgaben und Ansprüche nicht zu hoch. Zu große Ziele können Druck aufbauen und Erwartungen schüren, die schlichtweg unrealistisch sind und zu Enttäuschung führen. Bauen Sie Reserven ein, indem Sie Ihre Ansprüche mäßigen. Durch die Begrenzung der eigenen Ansprüche erfahren Sie durchwegs mehr Bestätigung und Erfolg als durch das Festhalten an zu hohen Ansprüchen. Mäßigung und Demut zählen genauso zu den Tugenden des Lebens wie Geduld. Diese Charaktereigenschaften sind für chronisch Kranke besonders wichtig.

Wenn Sie bemerken, dass sich alte Glaubenssätze wieder aufdrängen, verlieren Sie nicht den Mut. Der Weg in die Heilung ist anfänglich nicht immer einfach, es ist einer ohne Rosen und Zikaden am Wegesrand. Es ist ein verschlungener Weg voller Sackgassen, ein Weg des Lernens und der Irrtümer. Die Bereitschaft zu scheitern kann hilfreich sein, weil sie uns hilft, eine Frustrationstoleranz zu entwickeln. Mit der Zeit werden Sie zunehmend die Sackgassen wiedererkennen, in denen Sie bereits waren, und diese folglich nicht noch einmal betreten. Zunehmend werden auch die Zikaden zu hören und Rosen zu sehen sein, deren Duft sich angenehm und erfüllend ausbreitet. Diese kontinuierlichen kleinen Erfolge sind der Grund, warum Sie weitergehen.

Machen Sie sich keinen Stress auf Ihrem Weg zur Heilung. Selbsterkenntnis, wie ich sie hier in diesem Buch anstoßen möchte, ist zwar wichtig, aber es braucht Zeit. Ungeduld kann schnell überfordern. Viele Menschen haben Angst vor dem Vergrabenen, das aus dem Unbewussten emporsteigen könnte. Ich darf Ihnen versichern, dass alles meisterbar ist, wenn wir uns Zeit lassen und bereit sind, Hilfe in Anspruch zu nehmen. Wenn Sie bemerken, dass es Ihnen zu viel wird oder Sie der Meinung sind, dass Sie nicht so recht in die Gänge kommen, holen Sie sich psychotherapeutische Unterstützung!

Es sind die kleinen Schritte, die uns voranbringen. Wir lernen täglich durch konsequentes Wiederholen und Ausprobieren, wie es schon Kleinkinder beim Erkunden der Welt tun. Es dauert ungefähr ein Jahr, bis ein Kind gehen lernt. Davor benötigt es tägliches Experimentieren und Ausprobieren. Ein Mensch steht nicht von einem Tag auf den anderen auf und läuft durch die Gegend. Es gibt verschiedene Zwischenetappen wie das Krabbeln, das Sich-Hochziehen und das Stehen und es dauert seine Zeit, bis es endlich zum ersten Schritt kommt. Am ersten Schultag kann man sich auch nicht vorstellen, dass man irgendwann einmal die Schule abschließen wird. Dennoch, nach vielen Jahren, in denen man Schreiben, Lesen und Rechnen gelernt hat, ist es irgendwann so weit. Genauso ist es auf dem Weg der Gesundheit. Handlungen, die wir neu erlernen, das Umdenken und Loslassen alter Glaubenssätze und Verhaltensmuster – all das braucht seine Versuche und Zeit. Manches, das nur verschüttet war, kann auch relativ schnell reifen, wie die Wiederentdeckung des eigenen Körpers oder das Aufblühen der eigenen Verspieltheit und Kindlichkeit. Wichtig ist, dass wir den Glauben nicht verlieren und die kleinen Erfolge wertschätzen. Wir müssen die Messlatte nur richtig für uns legen.

Solange wir die Hoffnung nicht verlieren, besteht immer eine Möglichkeit, unsere Situation zu verbessern, sei es körperlich, mental oder sozial. Hoffnung macht uns leidensfähiger und stressresistenter. Durch sie entwickeln wir die nötige Frustrationstoleranz und Geduld für unseren Heilungsprozess. Werden Sie sich bewusst, wie großartig Sie bisher mit Ihrer Bürde umgegangen sind und sie ausgehalten haben. Wir dürfen stolz auf uns sein, wenn wir trotz aller Widrigkeiten und Umstände an uns arbeiten und nicht aufgeben. Die Selbstachtung und der damit einhergehende Selbstwert sind ausschlaggebende Faktoren im Heilprozess. Durch eine willensstarke Ausrichtung zum Guten können wir sowohl uns selbst als auch unser Umfeld überraschen. Krankheiten werden nicht nur an objektiven Maßstäben gemessen, sondern auch an der Bedeutung, die wir ihnen beimessen. Das ist der Grund, warum manche Menschen trotz ihrer Einschränkungen so souverän wirken und andere nicht. Wir können an unserer Einstellung arbeiten und unsere Erwartungshaltung in einen würdevollen Einklang mit uns und der Umwelt bringen.

Glaube und Sinn

Menschen, die chronisch erkrankt sind und bereits lange an Symptomen leiden, haben oft eine sehr negative Sichtweise auf ihr Leben. Sie grübeln und machen sich Sorgen. Sie sind oft erschöpft und deprimiert. Durch die Medien werden sie permanent mit Bildern von Krieg, Terror, Armut und Korruption überflutet. Ja, die Welt erscheint schlecht und die Stimmung passt sich dem an. Ein solcher Pessimismus fördert natürlich nicht die Gesundheit, er hält uns zurück auf unserem Weg der Heilung.

Viel besser wäre eine Fokussierung auf unsere Stärken, Fähigkeiten und positiven Erfahrungen, auf all das, was uns gesund hält. Denn die positiven Aspekte haben im Leben überwogen, sonst hätten wir nicht bis heute überlebt. Nur schätzen wir sie leider nicht ausreichend und rufen sie viel zu selten aus unseren Erinnerungen ab. Sie verkommen in unseren Gedanken in der Schublade des unbedeutsamen Selbstverständlichen. Auch hier hilft ein Mehr an Bewusstsein: Wer sich bewusst ist, was er bereits alles an Gutem in seinem Leben genießen durfte, und sich im Klaren ist, dass das Leben endlich ist, lernt den Moment bewusst zu schätzen. Ein wärmendes Wort, ein vertrauter Blick, eine innige Umarmung, ein tröstender Sonnenstrahl – all das ist nicht selbstverständlich und sollte mit Dankbarkeit genossen werden.

Bedeutung wird aus Glauben erzeugt. Man sagt, der Glaube versetzt Berge, und tatsächlich ist das so. Gedanken schaffen Fakten! Sie können uns heilen oder vernichten. Gedanken und vor allem Überzeugungen wirken wie Medizin. Jedes Medikament muss sich an der Wirkung von Placebos, also an Gedankenkraft, messen. Die Wissenschaft vergleicht in ihren Studien immer eine Kontrollgruppe, die Placebos erhält, mit der Gruppe, die das zu testende Medikament bekommt. Geprüft wird, ob das neue Medikament signifikant besser abschneidet als das Placebo. Tut es das nicht (was nicht selten der Fall ist), fällt es durch. Auch das Immunsystem und das Nervensystem leben von diesem Glauben. Unsere Gedanken, Überzeugungen und Gefühle haben auch auf sie einen immensen Einfluss. Was auch immer Sie glauben, dass passieren wird – am Ende werden Sie recht behalten. Nutzen Sie deshalb dieses Potenzial und richten Sie Ihren Glauben positiv aus. Er kann Krankheiten begünstigen und heilen. Finden Sie daher Ihren Glauben! Bereichern Sie sich mit positiven Gedanken und Gefühlen. Finden Sie Momente des Einklangs und Friedens durch entspannte Meditationsmusik und Düfte in der Natur oder im Kreise Ihrer Liebsten. Nutzen Sie diese Wirkungen!

Bevor sich die Medizin ihrer naturwissenschaftlichen Ausrichtung verschrieb, waren Placebobehandlungen sehr häufig. Durch den Glauben der Patienten kam es zu einer Verbesserung der Beschwerden. Später wollte man sich von unseriösen Quacksalbern und Kurpfuschern abgrenzen, man machte Studien zur Überprüfung von Heilmitteln und Heilverfahren. Dennoch muss hier der Fähigkeit zur Selbstheilung durch Glauben Rechnung getragen werden. Allein durch Glauben kann es zu Verbesserungen bis hin zur Symptomlosigkeit und in manchen Fällen zur Heilung kommen. Derzeit wird diskutiert, inwiefern man Placebowirkung im medizinischen Kontext einsetzen kann. Die Placeboforschung erbringt den wichtigen Beweis, dass die Zuschreibungen der Kranken ausschlaggebend dafür sind, wie sie sich fühlen, wie es ihnen geht. Sie können entscheidend sein, ob sie heilen oder nicht.

Wie gesagt: Glaube versetzt Berge, er kann Krankheiten heilen. In Zentraleuropa gibt es viele Menschen ohne Religionsbekenntnis. Viele Menschen in unserer Gesellschaft glauben an Wissenschaft und Technik. Einige andere haben einen transzendentalen Glauben, der ihnen Halt und Kraft gibt. Sie haben einen spirituellen Glauben. Er hilft dabei, schwere Zeiten besser durchzustehen. Spiritualität kann auch in der Religion positiv wirken. Die Kraft des Gebets, das Zugehörigkeitsempfinden zu einer Gemeinschaft sowie der Glaube an ein Leben nach dem Tod lassen die Erwartungen auf das Bestmögliche steigen, vor allem, wenn die Wahrscheinlichkeit auf Heilung gering ist.

Egal, ob man an einen Gott, an die Natur, an sich selbst oder an etwas anderes glaubt: Wer glaubt, hat einen Vorteil! Denn zu glauben bedeutet nichts anderes, als Gedanken, Überzeugungen, Hoffnungen zu haben, die wiederum die Gefühle und unseren Körper beeinflussen. Wenn wir diese Fakten anerkennen, sind wir Realisten und haben unser Schicksal mitunter viel mehr in der Hand, als sich manche von uns eingestehen. Wir sollten uns also damit beschäftigen, mit welchen Glaubenssätzen wir uns weiterhin selbst sabotieren und welche wir pflegen und gedeihen lassen wollen. Glaube ist unsere ganz persönliche Wahrheit. Er gründet sich auf unsere Überzeugung oder Hoffnung und formt unsere Erwartungen.

Auch hier ist Bewusstsein wichtig. Mithilfe einiger Fragen sind wir in der Lage, unser Bewusstsein neu auszurichten, um einen Perspektivenwechsel zu schaffen. Nehmen Sie sich einen Augenblick Zeit, um diese Fragen aufmerksam zu lesen und für sich selbst zu beantworten:

- Wer oder was hat mir bisher geholfen?
- Woran bin ich gewachsen im Leben?
- Wer war da für mich?
- Was baut mich heute auf?
- Welche Einstellungen waren wichtig, damit ich gut überleben konnte?
- Was möchte ich mit der Zeit anfangen, die mir noch bleibt?

Die Antworten werden so unterschiedlich sein, wie wir alle unterschiedlich sind.

Wenn wir eine Bewusstseinsverlagerung vom Negativen ins Positive schaffen, dann lassen wir uns nicht länger in den Strudel des Pessimismus ziehen. Wenn wir uns der vielen positiven Einflüsse und Fähigkeiten bewusst werden, können wir zuversichtlich in die Zukunft blicken.

Hoffnung und Zuversicht

Eine Frage, die wir uns stellen sollten, ist besonders relevant: Wohin *hoffen* wir uns zu entwickeln, wie soll unsere Zukunft sein? Denn Hoffnung ist der Ursprung unserer Wünsche. Sie ist eine Emotion, die Träume greifbar werden lässt. Wir benötigen Hoffnung, um uns aufzuraffen und die Zukunft aktiv zu gestalten. Das gilt ganz besonders bei chronischen Erkrankungen. Hoffnung ist ein Motor, der uns die richtigen Dinge tun lässt. Auch schlechte medizinische Prognosen sollten uns diese Hoffnung und die Schritte in Richtung Gesundung nicht nehmen, denn sie basieren nur auf allgemeinen Wahrscheinlichkeitsdaten der Vergangenheit. Erhält man eine Diagnose, kann das auch Gutes bewirken. Viele Menschen werden erst durch eine Diagnose aus einem zombieähnlichen Dasein wachgerüttelt. Sie erkennen dadurch, dass es so nicht mehr weitergehen kann, und finden den Willen, ihr Leben zu ändern.

Jeder von uns bestimmt aus dem Hier und Jetzt heraus, wie er mit seiner Situation umgeht. Wenn wir von Hoffnung erfüllt sind, so sind wir dennoch keine Realitätsverweigerer. Wir erkennen zwar die Laborwerte und Diagnosen an, dennoch gibt uns unsere Hoffnung Kraft und Zuversicht. Aus ihr können wir einen Willen erzeugen. Hoffnung kann zudem den Wert des Lebens ändern. Es lohnt sich auf ein sinnvolles Leben zu hoffen, eines ohne großes Leid. Wenn wir auch nach außen hin hoffnungsvoll auftreten und von anderen eine zuversichtliche Resonanz erhalten, so kann sich die wundersame Heilkraft der Hoffnung entfalten. Sie ist eine Ressource, die nicht von Freunden, Verwandten oder Ärzten zerstört werden darf. Es gilt daher immer die Balance zu wahren zwischen dem Hoffnungsvollen und dem Realismus. Beides darf nebeneinander bestehen.

Wir haben die Möglichkeit und die Aufgabe, zu wählen. Wir können uns voller Angst und wie gelähmt im Opfermodus vor der Zukunft fürchten oder unserer Vitalität durch Hoffnung und Zuversicht eine Chance geben. Es ist meine tiefe Überzeugung, dass wir unser Leben trotz Krankheit in Würde durchschreiten können. Am besten inmitten unserer Lieben, denen wir beweisen können, dass wir uns trotz aller Widrigkeiten nicht unterkriegen lassen. Selbst bei chronischen Erkrankungen wird so ein souveräner Umgang mit dem Leben gelingen. Wir Kranke dürfen und sollen auf Heilung hoffen, jedenfalls auf ein sinnvolles Leben. Diesen Sinn gilt es zu entdecken, jeder für sich. Dieser Sinn kann sich auch ändern, denn das Leben ist dynamisch. Es kann auch Sinn ergeben, eine Vorbildfunktion einzunehmen. Vielleicht will man als Betroffener ein gutes Beispiel sein, wie man trotz Bürde aufrecht durchs Leben gehen kann.

Hilfreich sind konkrete Ziele, die man in seinem Heilungsprozess anstrebt. Hier gibt es zum einen konkrete Gesundheitsziele: den Blutzuckerspiegel reduzieren, Gewicht reduzieren, Medikamente weglassen oder weniger Schmerzen haben. Wir können uns aber auch Zielen widmen, die darüber hinausgehen. Die Zuwendung zu etwas Bedeutungsvollem ist eine stärkende Ausrichtung in die Zukunft. Wir alle wollen in irgendeiner Form etwas von uns hinterlassen. Manche wollen in guter Erinnerung bleiben, andere wollen helfen und wieder andere wollen als Vorbild vorangehen. Wir wollen der Nachwelt ein Lebenswerk hinterlassen, mit dem wir zufrieden sind. Wir benötigen einen Lebensentwurf, der sinnstiftend ist, und Klarheit darüber, wie wir unser Leben gestalten wollen und welcher Nutzen darin erkennbar ist. Der Wunsch, etwas Gutes von uns weiterzugeben, unser Vermächtnis, macht einen universellen Sinn deutlich. Wir alle sind unweigerlich Teil eines großen Ganzen. Zeiten kommen und gehen, alles fließt dahin. So verliert der Tod seine Schwere und tritt zugunsten eines Gesamtgefüges zurück.

Die Krankheit ist nur ein Teil unseres Lebens. Auch wenn sie sehr präsent ist, soll sie nicht unser Sein bestimmen. Vor allem das Miteinander soll nicht allzu sehr darunter leiden. Man kann es gar nicht stark genug betonen: Sozialer Rückzug führt zunehmend in die Einsamkeit, was den Heilungsprozess massiv beeinträchtigt. Wir sind nicht die Marionette unserer Erkrankung. Es ist sowohl eine gesellschaftliche wie auch unsere eigene Verantwortung, in Krankheit würdevoll zu leben, egal ob wir darin bleiben oder uns davon lösen können. Diese Würde erhebt uns über das Elend und Leid zu einem bewundernswerten und eindrucksvollen Individuum.

Das Ganze ist mehr als die Summe der Einzelwirkungen

Das Einmalige an dem hier vorgestellten Heilungskonzept ist der Schneeballeffekt der Heilprinzipien. Wir leben bewusster, tun die richtigen Dinge, werfen eine Positivspirale an, gewinnen an Lebendigkeit und erleben heilsame Wirkungen. Mit steigendem Bewusstsein gelangen wir zu einem erhöhten Maß an Verständnis und erhalten Einblicke in die Zusammenhänge zwischen uns und unserer Lebenswelt. Wir können uns gesünder darin bewegen und mehr aus den Ressourcen schöpfen, die wir uns erobern. Indem wir uns selbst immer besser verstehen, gewinnen wir Handlungsoptionen. Somit können wir unsere Beziehungen mitgestalten und verbessern. Wir sind vermehrt in der Lage, Lebenslust und neue Kraft zu entwickeln. Wir können Unterstützung, Zuversicht und Halt aus unserem Netzwerk und unseren Ressourcen erschließen, um Veränderungen umzusetzen oder uns aus toxischen Beziehungen zu lösen. Aus den einzelnen Komponenten der angeführten Heilprinzipien ergibt sich ein Mehrwert, der wirksamer ist als einzelne Therapien. Das Gute häuft sich in dieser Synergie an – ein Gesundheitsbrunnen, der nicht versiegt, solange wir uns aktiv damit auseinandersetzen.

Bemerkenswert ist die hohe Nachhaltigkeit der Heilprinzipien durch die entstehende Selbstwirksamkeit. Ja, Humantherapie kann und soll Ihr Leben verändern. Aber Achtung, es geht noch mehr! Sie zielt darauf ab, dass Sie sich selbst in der Welt erkennen und Ihren persönlichen Weg gehen. Humantherapie möchte Sie in die Selbstverwirklichung bringen, damit Sie Ihre Persönlichkeit entfalten und einen positiven Wirkungskreis zwischen Welt und Selbst erzeugen können. Sie ist ein Versuch, unsere kulturellen Entwicklungen zum Besten zu nutzen und Entgleisungen zu erkennen, unter der Berücksichtigung, dass wir immer noch Naturwesen sind, die engstens mit dem natürlichen Raum unseres Planeten verbunden sind. Wir wollen einen artgerechten Weg gehen und uns aus der Entfremdungsfalle befreien. Eine gesunde Entwicklung bedeutet, sich mit den eigenen Lebensbedingungen auseinanderzusetzen und aktiv an ihnen zu arbeiten. Dies schließt unser Interesse an Klima und Politik genauso mit ein wie gesellschaftliche Entwicklungen. Wir wollen gegen Fehlentwicklungen ankämpfen. Dafür ist es notwendig, dahintersteckende Gier und Rivalität aufzudecken und die daraus wuchernde Irrsinnigkeit zurückdrängen durch eine klare Haltung und Solidarität.

Wie wir gesehen haben, gibt es viele gesundheitliche Stellschrauben. Ob Bewusstsein, zwischenmenschliche Beziehungen oder Aktivierung der persönlichen Ressourcen, sie alle bilden einen positiven Vitalitätszirkel. Schwerpunkte kann man setzen, wo immer man Defizite und Potenziale entdeckt. Dies ist von Mensch zu Mensch verschieden. Der eine benötigt mehr Disziplin und Willen zur Bewegung, der andere eine bessere Ernährung. Die Gründe, warum wir uns in der Vergangenheit nicht so verhalten haben, wie es gut für uns gewesen wäre, müssen aufgedeckt und bearbeitet werden, wenn sich eine nachhaltige Lebensverbesserung einstellen soll.

Ich bin fest davon überzeugt, dass die in diesem Buch beschriebenen Prinzipien einen Grundstein legen, um die Gesundheit zu fördern, besonders dann, wenn Krankheit bereits vorhanden ist. Sie sollen Erkrankten Hoffnung und Motivation geben. Es gibt immer eine Möglichkeit für Verbesserung und Linderung, wenn wir unseren Weg gehen. Der individuelle Heilweg wird immer von uns selbst mitbestimmt. Wer die Heilprinzipien verfolgt und wem eine Umsetzung gelingt, der kann sich vor Rückfällen schützen, seine Resilienz stärken und seine Gesundheit verbessern. Übrigens gibt es keine Obergrenze des Wohlbefindens. Wir können uns trotz Erkrankung ein vitales und gesundheitsförderndes Dasein schaffen, das uns jene Energie gibt, um die Krankheit schließlich hinter uns zu lassen. Schreiten wir also auf unsere individuelle Art und Weise in Richtung Gesundheit.

Ich wünsche Ihnen auf Ihrem Weg alles erdenklich Gute!

Dankesworte

Vorweg gilt mein Dank meiner Frau und meinen Kindern, die mich durch ihre Geduld und Akzeptanz unterstützt haben und mir die Möglichkeit gaben, dieses Projekt umzusetzen.

Auch möchte ich mich bei meinem Agenten Dr. Thomas Hartl und der Lektorin Frau Mag. Katharina Schindl für diverse Anregungen und Korrekturen bedanken sowie beim Verlag, im Speziellen bei Frau Dr. Sigrid Neulinger, die mir großzügig Freiheiten einräumte.

Mein Dank richtet sich auch an meine Patientinnen und Patienten, die ich auf ihrem Leidensweg bisweilen begleiten durfte, mit denen ich wachsen und lernen konnte und durch die ich Anregungen für dieses Buch fand.

Zuletzt gilt mein Dank meiner Erkrankung, die als Herausforderung viele wichtige Fragen aufgeworfen hat. Sie hat mich auf meinen Weg gebracht und achtet darauf, dass ich ihn nicht mehr verlasse.

Weiterführende Literatur

Bengel J., Mittag O. (Hrsg.) (2020), *Psychologie in der medizinischen Rehabilitation*, Springer

Biesalski H. K. (2019), *Vitamine, Spurenelemente und Minerale*, Thieme

Biesalski H. K., Bischoff S. C., Pirlich M., Weimann A. (2018), *Ernährungsmedizin*, Thieme

Brecklinghaus H. G. (2022), *Rolfing – Strukturelle Integration*, Lebenshaus

Busch W. (2011), *Feldenkrais und Psychosomatik*, Books on Demand

Dilling H., Freyberger H. (Hrsg.) (2019), *Taschenführer zur IDC-10-Klassifikation psychischer Störungen*, hogrefe

Eckart W. U. (2005), *Geschichte der Medizin*, Springer

Egle U. T., Heim C., Strauß B., von Känel R. (Hrsg.) (2020), *Psychosomatik, Neurobiologisch fundiert und evidenzbasiert*, Kohlhammer

Ehrmann W. (2004), *Handbuch der Atem Therapie*, param

Faller H., Lang H. (Hrsg.) (2019), *Medizinische Psychologie und Soziologie*, Springer

Feldmann K., Immerfall S. (2021), *Soziologie kompakt*, 5. Auflage, Springer

Fogel A. (2013), *Selbstwahrnehmung und Embodiment in der Körperpsychotherapie*, Schattauer

Frank R., Flückiger C. (Hrsg.) (2022), *Therapieziel Wohlbefinden. Ressourcen aktivieren in der Psychotherapie*, Springer

Hanna T. (2003), *Das Geheimnis gesunder Bewegung*, Junfermann

Heinl H., Heinl P. (2014), *Körperschmerz – Seelenschmerz*, Thinkaeon

Kain L. K., Terrel S. J. (2020), *Bindung, Regulation und Resilienz*, Junfermann

Kleinert J., Zeeck A., Ziemainz H. (2020), *Sportsucht und pathologisches Bewegungsverhalten*, Kohlhammer

Krafft A. M., Walker A. M. (2018), *Positive Psychologie der Hoffnung. Grundlagen aus Psychologie, Philosophie, Theologie und Ergebnisse aktueller Forschung*, Springer

Kriwy P., Jungbauer-Gans M. (Hrsg.) (2020), *Handbuch Gesundheitssoziologie*, Springer VS

Leitner A., Höfner C. (2020), *Handbuch der integrativen Therapie*, Springer

Levine P. (2010), *Sprache ohne Worte*, Kösel

Lieb K. (Hrsg.) (2023), *Intensivkurs Psychiatrie und Psychotherapie,* Urban & Fischer

Markser V. Z., Bär K. J. (2015), *Sport- und Bewegungstherapie bei seelischen Erkrankungen,* Schattauer

Mey G. (Hrsg.) (2015), *Von Generation zu Generation. Sozial- und kulturwissenschaftliche Analysen zu Transgenerationalität,* Psychosozial-Verlag

Morschitzky H. (2007), *Somatoforme Störungen,* Springer

Regitz-Zagrosek V., Schmid-Altringer S. (2020), *Gendermedizin. Warum Frauen eine andere Medizin brauchen,* Scorpio

Reiß H., Janus L., Kurzh W. (Hrsg.) (2022), *Erziehung der Angst. Transgenerationale Weitergabe einer kinderfeindlichen Haltung,* Mattes

Reuther G. (2021), *Der betrogene Patient,* Riva

Rogers C. (2016), *Entwicklung der Persönlichkeit,* Klett Cotta

Roth G., Strüber N. (2019), *Wie das Gehirn die Seele macht,* Klett Cotta

Rufer M., Grabe H. (Hrsg.) (2022), *Alexithymie: Eine Störung der Affektregulation,* hogrefe

Schubert C. (2015), *Psychoneuroimmunologie und Psychotherapie,* Schattauer

Siegler R., Eisenberg N., de Loache J., Saffran J. (2016), *Entwicklungspsychologie im Kindes- und Jugendalter,* Springer

Storch M., Cantieni B., Hüther G., Tschacher W. (2022), *Embodiment: Die Wechselwirkung von Körper und Psyche verstehen und nutzen,* hogrefe

Straub R. H. (2022), *Frühe Traumata als Ursprung von chronischer Entzündung. Eine psychoneuroimmunologische Perspektive,* Springer

Ullrich J., Stroebe W., Hewstone M. (Hrsg.) (2023), *Sozialpsychologie,* Springer

Wachter M., Hendrischke A. (2021), *Psychoedukation bei chronischen Schmerzen,* Springer

Watzlawik P., Beavin J. H., Jackson D. D. (2017), *Menschliche Kommunikation: Formen, Störungen, Paradoxien,* hogrefe

Wolf- Kühn N., Morfeld M. (2016), *Rehabilitationspsychologie,* Springer

Begriffserklärungen

Adipositas: starkes Übergewicht, gekennzeichnet durch übermäßige Ansammlung von Körperfett, was gesundheitliche Beschwerden hervorrufen kann

Aikido: Kampfkunst des Fernen Ostens

Akupunktur: traditionelle chinesische Heilmethode, bei der dünne Nadeln an spezifischen Punkten auf der Haut platziert werden. Somit kann der Energiefluss im Körper reguliert werden, was die Gesundheit fördern kann.

Antioxidantien: Moleküle, die den Körper vor oxidativem Stress schützen, indem sie die verursachenden freien Radikale neutralisieren und somit Zellschäden vorbeugen. Sie sind in vielen Lebensmitteln wie Obst, Gemüse und Nüssen enthalten und spielen eine wichtige Rolle für die Gesundheit.

Autogenes Training: Entspannungstechnik, um tiefe Ruhe zu erreichen und Stress abzubauen

Autophagie: eine Art Recyclingprogramm auf zellulärer Ebene, bei dem sich der Körper regeneriert und Entzündungsprozesse abschließen kann

Biomechanik: die Studie der Mechanik von lebenden Organismen und ihrer Bewegungen, um die Interaktionen zwischen Struktur und Funktion zu verstehen, insbesondere in Bezug auf Muskeln, Knochen und Gelenke

Biomedizin: interdisziplinäres Gebiet, das biologische Prinzipien und Technologien nutzt, um Krankheiten zu verstehen, zu behandeln und zu verhindern. Es kombiniert Konzepte aus Biologie, Medizin und anderen Wissenschaften.

Budotherapie: Therapie aus Bewegungen verschiedener Kampfkünste des Fernen Ostens, die sowohl bei körperlichen als auch bei psychischen Störungen eingesetzt wird

Cortisol: Hormon, das vom Körper in stressigen Situationen produziert wird. Es reguliert verschiedene körperliche Funktionen des Stoffwechsels, der Immunantwort und Entzündungsprozesse. Es wird oft als „Stresshormon" bezeichnet.

CT (Computertomografie): Bildgebungsverfahren mit Röntgenstrahlen zur Erstellung detaillierter Querschnittsbilder des Körpers zur Diagnose von Krankheiten und Verletzungen

Darmmikrobiom: natürliche bakterielle Darmbesiedelung

Diabetes mellitus: Stoffwechselerkrankung, bei der der Körper entweder kein Insulin produziert oder es nicht richtig verwertet, was zu hohem Blutzuckerspiegel mit diversen Folgeerkrankungen führt

Embodiment: die Idee, dass kognitive Prozesse sowohl im Gehirn als auch im Körper verankert sind; betont die Wechselwirkung zwischen Körper, Geist und Umgebung

Epigenetik: beschäftigt sich mit Veränderungen in der Aktivität von Genen, die durch Umweltfaktoren beeinflusst werden

Epstein-Barr-Virus (EBV): Herpesvirus, das Pfeiffersches Drüsenfieber auslösen kann

Feldenkrais-Methode: Methode für eine fokussierte Körperwahrnehmung und Selbstregulation, zielt durch achtsame Bewegungen auf ein verbessertes Körperbewusstsein ab

Fibromyalgie: chronische Erkrankung mit körperlichen Schmerzen an mehreren Stellen, Müdigkeit und Schlafstörungen. Die Ursache ist nicht vollständig geklärt.

freie Radikale: Moleküle, die durch Stressoren wie beispielsweise UV-Einstrahlung, Tabakrauch, psychosoziale Belastungen, Entzündungen und Fehlernährung entstehen und den Körper schädigen

Genetik: Wissenschaft vom Erbgut und seiner Vererbung

gesättigte Fettsäuren: Fette, die hauptsächlich in tierischen Quellen wie Fleisch, Butter und Vollmilchprodukten vorkommen und bei übermäßigem Verzehr das Risiko für Herzkrankheiten erhöhen können

Herpes-simplex-Virus: Virus, das 67 % der Weltbevölkerung in sich tragen und das meist symptomlos ist, bei Ausbruch aber Fieberblasen verursachen kann

Homöopathie: alternative Medizin, die stark verdünnte Substanzen verwendet, um die körpereigenen Heilungskräfte zu stimulieren

Hyperarousal: ständige Übererregtheit des Nervensystems

Immunsuppressoren: Medikamente, die das Immunsystem herunterregulieren

Insulin: Hormon, das den Blutzuckerspiegel reguliert, indem es die Aufnahme von Zucker in die Zellen fördert. Es ist entscheidend für den Stoffwechsel und die Energiegewinnung im Körper.

integrative Therapie: betont die ganzheitliche Betrachtung des Menschen und den Zusammenhang zwischen Körper, Geist und Seele; zielt darauf ab, Ursachen von Beschwerden vielschichtig zu erkennen und zu behandeln

Karate: fernöstliche Kampfkunst

Komorbidität: das gleichzeitige Vorhandensein von zwei oder mehr Krankheiten oder Störungen bei einer Person

Komplementärmedizin: Bereich der Gesundheitsversorgung, der traditionelle und alternative Therapien beinhaltet, um die Gesundheit zu fördern und Krankheiten zu behandeln. Sie umfasst Praktiken wie Akupunktur, Homöopathie und Kräutermedizin, oft in Kombination mit konventioneller Medizin.

Körperdysmorphophobie: Störung, bei der Betroffene sich ständig unvollkommen finden und immer wieder etwas an ihrem Körper auszusetzen haben

Kung-Fu: fernöstliche Kampfkunst

limbisches System: Teil unseres Gehirns, der eng mit Emotionen und Erinnerungen verknüpft ist

MRT (Magnetresonanztomografie): Bildgebungsverfahren, das Magnetfelder nutzt, um detaillierte Schnittbilder des Körpers zu erzeugen, ohne Strahlung einzusetzen

Multiple Sklerose: chronische Autoimmunerkrankung des Gehirns und Rückenmarks, die zu Entzündungen und Schädigungen der isolierenden Schicht um Nervenfasern führt. Dies kann eine Vielzahl von Symptomen wie Sehstörungen, Müdigkeit, Koordinationsprobleme und Muskelschwäche verursachen.

Neurobiologie: wissenschaftliche Disziplin, die sich mit der Erforschung der Struktur und Funktion des Nervensystems befasst, einschließlich des Gehirns, des Rückenmarks und der Nervenzellen

Neuroplastizität: Fähigkeit des Gehirns, sich im Laufe des Lebens zu verändern, indem es seine Struktur und Funktion in Reaktion auf Erfahrungen, Lernreize und Umweltbedingungen anpasst

Numb-Phänomen: eine Folge von Traumata; Betroffene fühlen sich emotional leer, ihnen fehlt der Zugang zu sich und zur Umwelt

Orthorexie: Fachbegriff für ein übertriebenes gesundes Essverhalten und die Auseinandersetzung mit der Qualität der Nahrung und deren Inhaltsstoffen sowie die Vermeidung von jeglichen ungesunden Nahrungsmitteln

Osteopathie: Komplementärmedizin, Form der manuellen Therapie; mit den Händen werden Störungen der Funktionen und Strukturen des Körpers diagnostiziert und behandelt

Osteoporose: Knochenerkrankung, die zu verminderter Knochendichte und erhöhtem Bruchrisiko führt, besonders bei älteren Menschen

oxidativer Stress: Stress auf zellulärer Ebene, der Entzündungen und folgenreiche Zellschädigungen auslösen kann

Oxytocin: „Kuschelhormon", bewirkt ein Gefühl der Geborgenheit und Verbundenheit, hat eine beruhigende Wirkung auf das Nervensystem und reduziert Stress

personalisierte Medizin: Medizin, bei der der individuelle Mensch im Mittelpunkt der Betrachtung steht

Pfeiffersches Drüsenfieber: Krankheit, die durch das Epstein-Barr-Virus ausgelöst wird. Kann von einer leichten Erkältung bis zu einem medizinischen Notfall verlaufen.

Physiologie: Lehre der Funktionsweisen und Vorgänge im Körper, die sich mit den Funktionen und Mechanismen des lebenden Organismus und seiner Organsysteme befasst

posttraumatische Belastungsstörung: psychische Störung, die nach einem traumatischen Erlebnis auftreten kann und sich in depressiver Verstimmung und sozialem Rückzug, Wiedererleben des Ereignisses und Hyperarousal äußern kann

Probiotika: Nahrungsmittel, die lebende Mikroorganismen enthalten, zum Beispiel Sauerkraut

Psychoneuroimmunologie: junge interdisziplinäre Wissenschaft, die sich mit den Zusammenhängen von Psyche, Hormonsystem, Nervensystem und Immunsystem beschäftigt

Psychosomatik: medizinische Disziplin, welche die Verbindung zwischen psychischen Zuständen, wie Emotionen und Stress, und körperlichen Erkrankungen untersucht

Qigong: fernöstliche Praktik

Reizdarmsyndrom: Funktionsstörung des Darms mit Bauchschmerzen, Blähungen und Verdauungsproblemen ohne körperliche Ursache

Resilienz: Widerstandsfähigkeit eines Menschen, den Anforderungen aus der Umwelt zu begegnen

rheumatoide Arthritis: chronisch entzündliche Erkrankung, die mit einer Entzündung der Gelenke einhergeht

Schulmedizin: konventionelle Medizin, die auf wissenschaftlichen Erkenntnissen, klinischen Studien und evidenzbasierten Behandlungen basiert

Sickness Behaviour: Verhalten, das dem Organismus hilft, sich auf die Heilung zu konzentrieren; man fühlt sich müde und abgeschlagen und möchte im Bett bleiben

Somatisierung: Betroffene entwickeln körperliche Symptome, die medizinisch nicht erklärbar sind, da keine Organschäden vorliegen, wie z. B. bei Fibromyalgie oder Reizdarmsyndrom. Mögliche Traumafolgestörung.

Sonografie: Ultraschalluntersuchung

Soziologie: Wissenschaft, die sich mit Gesellschaften, sozialen Strukturen und menschlichem Verhalten befasst

Sublimation: Abwehrmechanismus, bei dem unangemessene oder unerwünschte Impulse, Wünsche oder Gefühle in sozial akzeptierte oder konstruktive Aktivitäten umgeleitet werden

sympathisches Nervensystem: Körpersystem, das in Stresssituationen aktiviert wird und körperliche Reaktionen wie erhöhte Herzfrequenz und eine Verengung der Blutgefäße auslöst

Szintigrafie: Bildgebungsverfahren, bei dem schwach radioaktive Substanzen verwendet werden, um Organe und Gewebe im Körper sichtbar zu machen und Krankheiten zu diagnostizieren

Thai-Chi: fernöstliche Praktik

Tinnitus: das Wahrnehmen von Geräuschen wie Summen oder Klingeln in den Ohren oder im Kopf, ohne dass eine äußere Schallquelle vorhanden ist

Transfette: entzündungsfördernde Fettsäuren, die hauptsächlich in industriell verarbeiteten Lebensmitteln wie Backwaren und Chips vorkommen

ungesättigte Fettsäuren: Fette, die hauptsächlich in pflanzlichen Ölen, Nüssen und Fisch vorkommen. Sie gelten als gesündere Fettquelle im Vergleich zu gesättigten Fettsäuren und können das Risiko für Herzkrankheiten senken.

Vulnerabilität: Verletzlichkeit

Yoga: fernöstliche Praktik

Zöliakie: eine autoimmune Erkrankung, bei der der Verzehr von Gluten zu Schäden an der Darmschleimhaut führt. Typische Symptome sind Bauchschmerzen, Durchfall und Gewichtsverlust.

Stichwortverzeichnis